Coordinadores de la obra

Javier Fernández Aurrecoechea
Hospital Universitario Fundación Jiménez Díaz

Kazuhiro Tajima Pozo
Hospital Universitario Fundación Alcorcón

Índice de autores por orden alfabético

Elsa Arrúa Duarte
Hospital Universitario Fundación Jiménez Díaz

Eduardo Barbudo del Cura
Hospital Universitario Clínico San Carlos

Maria Jesus de Castro Oller
Hospital Universitario Fundación Alcorcón

Fanny Cegla Schwartzman
Hospital Universitario Fundación Jiménez Díaz

Vanessa Gomez Macias
Hospital Universitario Fundación Alcorcón

Marisa Herráiz Serrano
Hospital Universitario Fundación Jiménez Díaz

Javier Jalvo Rogel
Hospital Universitario Fundación Alcorcón

Julia Martín Carballeda
Hospital Universitario Fundación Alcorcón

Marta Migoya Borja
Hospital Universitario Fundación Jiménez Díaz

Rosa Molina Ruiz
Hospital Universitario Fundación Alcorcón

Nora Palomar Ciria
Hospital Universitario Fundación Jiménez Díaz

Ana Pérez Villena
Hospital Sanitas la Moraleja

Ruth Polo del Río
Hospital Universitario Fundación Jiménez Díaz

Marisol Roncero Rodríguez
Hospital Universitario Fundación Alcorcón

Alba Sedano Capdevila
Hospital Universitario Fundación Jiménez Díaz

Silvia Vallejo Oñate
Hospital Universitario Fundación Jiménez Díaz

Constanza Vera Varela
Hospital Universitario Fundación Jiménez Díaz

Diana Zambrano-Enríquez Gandolfo
Hospital Universitario Fundación Alcorcón

ÍNDICE

Tema 15. Tr. Sexuales: Disfunción sexual no orgánica. Parafilias. Tr. de la identidad sexual.
Marisol Roncero Rodríguez

Tema 16. Trastornos del Estado de ánimo: Trastornos Depresivos. Trastorno Distímico.
Rosa Molina Ruiz

Tema 17. Psicosis.
Kazuhiro Tajima Pozo

Tema 18. Las Esquizofrenias
Eduardo Barbudo del Cura

Tema 19. Psiquiatría en Infancia y Adolescencia.
Julia Martín Carballeda

Tema 20. Trastornos del espectro obsesivo compulsivo.
Rosa Molina Ruiz

Tema 21. Trastornos de Ansiedad.
Maria Jesus De Castro Oller

Tema 22. Terapia Electroconvulsiva I. Psicocirugía. Otras terapias biológicas.
Silvia Vallejo Oñate

Tema 23. Terapia Electroconvulsiva II.
Javier Jalvo Rogel

Tema 24. Trastorno por estrés agudo y postraumático.
Maria Jesus de Castro Oller

Tema 25. Psicofármacos Neurolépticos.
Javier Fernández Aurrecoechea

Tema 26. Psicofármacos Antidepresivos.
Javier Fernández Aurrecoechea

Tema 27. Psicofármacos Estabilizantes del humor: sales de Litio y otros. Benzodiacepinas.
Javier Fernández Aurrecoechea

Tema 28. Otros psicofármacos. Efectos secundarios indeseables de los psicofármacos y recomendaciones terapéuticas generales para su manejo.
Javier Fernández Aurrecoechea

Tema 29. Trastornos disociativos
Vanessa Gomez Macias

Tema 30. Trastornos somatomorfos
Vanessa Gómez Macias

Tema 31. Trastornos de la Conducta Alimentaria
Diana Zambrano-Enríquez Gandolfo

TEMA 1. FUNDAMENTOS HISTÓRICOS DEL PENSAMIENTO PSIQUIÁTRICO. FUNDAMENTOS BIOLÓGICOS, PSICOLÓGICOS Y SOCIO-CULTURALES DE LA PSIQUIATRÍA.

Javier Fernández Aurrecoechea

1. ¿Cuál de los siguientes no es un síntoma fundamental de la esquizofrenia para Bleuler, conceptualizados también como las cuatro aes?

a) Alogia
b) Ambivalencia
c) Aplanamiento afectivo
d) Asociaciones laxas
e) Autismo

Respuesta correcta: a

Para Eugen Bleuler, psiquiatra suizo, 1857-1939, director del Hospital Burghölzli, los cuatro síntomas fundamentales de la esquizofrenia, que están en todos los casos y merced a los cuales puede catalogarse la gravedad de la misma, son la ambivalencia, el aplanamiento afectivo, las asociaciones laxas y el autismo. Distinguió éstos de los síntomas accesorios, que pueden faltar en algunas etapas o durante toda la enfermedad. A saber, delirios, alucinaciones, síntomas catatoniformes, perturbaciones de la memoria, alteraciones del lenguaje y la escritura.

La alogia, término importado del inglés, viene a significar empobrecimiento del discurso con concreción y falta de espontaneidad.

Referencias:

Bleuler, E. (1911). Demencia Precoz. El grupo de las esquizofrenias. Buenos Aires: Lumen-Hormé, 1993.

2. Está explicando una lección de historia de la Psiquiatría pero de repente cae en la cuenta de que ha escrito en el encerado mal la fecha de publicación de una de las siguientes obras (primera edición en el idioma original). ¿Cuál?

a) Psicopatología general, Karl Jaspers. 1913
b) La interpretación de los sueños, Sigmund Freud. 1909
c) Demencia precoz o el grupo de las esquizofrenias, Eugen Bleuler. 1911
d) Tratado médico filosófico sobre la alienación mental o la manía, Philippe Pinel. 1801
e) Todas son correctas

Respuesta correcta: b

La interpretación de los sueños, Die traumdeutung en el original, fue publicada en 1900. 1909 es la fecha de su segunda edición.

Referencias:

Freud, S. Die Traumdeutung. Leipzig, Wien, 1900.

3. ¿Quién empleó por vez primera el término “demencia precoz”?

a) Bleuler
b) Kraepelin
c) Kahlbaum
d) Morel
e) Esquirol

Respuesta correcta: d

En la segunda edición de su *Tratado sobre las enfermedades mentales*, de 1860, Benedict Morel, conocido como médico francés pero nacido en Viena, 1809-1870, fue quien primero emplea el término de demencia precoz o *démence précoce* en su original. Con este término quería describir una condición enfermizamente deteriorante a nivel cognitivo y psicosocial en personas jóvenes. Décadas más tarde sería Kraepelin quien emplearía su forma latinizada, *dementia praecox*

Referencias:

Berrios, G. Historia de los síntomas de lso trastornos mentales. 1ª ed. Fondo de Cultura Económica. México, 2008.

4. Supervisa una sesión clínica de un residente que rota con usted. Es entorno a la validez diagnóstica de los síntomas de primer rango listados por Kurt Schneider como patognomónicos de esquizofrenia. Antes de entrar en el debate el residente nombra todos ellos. Sin embargo, se le cuela en su lista un síntoma de segundo orden. ¿Cuál?

a) Eco, robo y difusión del pensamiento
b) Percepciones delirantes
c) Vivencias de pasividad e influencia corporal
d) Voces comentadoras de la actividad o dialogantes entre sí
e) Autismo

Respuesta correcta: e

El autismo es uno de los síntomas de segundo rango expuestos por Schneider junto con el resto de pseudoalucinaciones auditivas, las ocurrencias delirantes, la ambivalencia afectiva y el empobrecimiento afectivo. No obstante, el tema de la sesión clínica es muy oportuno, ya que hay varios estudios que debaten tanto la fiabilidad diagnóstica como la validez pronóstica de los síntomas de primer rango. Y, ni son patognomónicos (se dan con relativa frecuencia también en pacientes bipolares) ni específicos de un mal pronóstico como se suponía.

Referencias:

Peralta V, Cuesta MJ. Diagnostic significance of Schneider's first rank symptoms in schizophrenia: comparative study between schizophrenic and non-schizophrenic psychotic disorders. Br J Psychiatry. 1999;174:243-8.
Rosen C. Diagnostic and prognostic significance of Schneiderian first-rank symptoms: a 20-year longitudinal study of schizophrenia and bipolar disorder. Compr Psychiatry. 2011 Mar-Apr;52(2):126-31.
Schneider K. Patopsicología Clínica, 4.ª. Edición, Ed. Paz Montalvo, Madrid, 1975.

5. Señale la afirmación falsa respecto del síndrome de Charles Bonnet.

a) Es un epónimo en honor al psiquiatra francés Charles Bonnet que lo describió por vez primera
b) Fue acuñado por G. de Morsier en 1936
c) El primer caso que describió Charles Bonnet fue el de su abuelo
d) Paradojas del destino, el propio Charles Bonnet acabó padeciendo su síndrome
e) Todas las anteriores son correctas

Respuesta correcta: a

Charles Bonnet fue un filósofo suizo, no un psiquiatra francés. Efectivamente, fue quien primero documentó un caso de alucinaciones visuales en su abuelo, Charles Lullin, de 89 años. Se trataba de una persona lúcida "saludable, sensato y sin deficit de memoria de ninguna especie", con disminución de la agudeza visual por "una operación de cataratas de ambos ojos" que veía "sin ningún estímulo externo, imágenes de hombres, mujeres, pájaros, edificios que cambiaban de forma, tamaño y lugar pero que nunca aceptó como reales. Más tarde fue el propio Charles Bonnet, según su biógrafo, quien vio "una serie de objetos que reconoció como ilusorios." En honor a todo ello, G. de Morsier, en 1936 definió el síndrome de Charles Bonnet como "alucinaciones visuales en pacientes ancianos, sin evidencia de trastorno cognitivo y sin relación con problemas periféricos de la vision."

Referencias:

Berrios, G. Historia de los síntomas de los trastornos mentales. 1º ed. Fondo de Cultura Económica. México, 2008.

6. Está de visita turística en Valencia con unos amigos. Pasan por delante de la Biblioteca Provincial y el guía les explica que allí se asentó el primer manicomio español, el Hospital de los Pobres Inocentes. Sabiendo que usted es psiquiatra, un amigo argentino y sabiondo tira de sentimiento nacional y proclama que el primer manicomio del mundo fue "el Borda" (Hospital Interdisciplinario Psicoasistencial José Tiburcio Borda), en Buenos Aires. Sin embargo, usted gentilmente le corrige diciéndole que el primer manicomio fue:

a) Bicetre, París
b) Salpetriere, París
c) Castañeda, México
d) Burgholzli, Zurich
e) El mismo Hospital de los Pobres Inocentes que están ahora visitando, Valencia

Respuesta correcta: e

El Hospital de los Pobres Inocentes fue fundado por el mercedario fray Joan Gilabert Jofre en 1410 con el beneplácito del rey Martín I el Humano. Hoy sólo queda de él la portada y una de las dos enfermerías.

La Bicetre es la división para hombres y la Salpetriere la de mujeres del hospital Pitie-Salpetriere de París. Se fundó en 1656 con el nombre de Hospital general para el internamiento de los pobres y vagabundos de París. La Castañeda, un centro de dudosa reputación, fue el manicomio más grande de México desde su fundación por Porfirio Díaz en 1910 hasta su desaparición en 1968. El Burgholzli, proyectado por Griesinger aunque no pudo verlo acabado en vida, se acabó de construir en 1870. En él se formaron psiquiatras ilustres como Jung, von Monakow, Maier, Meyer, Binswanger, Abraham, Rorschach, y Bleuler fue su director más conocido.

Referencias:

Barcia, D. Historia de la Psiquiatría española. 1ª ed. You and us. Madrid, 1996.

7. Al hilo de un caso de difícil diagnóstico se pone a comentar con un colega lo abandonado – por desuso, desconocimiento o ambos- que se encuentra el término de esquizofrenia simple. ¿Quién, muy acertadamente, lo mencionó por vez primera?

a) Eugen Bleuler
b) Manfred Bleuler
c) Emil Kraepelin
d) Otto Diem
e) Karl Ludwig Kahlbaum

Respuesta correcta: d

A pesar de que quien le da renombre, tipifica y describe magistralmente, fue Eugen (no Manfred, hijo suyo y también psiquiatra) Bleuler en *su Dementia Praecox oder Gruppe der Schizophrenien* de 1911, Otto Diem acuñó el término por vez primera en 1903.

Referencias:

Die einfach demente Form der Dementia praecox (Dementia simplex). Ein klinischer Beitrag zur Kenntniss der Verblödungspsychosen. In: Archiv für Psychiatrie und Nervenkrankheiten. Bd. 37 (1903), H. 1, S. 111–187

8. Hubertus Tellenbach fue un filósofo y psiquiatra alemán, influido en sus primeros años por Heidegger, profesor de la Universidad de Heidelberg, conocido principalmente por concebir el término de:

a) Melancolía
b) Typus Melancholicus
c) Anancasmo
d) Delirio nihilista

e) b y c son correctas

Respuesta correcta: b

Tellenbach describió el Typus Melancholicus como aquella personalidad predispuesta a la depresión endógena en la que destacaba principalmente los rasgos de ordenalidad y concienciosidad

Referencias:

Tellenbach H. Melancolía. 1ª ed. Morata. Madrid, 1994.

9. Acude a un coloquio sobre el reinado de Fernando VI de España. Durante el mismo sale a colación la figura del psiquiatra español Andrés Piquer ya que fue el autor, en 1759, del *Discurso sobre la enfermedad del Rey Nuestro Señor D. Fernando VI*. En él podemos adivinar la clarividencia de Piquer al describir magistralmente y con casi 100 años de adelanto la:

a) Anorexia nerviosa
b) Esquizofrenia catatónica
c) Psicosis maniaco depresiva
d) Demencia frontotemporal
e) Histeria

Respuesta correcta: c

En su *Discurso*, Piquer describe pormenorizadamente la clínica (mejoría vespertina, agravamiento matutino) y el curso. Hasta entonces se había hablado de Melancolía y Manía. El primero, Areteo de Capadocia, pero suponiéndolas como dolencias independientes. El paso adelante que da Piquer es que las liga como dos caras de la misma moneda, como fruto de la misma enfermedad. Textualmente: "Melancolía y manía son dos términos que designan una misma enfermedad, acompañadas de diversos afectos del ánimo". En este sentido, parecería justo atribuirle a nuestro colega la primera mención de un trastorno bipolar, casi 100 años antes de que lo hicieran Falret y Baillarger con sus *folie circulaire* y *folie a double forme*, en 1851 y 1854, respectivamente.

Referencias:

Barcia, D. Historia de la Psiquiatría española. 1ª ed. You and us. Madrid, 1996.
Piquer, A. Discurso sobre la enfermedad del Rey Nuestro Señor D. Fernando VI. Reproducción digital del original conservado en la Biblioteca de la Universidad de Valladolid. http://uvadoc.uva.es/handle/10324/303

10. Está conversando amigablemente en una de las librerías de viejo a la orilla del Sena. Sabiendo que es psiquiatra, el librero le ofrece una pieza única, el *Traité théorique et pratique des maladies des femmes*. En él, le explica, Fleury Imbert, un frenólogo y fisiólogo francés casi desconocido, en 1840, aparte de la bulimia y la pica, describe la anorexia gástrica y la anorexia nerviosa. Describe que por esta última dolencia las pacientes "rehúsan a comer porque su apetito no es estimulado por su cerebro. Presentan además síntomas neuróticos como una

alteración del juicio sobre la imagen corporal que induce a la melancolía, el enojo y la ansiedad." Lamentablemente, este tratado cayó en el olvido. Ahora, en sus manos, para quitar algo de gloria a los dos a quienes se atribuye la primera descripción de la anorexia nerviosa tal y como la concebimos hoy en día. Éstos, londinense y parisino, fueron:

a) Gull y Lasegue
b) Gall y Charcot
c) Pritchard y Briquet
d) Adams y Morel
e) Tuke y Falret

Respuesta correcta: a

En abril de 1873 Ernst-Charles Lasegue publicó un estudio sobre la "anorexia histérica". Se tradujo al inglés muy poco antes de que William Whithey Gull conferenciara también sobre anorexia histérica en octubre de este mismo año. Esta conferencia se publicaría en 1874 con el término de "anorexia nerviosa". Por tanto, suele concedérseles a ambos la paternidad conjunta de esta enfermedad y que describieron entonces con características válidas hoy en día: "dolencia psicogénica, que ocurría fundamentalmente en mujeres jóvenes, con pérdida severa de peso, amenorrea, constipación e inquietud."

Referencias:

Berrios G, Porter R. Una historia de la psiquiatría clínica. 1ª ed. Triacastela. Madrid, 2012.
Imbert F. Traité théorique et pratique des maladies des femmes. Paris, Germer-Baillière, 1840.

11. ¿Cuántos psiquiatras han recibido el premio Nobel de Fisiología y Medicina hasta la fecha?

a) Ninguno
b) Uno
c) Dos
d) Tres
e) Cuatro

Respuesta correcta: c

Fueron Julius Ritter Wagner von Jauregg en 1927 -quien inventó la malarioterapia frente a la parálisis general progresiva- y Eric Kandel, psiquiatra y psicoanalista, catedrático de la Universidad de Columbia y uno de los estandartes de la neurociencia actual, en el año 2000.

Otros que también lo recibieron sin ser psiquiatras por aspectos relacionados con la Psiquiatría y la Salud Mental fueron Antonio Egas Moniz, neurocirujano portugués, por la lobotomía prefrontal en 1949 (aunque también introdujo la angiografía), Ivan Pavlov, médico ruso, por los reflejos condicionados en 1904, o Ramón y Cajal *ex aequo* con Golgi, histólogos español e italiano, además de anatomopatólogo nuestro coterráneo, por sus descubrimientos sobre el sistema nervioso en 1906.

Referencias:

www.nobelprize.org

12. ¿Cuál de las siguientes obras está escrita por un psiquiatra español?

a) Fulgor y muerte de Joaquín Murieta
b) La madre
c) Poemas de la locura
d) La familia de Pascual Duarte
e) Tiempo de silencio

Respuesta correcta: e

Tiempo de silencio es una de las mejores novelas españolas del siglo XX. Fue escrita por Luis Martín Santos, 1924-1964, también psiquiatra, que ejerció en el Hospital Psiquiátrico de San Sebastián. Su pensamiento estuvo claramente influido por el existencialismo sartriano y la fenomenología jaspersiana. De hecho, su tesis, dirigida por Pedro Laín Entralgo, se tituló *Dilthey, Jaspers y la comprensión del enfermo mental*. Respecto de la novela, su primera edición es del año 1962, publicada con 20 páginas censuradas. La edición original íntegra aparece en 1981.

Referencias:

Lázaro, J. Vidas y muertes de Luis Martín-Santos. 1ª ed. Tusquets. Barcelona, 2009.

13. La mitologemática es un concepto introducido por un conocido psiquiatra español con una reconocida a la par que culta y cautivadora idiosincrasia entorno a la psicosis. Estudió exhaustivamente los temas recurrentes de los delirios esquizofrénicos, a los que llamó mitologemas, deliremas o delirios mitologemáticos. Describió veinte mitologemas concibiendo que la temática principal del delirio esquizofrénico es mítico-religiosa. Este colega fue:

a) Juan José López Ibor
b) Ramón Sarró i Burbano
c) Gonzalo Rodríguez Lafora
d) José Sanchís Banús
e) José Germain Cebrián

Respuesta correcta: b

Ramón Sarró, 1900- 1993, fue el único psiquiatra español discípulo de Freud en vida. Catedrático de la Universidad Autónoma de Barcelona, ya en su tesis doctoral se adivina el tema que iba a ocupar centralmente su pensamiento: "La psicología de la esquizofrenia. Pensamiento presimbólico y existencia mítica en la esquizofrenia". Al fallecer hubo donado su biblioteca privada, de más de 50.000 volúmenes, a la universidad.

Referencias:

Sarró R, Alberni J, Fábregas JL, Torres J, Trujillo A. Análisis mitologemático de los delirios esquizoparafrénicos (I y II). Revista de Psiquiatría y Psicología Médica de Europa y América Latina. 1972;10(6):298-390.

Mediavilla JL, Gimeno E. Ramón Sarró: De la teoría mitologemática al homo demens. Ramón Sarró Burbano. Barcelona: Policrom, 1994.

14. El mismo Sarró, en una de sus clarividentes e irónicas conversaciones le comenta a un colega: «Mire, Gimeno, ya han redescubierto la ... de López Ibor. Han tardado 50 años y la han bautizado con el nombre de "panic attacks". Ya le han puesto un número. De aquí a 30 o 50 años también saldrán nuestras investigaciones. Se pensarán también que lo acaban de descubrir. Constará en lugar de los "delirios de contenido extraño", un nombre inglés y se quedarán todos boquiabiertos.» ¿A qué entidad descrita por López Ibor llaman los americanos panic attacks como si descubrieran la rueda?

a) Timopatía ansiosa
b) Angustia vital
c) Angst
d) Palpitatio melancólica
e) Psicastenia

Respuesta correcta: a

López Ibor publica *Timopatía ansiosa* en 1950. Concibe la neurosis de ansiedad descrita por Freud como un cuadro endógeno y, por tanto, susceptible de tratamientos biológicos.
La angustia vital es síntoma de la timopatía ansiosa. La palpitatio melancólica fue un término introducido por William Cullen para referir ciertos síntomas de ansiedad somatizada. Y la psicastenia, el conocido estado descrito primordialmente por Janet.

Referencias:

Barcia, D. Historia de la Psiquiatría española. 1ª ed. You and us. Madrid, 1996.
Pérez Urdániz A, et al. Mitos y delirios: una reivindicación de Sarró. Actas Esp Psiquiatr 2012;40(Supl. 2):119-25

15. Una mañana de domingo llaman furibundamente a su puerta. Es un amigo suyo en claro estado de intoxicación traído por su esposa, quien le relata un posible cuadro psicótico con alucinaciones floridas. Usted pregunta a su amigo qué ha tomado para saber cómo proceder pero éste, chistoso, le replica que no se lo dirá, que tendrá que adivinarlo mediante pistas. "La sustancia que he tomado", comienza, "fue descubierta por el químico suizo Albert Hoffman en 1938 por pura casualidad, ya que estaba investigando las propiedades del cornezuelo de centeno y acabó colocado, pero no sé si más de lo que voy yo ahora", le espeta.

a) Metanfetamina
b) Peyote
c) Cocaína
d) LSD
e) Mandrágora

Respuesta correcta: d

Referencias:

Hofmann, A. *LSD: My Problem Child: Reflections on Sacred Drugs, Mysticism, and Science*. McGraw-Hill, 1980

16. Según la teoría de los cuatro humores, ¿la acumulación de qué sustancia originaría la melancolía?

a) Atrabilis
b) Bilis negra
c) Bilis amarilla
d)Flema
e) a y b son correctas

Respuesta correcta: e

La teoría de los cuatro humores se atribuye a Hipócrates de Cos y era el epicentro para la explicación de cualquier enfermedad o cambio tempramental. Así, por ejemplo, el acúmulo de sangre, humor de los cuatro que falta en la relación, provocaba comportamientos hiperactivos que entenderíamos hoy día como maniformes. El exceso de bilis negra (o *atra bilis*, bilis oscura, en romano), melancolía puesto que, su etimología griega se compone de *melan*, negro, y *jole*, hiel o bilis.

Referencias:

Jackson, S.W. Historia de la melancolía y la depresión. 1º ed. Turner. Madrid, 1989.

17. El médico y etnólogo inglés James Cowles Pritchard (1786-1848) fue uno de los más conspicuos descriptores de la psicopatía. En su *Tratado sobre la locura y otros trastornos que afectan a la mente*, de 1835, para describir a aquellos pacientes que adolecen de una conducta pervertida o una ética depravada, incapaces de conducirse por los cauces socialmente aceptables, crea el término de:

a) Locura moral
b) Locura de los instintos
c) Locura de los degenerados
d) Monomanía instintiva o impulsiva
e) Manía sin delirio

Respuesta correcta: a

En palabras del propio Pritchard, la locura moral consistía en "*una perversión mórbida de los sentimientos naturales, afectos, inclinaciones, temperamento, hábitos, disposiciones morales, y los impulsos naturales sin ningún tipo de trastorno o defecto notable de la inteligencia o conocimiento o facultades de razonamiento y, en particular, sin ningún tipo de delirio o alucinación...la propensión al robo a veces es una característica de la locura moral y en ocasiones es su principal característica, si no la única...se observan en relación con un temperamento rebelde e intratable y con un decaimiento de los afectos sociales, una aversión a los parientes y amigos más cercanos y, en una palabra, con un cambio en el carácter moral de la persona."*

Locura de los instintos es el término empleado por Maudsley al referirse a estos paicentes; locura de los degenerados, de Morel; monomanía instintiva, de Esquirol, y manía sin delirio, de Pinel.

Referencias:

Augstein, H. F. Prichard's Concept of Moral Insanity - A Medical Theory of the Corruption of Human Nature. Medical History 1996, (40), 311-43

Pritchard, J. C. A Treatise on Insanity and other Disorders Affecting the Mind. Sherwood, Gilbert, & Piper. London, 1835.

18. Está comiendo con un colega psiquiatra y su prole. Mientras los pequeños juegan al tres en raya se le ocurre una travesura. Le plantea a su amigo relacionar una serie de psiquiatras eméritos con el hospital en el que trabajaron. Si acierta todos, paga usted la comida. Si no, paga él. De esta lista, ¿qué relación entre psiquiatra y Hospital es falsa?

a) Gaupp – Tubinga
b) Kretschmer – Tubinga
c) Bleuler – Burgholzli
d) Kraepelin – Breslau
e) Henri Ey – Bonneval

Respuesta correcta: d

Emil Kraepelin (1856-1926) comenzó siendo profesor el hospital de Tartu, hoy Estonia. Luego pasó por Heidelberg para acabar finalmente en Munich, donde fundó el Instituto Max Planck de Psiquiatría.
En Breslau, cerca de la frontera con Polonia, fue profesor, entre otros, Wernicke. Y Bonhoeffer, su ayudante.

19. Viendo un partido de dobles de tenis que está resultando bastante plomizo comienza a divagar y se sorprende pensando en los delirios de dobles. Hace recuento y piensa, ¿cuál de los siguientes términos no describe un delirio de dobles?

a) Delirio de Cotard
b) Delirio de Capgras
c) Delirio de Frégoli
d) Delirio de Sosias
e) a y d son correctas

Respuesta correcta: a

Jules Cotard, neurólogo francés, describió el delirio de negación en 1880 en virtud del cual los pacientes creían estar muertos, putrefactos o, paradójicamente ser inexistentes.

La opción c toma nombre del actor de teatro italiano Leopoldo Frégoli, que podía convertirse en varios personajes a lo largo de una misma actuación. Este síndrome consiste en la sensación de persecución inacabable por parte de una misma persona que se ve en todas partes, o en la capacidad de ver a gente familiar en desconocidos.

La ilusión de los Sosias se llamará « síndrome de Capgras », bajo el impulso de Lévy-Valensi en 1929. Ambos conceptos significan el delirio por el cual el paciente cree que sus familiares o gente cercana no son tales sino reemplazados por dobles, suplantadores o impostores. En *Anfitrión*, de Plauto se cuenta cómo Zeus se transfigura en Anfitrión para yacer con su esposa, Alcmena, ayudado en este cometido por su hijo Hermes, que toma la apariencia de Sosias, el esclavo de Anfitrión. A los nueve meses nacerían dos gemelos: Ificles, mortal inferior, hijo de Anfitrión y Hércules, semidios, hijo de Zeus.

Referencias:

Cristodoulou GN. The delusional Misidentificación syndromes. Bibliotheca psychiatrica nº 164. Ed. Karger. 1986.
March, J. Diccionario de mitología clásica. Grupo Planeta, 2008.

20. ¿Cuál de las siguientes no es un tipo de personalidad psicopática de entre las descritas por Kurt Schneider?

a) Psicópatas asténicos
b) Psicópatas inseguros de sí mismos
c) Psicópatas histriónicos
d) Piscópatas desalmados
e) Psicópatas anancásticos

Respuesta correcta: c

Lo más cercano al comportamiento histriónico definido por Schneider serían los psicópatas necesitados de estimación.

Los asténicos "se sienten psíquicamente insuficientes, con escasa capacidad de rendimiento, de concentración, de memoria... Frecuentemente cosas sin importancia los acobardan. Otros sobrestiman los pequeños malestares y los amplifican."

Los inseguros de sí mismos tienen "deficiente confianza en sí mismas. A veces sobrecompensan con aspecto exterior muy seguro, incluso arrogante, a veces llamativo... Están siempre pugnando con remordimientos y escrúpulos de conciencia y se echan la culpa de todo cuando fracasan. Dentro de este grupo están los que Kretschmer llamó sensitivos, proclives a los desarrollos paranoides."

Los desalmados "Carecen, o casi, de compasión, vergüenza, sentido del honor, remordimiento, conciencia. Son con frecuencia de un modo de ser sombrío, frío, gruñón, y según sus actos: impulsivos, brutales, crueles. No hablamos aquí de debilidad mental moral. Los desalmados son fundamentalmente incorregibles e ineducables. Existen también los desalmados absolutamente "sociales", naturalezas duras como el acero y que "caminan sobre cadáveres". La inteligencia es frecuentemente notable en estos casos."

Los anancásticos presentan "ideas obsesivas que desvalorizan. Frecuentemente existe un cambio constante de contenidos diversos, que continuamente retornan, y, de este modo siempre se halla una obsesión presente en la conciencia."

Referencias:

Schneider, K. Las personalidades psicopáticas. Ediciones Morata. Madrid, 1980

21. Han recibido diversos nombres. Desde boufees delirantes, paranoia aguda, delirio onírico, hasta psicosis atípicas, psicosis esquizofreniformes benignas, psicosis mixtas de la escuela de Tubinga, pasando por oneirofrenia, esquizomanía o psicosis oniroides. Las psicosis cicloides tal como las concebimos hoy día, con sus subtipos de angustia/felicidad, excitada/inhibida e hipercinética fueron sistematizadas por Karl Leonhard. Sin embargo otro psiquiatra antes que él, tocayo y representante de la escuela de Heidelberg, ya hubo acuñado el término de psicosis cicloides, *Zycloiden Psychosen*, dentro de sus "psicosis marginales". Fue:

a) Mitsuda
b) Kleist
c) Mayer-Gross
d) Langfeldt
e) Westphal

Respuesta correcta: b

Mitsuda fue quien las llamó psicosis atípicas; Mayer Gross, psicosis oniroides; Langfeldt, esados esquizofreniformes; y Westphal, paranoia aguda.

Referencias:

Barcia Salorio D. Psicosis cicloides. En: Barcia Salorio, D. Tratado de psiquiatría. Ed. Arán. Madrid, 2000. p. 333-45
Kleist K. Über zykloide, paranoide und epileptoide Psychosen und über die Frage der Degenerationspsychosen. Schweizer Archiv für Neurologie Neurochirurgie Psychiatrie. 1928;23:1-35
Leonhard K. Psicosis endógenas. En: Leonhard K. Manual de psiquiatría. Ed. Morata. Madrid, 1953. p.457-80

22. ¿Cuál de los siguientes científicos no es considerado como el introductor del fármaco con el que se le relaciona?

a) Clorpromazina – Jean Delay
b) Clorpromazina – Pierre Deniker
c) Sales de litio – John Cade
d) Imipramina - Roland Kuhn
e) Todas son correctas

Respuesta correcta: e

Se atribuye por norma general a Delay, Deniker y Harl (éste, habitualmente olvidado) el primer uso de la clorpromazina en pacientes psicóticos en el año 1952, aunque se valieron de una apreciación previa de Henri Laborit sobre sus propiedades. El australiano John Cade, en 1949, habló de las propiedades antimaniacas de las sales de litio. Y Roland Kuhn en 1958 observó la acción antidepresiva de la imipramina al tiempo que Nathan Kline lo hacía sobre la iproniazida, un IMAO empleado previamente como tuberculostático.

Referencias:

López-Muñoz F, Álamo C. Historia de la Psicofarmacología. Ed. Panamericana, 2006. Cap 1.

23. En su visita a París no deja de pasar por el Musée d´Histoire de la Médecine en la Universidad Descartes. Allí se queda absorto delante del famoso cuadro de Pierre Andre Brouillet *Une leçon clinique á la Salpêtrière dans le Service du Professeur Charcot.* En él se ve a Jean Martin Charcot en una de sus sesiones clínicas de los martes sujetando a Marie "Blanche" Whitman con su brazo izquierdo, y rodeado de insignes colegas que atienden estupefactos. ¿Quién de estos no se encontraba allí?

a) Babinski
b) Richer
c) Gilles de la Tourette
d) Cotard
e) Ribot

Respuesta correcta: d

Babinski está sujetando a la paciente. Richer, sentado, y autor además del cuadro que puede verse pintado en la pared del fondo en el que aparece una mujer con un marcado opistótonos. Gilles de la Tourette es el primero de la fila de abajo por la derecha. Y Ribot, quien acuño el término de anhedonia, en el grupo de atrás a la izquierda.

Referencias:

History of Medicine Topographical Database: "Une Leçon Clinique à la Salpêtrière" (1887) by André Brouillet.

24. De vacaciones por Grecia decide ascender al monte Olimpo. En su cumbre entra en estado de elación y comienzan a afluir a su mente diversos términos relacionados con la psiquiatría que tienen su origen en algún mito o dios griego. ¿Cuál de estos no es un epónimo griego?

a) Narcisismo
b) Hebefrenia
c) Morfina
d) Hipnosis
e) Todas son correctas

Respuesta correcta: e

Narciso es el vanidoso joven que se enamora de su propia imagen. Hebe es la diosa de la juventud, hija de Zeus y Hera, aunque hay que reconocer que Hecker cogió por los pelos este epónimo. Morfeo, el dios de los sueños, uno de los mil Oniros o hijos de Hipnos, personificación del sueño, hijo de la Noche (Nix) y hermano gemelo de la Muerte (Tanatos).

Referencias:

Rey A, Livianos L. La psiquiatría y sus nombres. Diccionario de epónimos. 1ª ed. Panamericana. Madrid, 1999.

25. Leyendo *Constitución y carácter*, de Ernst Kretschmer, observa que el discípulo de Gaupp habla de tres tipos diferentes de constituciones físicas y su propensión con diferentes enfermedades mentales. ¿Con qué tipo morfológico relaciona mayormente la esquizofrenia?

a) Pícnicos
b) Leptosómicos
c) Atléticos
d) Displásticos
e) a y b son correctas

Respuesta correcta: b

El tipo leptosómico o asténico lo constituyen individuos altos, delgados, de movimientos torpes, idealistas, y Kretschmer lo relacionó con una especial propensión a la esquizofrenia. En mucho menor grado a los atléticos, musculosos y aventureros. En el punto opuesto de los asténicos situaba a los pícnicos, individuos bajitos, rellenos y afables, en los que vio una propensión a la psicosis maniaco-depresiva.

Referencias:

Kretschmer, E. Constitución y carácter. Ed. Polemos. Madrid, 2001.

TEMA 2. EPIDEMIOLOGÍA DE LOS TRASTORNOS MENTALES

Marta Migoya Borja

1. Una adolescente de 16 años acude a consulta; relatando que desde el inicio de este curso está muy preocupada por la posibilidad de engordar; en la actualidad pesa 57 kg y mide 169 cm (IMC: 22.2); sigue una dieta hipocalórica al margen de su familia y puntualmente se salta comidas, reconoce que por la noche o cuando está sola en casa, va a la cocina y comienza a comer a toda "prisa" lo que encuentra (sobre todo dulces) hasta que ya no puede más; luego suele inducirse vómitos y tras ello se siente culpable. Estos episodios ocurren al menos una vez en semana desde hace 3 meses. Añade que va al gimnasio 2 horas todos los días y que no ha perdido la menstruación, aunque reconoce ciertas irregularidades en el ritmo. Tiene buenos resultados académicos, pero ella se siente triste y aislada del resto de compañeros. En relación al diagnóstico más probable que presenta esta adolescente. Marque la afirmación falsa:

a) Es frecuente la comorbilidad con otras alteraciones psicopatológicas como: Trastorno afectivo, suicidio, abuso de sustancias, descontrol de impulsos etc.
b) Es significativamente más frecuente en mujeres que en los hombres.
c) La prevalencia a 12 meses entre mujeres jóvenes es de 10-15%.
d) Inicio del cuadro en etapas más avanzadas de la adolescencia.
e) En los países industrializados, la prevalencia está entorno a un 1% de la población general.

Respuesta correcta: c

Se trata de cuadro clínico que cumple criterios para el diagnóstico de bulimia nerviosa según criterio DSM-4. Todas las afirmaciones son correctas excepto la c. La prevalencia a 12 meses entre mujeres jóvenes es de 1-1.5% y no de 10-15%. La prevalencia puntual es mayor en los adultos jóvenes, puesto que el trastorno tiene un pico en la adolescencia tardía y en la edad adulta temprana. El inicio antes de la pubertad o después de los 40 años es infrecuente. Poco se sabe sobre la prevalencia puntual de bulimia nerviosa en hombres, aunque ésta es mucho menos común en los hombres que en las mujeres, con una proporción entre mujeres y hombres de 10:1.

2. Cuál de las siguientes condiciones no es de mal pronóstico en relación a la anorexia nerviosa:

a) Debut tardío del cuadro clínico.
b) Curso breve antes del inicio de tratamiento
c) La complicación con conductas "purgativas" (vómitos, laxantes etc.)
d) La pérdida de peso extremo (35% por debajo del peso ideal)
e) Coexistencia con depresión

Respuesta correcta: b

Todas las condiciones citadas excepto la respuesta b, son predictores de mal pronóstico en la evolución de la anorexia nerviosa. La b es la respuesta correcta ya que es la situación opuesta, es decir, el curso prolongado antes de iniciar tratamiento, la considerada de mal pronóstico.

La anorexia nerviosa suele empezar durante la adolescencia o la edad adulta temprana. Rara vez empieza antes de la pubertad o después de los 40 años, aunque se han descrito casos de inicio tanto temprano como tardío. El curso y desenlace de la anorexia nerviosa son muy variables, pero si se ha evidenciado que el retraso en el inicio del tratamiento empeora el pronóstico. En cerca del 20% de los pacientes, el trastorno se cronifica y un 5-10% muere como consecuencia de la desnutrición severa (arritmias cardiacas) o por suicidio.

3. En relación a la epidemiología de los trastornos de la conducta alimentaria, marque la afirmación falsa:

a) La anorexia nerviosa es más prevalente en países industrializados con rentas altas.
b) Los individuos que desarrollan trastornos de ansiedad o muestran rasgos obsesivos en la infancia tienen mayor riesgo de desarrollar anorexia nerviosa.
c) Algunas profesiones y/o aficiones que alientan la delgadez (p.ej; modelo, deportistas de élite, bailarinas etc) se relacionan con mayor riesgo de presentar trastorno de la conducta alimentaria como la anorexia nerviosa o la bulimia nerviosa.
d) El riesgo de presentar anorexia nerviosa aumenta si hay familiares de primer grado con diagnósticos de trastornos afectivos o esquizofrenia.
e) La prevalencia a los 12 meses de la anorexia nerviosa entre mujeres jóvenes es aproximadamente del 0,3 -0,4%. Con una proporción entre mujeres y hombres de 10:1.

Respuesta correcta: d

Todas las afirmaciones son correctas excepto la d; se describe que hay mayor riesgo de presentar trastornos depresivos y bipolares entre familiares de primer grado de las personas con anorexia nerviosa especialmente las que presentan el tipo por atracones/purgas.

4. En relación a la fobia especifica; señale la afirmación correcta:

a) Los hombres se ven más afectados que las mujeres con una proporción de 2:1.
b) La prevalencia anual supera el 25%.
c) Se inicia entre los 13 y los 16 años por término medio independientemente del tipo de fobia.
d) El tratamiento con psicofármacos resulta importante para la resolución del cuadro.
e) En algunas fobias situacionales y en la fobia a la sangre existe cierta agrupación familiar.

Respuesta correcta: e

Todas las respuestas son falsas salvo la e. Las mujeres se ven más afectadas que los hombres con una proporción 2:1 (respuesta a incorrecta). Si bien es cierto que las fobias específicas constituyen el diagnóstico más común en la población general, su prevalencia en EEUU oscila entre el 5 y el 10% (respuesta b incorrecta). También es cierto que la edad de inicio suele estar comprendida entre los 13 y los 16 años por término medio, pero existen variaciones según el tipo de fobia, de manera que la fobia situacional empieza más tarde que los otros tipos y las fobias a animales y a la sangre-inyecciones-heridas suelen empezar en la infancia (respuesta c incorrecta). Este tipo de fobias normalmente no generan incapacidad y los pacientes apenas consultan. En caso de que resulten molestas, se emplean técnicas conductuales, como la exposición en vivo basada en la desensibilización sistemática, siendo innecesarios los fármacos (respuesta d incorrecta).

5. Mujer joven que presenta, de forma recurrente y siempre de inicio brusco, cuadros consistentes en palpitaciones, dolor torácico, disnea con hiperventilación, temblor y parestesias asociadas a sensación de muerte inminente y miedo a la pérdida de control. Dichas crisis mejoran con la toma de lorazepam y su duración es inferior a 1h. En los periodos libres de crisis la paciente presenta preocupación continua en relación a la posibilidad de presentar una nueva crisis y a las posibles consecuencias de las mismas. Con respecto al diagnóstico que usted sospecha, señale la respuesta falsa:

a) La prevalencia a lo largo de la vida oscila entre el 1 y el 4%.
b) Aparece con mayor frecuencia en adultos jóvenes siendo la edad media de presentación alrededor de los 25 años, aunque puede aparecer a cualquier edad.
c) El único factor social contribuyente a su aparición es el antecedente reciente de divorcio o separación.
d) En torno al 90% de los pacientes con este trastorno presentan además otro trastorno psiquiátrico.
e) Los diagnósticos comórbidos más frecuentes en pacientes que presentan este trastorno son la depresión y los trastornos de la personalidad.

Respuesta correcta: e

La paciente descrita en el enunciado cumple criterios diagnósticos para trastorno de pánico (F-41.0, CIE-10). Las opciones a-d describen datos epidemiológicos correctos sobre el trastorno de pánico. La respuesta e es falsa ya que los trastornos comórbidos más frecuentes en pacientes que presentan trastorno de ansiedad o trastorno de pánico son otros trastornos de ansiedad (TOC, fobia social, TAG, fobia específica...), los trastornos depresivos, el trastorno bipolar y posiblemente el trastorno por consumo moderado de alcohol.

6. Con respecto a la epidemiología del trastorno obsesivo-compulsivo (TOC), señale la respuesta falsa:

a) La prevalencia a lo largo de la vida en la población general es del 2 al 3%
b) Es el cuarto diagnóstico psiquiátrico más frecuente después de las fobias, los trastornos relacionados con sustancias y el trastorno depresivo mayor.
c) En adultos, es más frecuente en varones que en mujeres al igual que ocurre en adolescentes.
d) La edad media de inicio se aproxima a los 20 años siendo ligeramente inferior en varones (19 años en varones vs 22 años en mujeres).
e) Los diagnósticos comórbidos más frecuentes en estos pacientes son el trastorno depresivo mayor y las fobias.

Respuesta correcta: c

Todas las respuestas son correctas salvo la c. En adultos, el TOC es igual de frecuente en varones y mujeres, sin embargo, en adolescentes, es algo más frecuente en varones.

La prevalencia del TOC es del 2-3% y entre paciente ambulatorios en las clínicas psiquiátricas, se observa hasta en el 10% de los pacientes. Estos datos convierten al TOC en el cuarto diagnóstico psiquiátrico más frecuente por detrás de las fobias, los trastornos relacionados con sustancias y el trastorno depresivo mayor (*respuestas a y b correctas*).

Es cierto que el TOC suele empezar de forma algo más precoz en varones y globalmente, los síntomas de casi dos tercios de los individuos afectados se inician antes de los 25 años (*respuesta d correcta*).

El 67% de los pacientes con TOC padecen un trastorno afectivo mayor comórbido y alrededor de un 25% presentan fobia social (*respuesta e correcta*).

7. Varón de 27 años que presenta mareos, manos sudorosas, palpitaciones y acufenos de más de 18 meses de evolución. A esto se añade sequedad de boca, periodos de tensión muscular extrema y una sensación constante de "tener los nervios de punta". Todos estos síntomas disminuyen su capacidad para concentrarse. Por este motivo, el paciente es valorado primero por el médico de cabecera y posteriormente por neurología y otorrinolaringología sin objetivarse patología orgánica alguna. Finalmente es derivado a consultas de psiquiatría. El paciente niega sentirse deprimido, pero si verbaliza gran número de preocupaciones tales como la posibilidad de que su mujer le abandone, el estado de salud de su padre recientemente diagnosticado de cáncer, la posibilidad de estar siendo un mal padre para sus hijos… Reconoce que dichas preocupaciones suelen ser infundadas, pero aun así no puede dejar de preocuparse y reconoce que tiende a ocultar los síntomas a su mujer y sus hijos porque ante ellos quiere parecer perfecto. Con respecto al diagnóstico que usted sospecha señale la respuesta falsa:

a) Su prevalencia a lo largo de la vida en la población general es de un 5% y de un 12% en pacientes de atención primaria.
b) Entre los factores de riesgo principales se encuentran: la edad de inicio, el sexo y la presencia de antecedentes familiares.
c) Afecta al doble de mujeres que de varones.
d) En la mayoría de los casos la sintomatología comienza después de los 25 años.
e) Puede que entre el 50 y el 90% de los pacientes con este trastorno presenten además otro trastorno mental.

Respuesta correcta: d

El paciente descrito cumple criterios de Trastorno de Ansiedad Generalizada TAG (F41.1, CIE-10). Por tanto, todas las afirmaciones expuestas en relación a dicho trastorno son correctas salvo la d. En la mayoría de los casos la sintomatología suele iniciarse durante la adolescencia tardía o las etapas iniciales de la edad adulta, generalmente por debajo de los 25 años.

Se admite que prevalencia de TAG a lo largo de la vida en la población general es de un 5% (0,5-9,2%) y según estudios realizados, llega a alcanzar un 12% en pacientes de atención primaria. Entre los factores de riesgo principales se encuentran: la edad de inicio (antes de los 25 años en la mayoría de los casos), el sexo (afecta al doble de mujeres que de varones) y una historia familiar de TAG.

8. Entre los procesos agudos; el motivo psiquiátrico de ingreso hospitalario más frecuente es:

a) Episodio depresivo mayor
b) Crisis de ansiedad

c) Psicosis aguda
d) Trastorno adaptativo
e) Intento de suicidio

Respuesta correcta: c

Entre los procesos psiquiátricos agudos debido a su gravedad; la psicosis aguda es la primera causa de ingreso hospitalario en Unidad de Psiquiatría, a pesar de que la prevalencia es menor comparado con los trastornos afectivos. Estos últimos, en el mayor porcentaje de los casos pueden ser resueltos de manera ambulatoria si se dan las condiciones externas necesarias para su manejo como son un buen apoyo socio-sanitario, y familiar.

Las crisis de ansiedad son la causa más frecuente de consulta en los servicios de urgencias y la depresión es el diagnóstico más frecuente en atención primaria.

9. Paciente de 36 años; sudamericano residente en España desde hace 6 años. Refiere que desde hace 10 meses se siente "perseguido y vigilado por sus vecinos" y que escucha "voces que comentan todo lo que hace". Todo su discurso se acompaña de importante repercusión afectiva lo que le ha llevado a abandonar por completo su actividad con tendencia al retraimiento y al aislamiento social. Con respecto al diagnóstico más probable señale la falsa:

a) La prevalencia es de un 1% tanto en hombres como en mujeres.
b) La incidencia anual esta entorno al 0,5 a 5 por 10.000 habitantes.
c) El debut es más precoz en mujeres.
d) Existe un riesgo 10 veces mayor a desarrollar la enfermedad en familiares de primer grado.
e) El curso de la enfermedad tiende a la cronicidad.

Respuesta correcta: c

La prevalencia de la esquizofrenia a lo largo de la vida es del 1%, siendo este riesgo constante entre países, culturas y a lo largo del tiempo. El 20 % de los pacientes manifiestan los primeros síntomas psicóticos antes de los 20 años, siendo la incidencia máxima ente los 20-25 años en hombres y entre los 25-30 años en mujeres (*respuesta c incorrecta*). La incidencia global de la enfermedad psicótica es similar en hombres y mujeres, aunque por tipo de trastorno psicótico, la esquizofrenia es ligeramente superior en varones y los trastornos no esquizofrénicos más frecuentes en mujeres. Esto es congruente con que los hombres presenten más síntomas negativos y las mujeres más síntomas positivos.

10. En relación a la epidemiologia de la esquizofrenia, señale la correcta:

a) La prevalencia de Esquizofrenia en un hijo es de un 12%; si uno de los padres tiene diagnóstico de esquizofrenia.
b) La prevalencia de Esquizofrenia en un hijo es de un 24%, si ambos padres presentan diagnóstico de esquizofrenia.
c) Existe mayor incidencia de la enfermedad en las zonas rurales de países industrializados.
d) Existe una mayor incidencia de la enfermedad en niños nacidos en los meses de verano.
e) El debut de la enfermedad es más precoz en el sexo femenino.

Respuesta correcta: a

La b es falsa porque la prevalencia de esquizofrenia cuando existen antecedentes de ambos padres diagnosticados de esquizofrenia es del 40% y no del 24%.

La c es falsa porque hay mayor incidencia de casos nuevos en zonas urbanas.

La d es falsa debido a que hay mayor incidencia de la enfermedad en niños nacidos en meses de invierno o inicio de primavera.

La respuesta e es falsa ya que el debut es más precoz en hombres entre los 20-25 años y en mujeres entre los 25-35 años.

11. De las siguientes afirmaciones respecto a la Esquizofrenia; señale la falsa.

a) Existe mayor riesgo suicida que en la población general.
b) La prevalencia de la enfermedad es de un 1% en la población general.
c) No se ha encontrado una relación causal entre noxas obstétricas y desarrollo de la enfermedad.
d) El debut de la enfermedad es más precoz en hombres.
e) El consumo de drogas como la marihuana es considerado como un posible factor precipitante de la enfermedad en individuos con vulnerabilidad.

Respuesta correcta: c

La respuesta c es falsa, ya que se han descrito como factores de riesgo de padecer Esquizofrenia, la exposición a noxas obstétricas como infecciones víricas durante el embarazo. Algunos estudios han señalado las complicaciones durante el embarazo y el parto, la exposición a la gripe, o la inanición de la de la madre durante el embarazo, la incompatibilidad del factor Rh y un exceso de nacimiento durante el invierno como factores que pueden originar este trastorno. La naturaleza de estos factores indica un proceso patológico del desarrollo neurológico en la esquizofrenia, pero se desconoce cuál es el mecanismo fisiopatológico exacto asociado a estos factores de riesgos

La prevalencia de la esquizofrenia a lo largo de la vida es del 1%, siendo este riesgo constante entre países, culturas y a lo largo del tiempo. El 20 % de los pacientes manifiestan los primeros síntomas psicóticos antes de los 20 años, siendo la incidencia máxima ente los 20-25 años en hombres y entre los 25-30 años en mujeres.

Los pacientes con antecedente de consumo de marihuana presentan un riesgo 6 veces superior de sufrir Esquizofrenia frente a los no consumidores.

12. La Esquizofrenia es la enfermedad más común y más conocida dentro de los trastornos psicóticos. Con respecto a las siguientes aseveraciones señale la respuesta falsa:

a) La Esquizofrenia afecta al 1% de la población general.
b) En pacientes con diagnóstico de esquizofrenia es frecuente la aparición de episodios depresivos profundos en algún momento de sus vidas.
c) Entre un 20 y un 50% de los pacientes con diagnóstico de Esquizofrenia intentan el suicidio de forma activa.
d) Se calcula que el índice de suicidios a largo plazo entre los pacientes con diagnóstico de esquizofrenia es del 5%.
e) La esperanza de vida de los pacientes esquizofrénicos es 20-30 años menor que la de la población general.

Respuesta correcta: d

La respuesta d es falsa ya que el índice de suicidio a largo plazo en los pacientes esquizofrénicos está en torno al 10-13%, 20 veces mayor que en la población general. Suele ocurrir que el suicidio en la esquizofrenia tenga lugar de forma repentina, sin avisos previos ni manifestación verbal de la intención suicida. El factor más importante es la presencia de un episodio depresivo profundo. En los estudios epidemiológicos se ha determinado que hasta un 80% de los pacientes con este diagnóstico sufren la aparición de un episodio depresivo mayor a lo largo de sus vidas.

13. Mujer de 48 años que fue derivada a consultas de psiquiatría. La principal queja de la paciente consistía en que el vecino del piso de arriba quería echarla de su domicilio y para ello empleaba distintos métodos para hostigarla. Primero la paciente basó sus sospechas en ciertas miradas que le dedicaba el vecino, posteriormente creyó que su vecino había ideado la forma de entrar en su domicilio sin ser visto para introducir basura y sustancias tóxicas en los armarios o bajo el suelo, con la intención de que ella se intoxicara con los vapores. Como resultado, la paciente presentaba intenso temor a quedarse dormida por miedo a morir asfixiada. La paciente acudía a la cita acompañada de su hija, quien refería una duración aproximada del cuadro de unos 3 meses. En relación al diagnóstico que usted sospecha, señale la respuesta correcta:

a) Su prevalencia es una de las más elevadas dentro de los trastornos psicóticos, aunque menor que los trastornos del estado de ánimo.
b) La prevalencia a lo largo de la vida está en torno al 0,2%.
c) La media de inicio se sitúa en torno a los 40 años, siendo extremadamente rara su aparición por encima de los 60 años.
d) Se ha observado una ligera preponderancia en varones.
e) Es más probable que las mujeres presenten ideas delirantes paranoides mientras que los varones desarrollan más frecuentemente ideas delirantes erotomaniacas o de celos delirantes.

Respuesta correcta: b

El diagnóstico de sospecha es un trastorno de ideas delirantes tanto por la clínica como por la duración de la misma.

La respuesta a es falsa, se estima que la prevalencia del trastorno delirante es del 0,025 al 0,03% siendo por tanto menos habitual que la esquizofrenia (1%) y los trastornos del estado de ánimo (5%).

La respuesta c es falsa, la media de inicio se sitúa en torno a los 40 años, pero el intervalo de edad abarca desde los 18 hasta los 90 años siendo posible la aparición de los síntomas a edades comprendidas dentro de dicho intervalo.

La respuesta d es falsa, a diferencia de lo que ocurre con la esquizofrenia, se ha observado una ligera preponderancia en mujeres.

La respuesta e es falsa ya que las ideas delirantes paranoides aparecen más frecuentemente en varones mientras que las mujeres desarrollan con más frecuencia ideas delirantes erotomaniacas.

14. Con respecto al trastorno esquizoafectivo señale la respuesta correcta:

a) Su prevalencia es menor que la de la esquizofrenia.

b) La incidencia es mayor en mujeres que en varones
c) El riesgo de padecerlo podría estar incrementado entre los individuos que tienen un familiar de primer grado con esquizofrenia, trastorno bipolar o trastorno esquizoafectivo.
d) Todas son falsas.
e) Todas son correctas.

Respuesta correcta: e

La prevalencia del trastorno esquizoafectivo ronda el 0,3% siendo por tanto inferior a la de la esquizofrenia (1%). La incidencia de este trastorno es mayor en mujeres que en los varones, fundamentalmente por la mayor incidencia del tipo depresivo entre las mujeres. El hecho de tener un familiar de primer grado afecto de esquizofrenia, trastorno bipolar o trastorno esquizoafectivo podría incrementar el riesgo de presentar este último.

15. Varón de 40 años que presenta desde hace un mes un cuadro caracterizado por inquietud psicomotriz, verborrea, ánimo expansivo e irritabilidad que le lleva a la agresividad cuando se le contradice. Según refiere su pareja, duerme poco, entre 3-4 horas, y durante el día se encuentra con mucha energía para realizar diferentes actividades. Está realizando gastos excesivos comprando ropas, perfumes, viajes, y libros de contenido político, dice estar llamado para una gran misión; "salvar a España de la crisis". Esto último le llama mucho la atención a los familiares ya que a él nunca antes le había interesado la política. Tiene antecedentes de cuadros similares que alternan con otros de tipo depresivo. Los episodios aparecen sin desencadenantes aparentes. Con respecto al diagnóstico más probable, indique la respuesta falsa.

a) La incidencia anual es mayor en mujeres.
b) El ser hombre se asocia a mal pronóstico.
c) Esta patología presenta un debut más precoz que el trastorno depresivo mayor.
d) El debut a edades más tempranas se ha asociado a buen pronóstico.
e) El suicidio consumado es más frecuente en edades tempranas de la vida.

Respuesta correcta: d

El debut en edades avanzadas se asocia a buen pronóstico de la enfermedad, así como la corta duración de los episodios de manía, la ausencia de pensamientos suicidas durante las crisis, la ausencia de otros trastornos mentales como el trastorno por uso de sustancias u otros problemas médicos.

16. Mujer de 56 años acude a consulta. Refiere que desde hace un mes y medio se encuentra con ánimo decaído, así como con falta de energía en el trabajo y en casa cosa que le ha llevado al abandono progresivo de sus principales actividades de ocio y cuidado personal. Su pareja le ve claramente distinta, con poco apetito, perdida aparente de 12 kg en las últimas 6 semanas, y con tendencia a permanecer en la cama la mayor parte del tiempo. Aunque por la noche no le cuesta conciliar el sueño, se despierta temprano, incluso antes de que suene el despertador. Su médico tratante le ha realizado una exploración minuciosa y analítica general que no ha demostrado alteraciones a nivel físico. Respecto a la enfermedad que sospecha, señale la falsa:

a) La incidencia anual es casi el doble en las mujeres en relación a los hombres.

b) La incidencia es mayor en zonas urbanas.
c) La prevalencia de la enfermedad es de casi del 17% a lo largo de la vida.
d) Se asocia con más frecuencia a personas divorciadas o separadas.
e) El debut en edades avanzadas se asocia a buen pronóstico.

Respuesta correcta: b

La paciente descrita cumple criterios diagnósticos de depresión mayor (DSM-5) y dicho trastorno por lo general es más frecuente en zonas rurales y no urbanas tal y como se expone en la respuesta b. El resto de las opciones son correctas.

17. Respecto a la epidemiología del Trastorno bipolar, señale la verdadera.

a) La prevalencia del trastorno bipolar es mayor que la de los trastornos depresivos.
b) Los episodios de manía; son más frecuentes en mujeres.
c) El sexo masculino, se asocia a un buen pronóstico de la enfermedad.
d) La incidencia de trastornos bipolares en niños esta entorno a un 1%.
e) El pronóstico no depende de la duración de los síntomas maniacos.

Respuesta correcta: d

La respuesta a es falsa porque la prevalencia de episodio depresivo mayor a lo largo de la vida, es de hasta un 17%, mientras que la prevalencia del trastorno bipolar es de un 4,8%.

La respuesta b es falsa; porque los episodios de manía, son más frecuentes en hombres, en cambio en mujeres son más frecuentes los episodios depresivos.

La respuesta c, es falsa porque el sexo masculino es un factor de mal pronóstico.

La respuesta e, es falsa ya que la corta duración del episodio maniaco si se asocia a buen pronóstico, así como el debut del trastorno en la edad avanzada, o la ausencia de ideas suicidas u otros trastornos mentales o médicos.

18. Respecto al episodio depresivo mayor, todas las afirmaciones son correctas, excepto:

a) El debut del trastorno depresivo tiende a ser más tardío que el trastorno bipolar.
b) El 25 % de los casos ingresados por episodio depresivo mayor, presentan una recurrencia a los 6 meses de haber sido dado de alta.
c) La presencia de dos o más hospitalizaciones previas por episodios depresivos mayores es un indicador de mal pronóstico.
d) La prevalencia de trastorno depresivo mayor es independiente del país y/o la cultura del individuo.
e) A diferencia del trastorno bipolar, el episodio depresivo mayor presenta similar prevalencia en ambos sexos.

Respuesta correcta: e

La respuesta falsa es la e ya que la prevalencia del episodio depresivo mayor en mujeres es mayor que hombres con una proporción de 2:1. No ocurre lo mismo en el trastorno bipolar en donde la prevalencia tiende a igualarse en ambos sexos.

19. Todas las siguientes afirmaciones son factores de mal pronóstico en la evolución del trastorno bipolar, excepto:

a) Sexo femenino.
b) Mala situación laboral.
c) La comorbilidad con trastorno por uso de sustancias, especialmente el alcohol.
d) Presencia de síntomas psicóticos.
e) La larga duración de los episodios maniacos y presencia de síntomas depresivos interepisódicos.

Respuesta correcta: a

La respuesta falsa es la a, debido a que es el sexo masculino es el que está asociado a mal pronóstico, al igual que la mala situación laboral, la dependencia al alcohol, los síntomas psicóticos, depresivos y depresivos interepisódicos.

En cambio, la corta duración de los episodios manía, la edad avanzada en el momento del inicio, pocos pensamientos suicidas, así como la ausencia de problemas psiquiátricos o médicos coexistentes predicen una mejor evolución.

Los pacientes con trastorno bipolar tienen un peor pronóstico que los pacientes con trastorno depresivo mayor. En torno al 40-50% de los pacientes con trastorno bipolar I tienen un segundo episodio de manía a los 2 años siguientes al primer episodio.

20. Todas las siguientes afirmaciones son factores de buen pronóstico en la evolución del trastorno bipolar, excepto:

a) Duración prolongada de un episodio maniaco.
b) Ausencia de síntomas psicóticos.
c) Ingreso hospitalario con estancia breve.
d) Edad avanzada en el debut de la enfermedad.
e) Ausencia de otros trastornos mentales o médicos asociados.

Respuesta correcta: a

La respuesta falsa es la a, ya que el trastorno bipolar se asocia a un mal pronóstico cuando la duración de un episodio maniaco es prolongada, al igual que la presencia de mala situación laboral, dependencia al alcohol, síntomas psicóticos, síntomas depresivos, síntomas depresivos interepisódicos.

En cambio la corta duración de los episodios manía, la edad avanzada en el momento del inicio, ausencia o escasa presencia de pensamientos suicidas, así como la ausencia de trastornos mentales o médicos coexistentes predicen una mejora evolución.

Los pacientes con trastorno bipolar tienen un peor pronóstico que los pacientes con trastorno depresivo mayor. En torno al 40-50% de los pacientes con trastorno bipolar I tienen un segundo episodio de manía a los 2 años siguientes al primer episodio.

21. Con respecto al Trastorno Bipolar señale la respuesta falsa:

a) La prevalencia del trastorno bipolar tipo I se sitúa entre el 0,4 y el 1,6% de la población general, siendo igual para ambos sexos y entre grupos étnicos.
b) La prevalencia del trastorno bipolar tipo II estaría en torno al 0,5 y 1,9% de la población, siendo más prevalente en mujeres.
c) La edad de inicio del trastorno bipolar varía entre la infancia y los 50 años, con una edad media de 30 años.
d) La tasa de suicidio oscila entre el 10 y el 20%.
e) El riesgo de suicidio es mayor pasados los primeros 10 años de evolución de la enfermedad.

Respuesta correcta: e

Todas las respuestas son correctas salvo la e. El riesgo de suicidio en pacientes que padecen Trastorno Bipolar es mayor en los primeros 5-10 años de evolución de la enfermedad.

22. ¿Cuál de los siguientes enunciados respecto a la depresión mayor o episodio depresivo mayor es incorrecto?

a) A lo largo de la vida, aproximadamente un 17% de la población sufre un episodio depresivo mayor.
b) Cerca de un 8% de los pacientes que atiende un médico de Atención Primaria podría recibir un diagnóstico de depresión mayor.
c) Hasta un 15% de los casos de depresión mayor son secundarios a alguna enfermedad médica somática o al abuso de sustancias.
d) Cuando se sospecha que un paciente sufre un episodio depresivo mayor, debe evitarse hacer preguntas directas al paciente sobre ideas o proyectos suicidas, porque esto incrementa el riesgo de suicidio un 10%.
e) Cerca del 15% de los pacientes con depresión mayor que no reciben tratamiento se suicidan.

Respuesta correcta: d

La respuesta d es falsa ya que el hecho de preguntar directamente al paciente sobre la ideación suicida no aumenta el riesgo, en todo caso al revés. El resto de las afirmaciones son correctas y describen datos epidemiológicos a cerca del trastorno depresivo mayor.

23. Con respecto a los trastornos del estado de ánimo, señale la respuesta falsa:

a) La edad media de inicio del trastorno depresivo mayor es de 40 años, apareciendo en el 50% de los casos entre los 10 y los 50 años.
b) Por lo general, la incidencia de trastorno bipolar tipo I es mayor en los grupos de nivel socioeconómicos más altos.
c) La incidencia del trastorno depresivo mayor está aumentando entre los sujetos menores de 20 años.
d) A diferencia de lo que ocurre en el trastorno depresivo mayor, el trastorno bipolar tipo I tiene una prevalencia superior en varones que en mujeres.

e) El trastorno depresivo mayor más frecuente en personas que no mantienen relaciones interpersonales estrechas o que están separadas o divorciadas.

Respuesta correcta: d

Todos los enunciados son correctos salvo el de la respuesta d. El trastorno bipolar tipo I tiene una prevalencia igual en ambos sexos. Los episodios de manía son más frecuentes en varones mientras que los episodios depresivos son más comunes en mujeres. Además, cuando se presentan episodios de manía en mujeres lo hacen asociados a un cuadro mixto con mayor frecuencia que en los varones. Las mujeres también tienen una tasa mayor de cicladores rápidos, es decir, pacientes que tienen cuatro o más episodios de manía en un periodo de un año.

24. Con respecto al trastorno antisocial de la personalidad señale la respuesta falsa:

a) El trastorno de la personalidad antisocial es más común entre los familiares biológicos de primer grado de las personas con el trastorno que en la población general.
b) Su prevalencia oscila entre un 0,2 y un 3%.
c) La prevalencia más alta se encuentra en muestras de varones con trastorno por consumo de sustancias, de los centros penitenciarios o del ámbito forense.
d) La prevalencia es mayor en las muestras afectadas por factores como la adversidad socioeconómica o la sociocultural (emigración) siendo más frecuente en entornos rurales.
e) Es más frecuente su aparición en niños que presentan un trastorno de conducta o un trastorno de déficit de atención durante la infancia (antes de los 10 años).

Respuesta correcta: d

La prevalencia del trastorno antisocial de la personalidad es de hasta el 3% en varones y del 1% en mujeres (*respuesta b correcta*). Además, es más frecuente en las áreas urbanas (*respuesta d incorrecta*) y deprimidas económicamente con bajo nivel sociocultural. Entre la población penitenciaria, la prevalencia de este trastorno puede llegar al 75% (*respuesta c correcta*). Existe un patrón familiar que se manifiesta en una frecuencia cinco veces mayor entre los familiares de primer grado de los varones afectados que entre los familiares de los individuos control (*respuesta a correcta*). El inicio en la infancia de un trastorno de la conducta o un trastorno por déficit de atención comórbidos aumentan la probabilidad de padecer un trastorno antisocial de la personalidad en la edad adulta (*respuesta e correcta*) y factores como el abuso o la negligencia infantil, la paternidad inestable o irregular, así como la disciplina parental inconsistente, aumentan la probabilidad de que el trastorno de conducta se convierta en un trastorno de personalidad antisocial.

25. Mujer de 21 años que es traída al servicio de urgencias por haberse realizado varios cortes en antebrazos con intención autolítica referida por la paciente. Tras curetaje de las heridas se realiza valoración psiquiátrica. La paciente refiere que horas antes del suceso mantiene discusión con su novio tras la cual, él pone fin a la relación después de 3 meses. En dichos meses, la paciente fue valorada en el servicio de urgencias por gestos lesivos similares en dos ocasiones y en ambos casos relatando discusión previa a la realización del gesto. La paciente verbaliza sentimiento intenso de vacío, miedo a la soledad y baja autoestima. Refiere sentirse

incapaz de vivir "si él no está por eso me corté y luego se lo dije a él". Con respecto al trastorno de personalidad que usted sospecha señale la respuesta falsa:

a) El suicidio consumado se produce en el 8-10% de estos pacientes y son habituales los actos de autolesión, así como las amenazas y los intentos de suicidio.
b) La inestabilidad emocional, la dificultad en el control de los impulsos y las dificultades a nivel relacional empeoran de forma progresiva con la edad.
c) Los trastornos coexistentes más frecuentes en estos pacientes son los trastornos depresivos y bipolares, los trastornos de consumo de sustancias, los trastornos de conducta alimentaria, el trastorno de estrés postraumático y el trastorno por déficit de atención.
d) Aunque no hay estudios definitivos sobre su prevalencia, se cree que oscila entre el 1 y el 2% en la población general.
e) En los familiares de primer grado de estos pacientes se ha observado una mayor incidencia de trastornos depresivos mayores, y trastornos por uso de alcohol y otras sustancias.

Respuesta correcta: b

La respuesta b es falsa. Aunque es cierto que la tendencia a experimentar emociones intensas, a actuar de forma impulsiva y a vivir las relaciones con gran intensidad suele perdurar toda la vida, durante la década de los 30-40 años, la mayoría de las personas con este trastorno logra una mayor estabilidad de sus relaciones y funcionamiento profesional. El resto de las respuestas propuestas reflejan datos epidemiológicos del trastorno límite de la personalidad que son correctos.

26. Con respecto al trastorno histriónico de personalidad señale la respuesta correcta:

a) La prevalencia es inferior al 1% en la población general.
b) En muestras de pacientes psiquiátricos hospitalizados la prevalencia se eleva al 10-15%.
c) No hay diferencias en cuanto a prevalencia con respecto al género.
d) Los trastornos somatomorfos, el trastorno de conversión y el trastorno depresivo mayor van en contra de su diagnóstico.
e) Estos pacientes presentan riesgo de conducta suicida similar a la población general.

Respuesta correcta: b

La respuesta a es falsa ya que los escasos datos procedentes de estudios en la población general sugieren una prevalencia del 2 al 3%.

La respuesta c es falsa porque de forma general, el trastorno histriónico de la personalidad se diagnostica más frecuentemente en mujeres.

La respuesta d es falsa: El trastorno histriónico de la personalidad se ha asociado con tasas más altas de trastorno por somatización, trastorno de conversión y trastorno depresivo mayor.

La respuesta e es falsa: La experiencia clínica sugiere que estos pacientes presentan un mayor riesgo de gestos suicidas y de amenazas para llamar la atención y para forzar unos mejores cuidados.

27. Con respecto a la epidemiología del suicidio y la conducta suicida señale la respuesta correcta de entre las que se exponen a continuación:

a) El intento de suicidio y el suicidio consumado son más frecuentes en varones. El método más frecuentemente empleado por las mujeres es el ahogamiento.
b) La incidencia máxima de suicidios tanto en varones como en mujeres se da por encima de los 45 años.
c) El método de suicidio más frecuentemente empleado en mujeres es el ahorcamiento.
d) Globalmente, el método de suicidio más frecuente es el ahorcamiento.
e) Casi el 95% de las personas que se suicidan o lo intenta presenta un trastorno mental diagnosticado siendo los trastornos de personalidad, en concreto el trastorno límite de la personalidad, los más frecuentemente observados entre estos pacientes.

Respuesta correcta: d

La respuesta a es falsa, el suicidio consumado es cuatro veces más frecuente en varones que en mujeres mientras que los intentos de suicidio son cuatro veces más frecuentes en mujeres que en varones.

La respuesta b es falsa, la incidencia máxima de suicidios en varones se da por encima de los 45 años, mientras que en mujeres la máxima incidencia se observa por encima de los 55 años.

La respuesta c es falsa, los varones utilizan con mayor frecuencia armas de fuego, el ahorcamiento o la precipitación desde lugares elevados mientras que las mujeres hacen más frecuentemente sobreingestas de medicamentos o venenos. No obstante, de forma global, el método de suicidio más empleado es el ahorcamiento (*respuesta d correcta*).

La respuesta e es falsa, es cierto que casi el 95% de las personas que se suicidan o lo intenta presenta un trastorno mental diagnosticado. No obstante, los diagnósticos más frecuentes pertenecen al grupo de los trastornos depresivos y no a los trastornos de la personalidad como refleja la respuesta e.

28. Con respecto al suicidio, señale la respuesta falsa de entre las siguientes:

a) El índice de suicidio en personas de 75 años o mayores es tres veces superior al que se observa en jóvenes.
b) Las personas mayores intentan suicidarse con menor frecuencia que las jóvenes, pero consiguen su objetivo más a menudo.
c) Las tasas de suicidio se incrementan en diciembre y sobre todo en los periodos vacacionales.
d) Las personas que nunca se han casado presentan un índice global de riesgo de suicidio que casi duplica al de las personas casadas.
e) Los hombres divorciados tienen 3 veces más riesgo de suicidio que las mujeres casadas.

Respuesta correcta: c

Todas son correctas salvo la c, se ha observado un ligero incremento en el número de suicidios en primavera y otoño, pero no en diciembre ni en periodo vacacional contrariamente a la creencia popular.

29. El trastorno por consumo de alcohol es uno de los más frecuentes dentro de los trastornos relacionados con sustancias. Con respecto a las siguientes aseveraciones sobre este trastorno, señale lo incorrecto:

a) El trastorno por consumo de alcohol es un factor de riesgo importante para el riesgo de suicidio durante la intoxicación grave y en el contexto de un trastorno depresivo inducido por alcohol.
b) Existe una elevada tasa de comportamientos suicidas y de suicidios consumados en las personas con este trastorno.
c) La prevalencia en los adultos alcanza la tasa más elevada entre los 18 y los 29 años, y la mínima en las personas con más de 65 años.
d) En general, los altos niveles de impulsividad se asocian con un inicio precoz y una mayor gravedad del trastorno por consumo de alcohol.
e) Su prevalencia varía en función de la edad y el sexo, pero es independiente de la raza.

Respuesta correcta: e

La respuesta e es incorrecta; la prevalecía del trastorno por consumo de alcohol varía en función de la edad y del sexo, pero también en función de la raza. Es más frecuente en hombres adultos (12,4%) que en mujeres (4,9%). Además, la prevalencia en 12 meses en los adultos disminuye en la madurez alcanzando la tasa más elevada entre los 18 y los 29 años (16,2%), y la mínima en las personas con más de 65 años (1,5%). Con respecto a la raza, se conoce que la prevalencia difiere notablemente en cada subgrupo racial/étnico de la población norteamericana.

30. Los cannabinoides, especialmente el cannabis, son las sustancias psicoactivas ilícitas más ampliamente utilizadas en Estados Unidos y otras partes del mundo; con respecto al trastorno por consumo de cannabis ¿Cuál de las afirmaciones expuestas a continuación considera correcta?:

a) Las tasas de prevalencia de este diagnóstico aumentan con la edad.
b) El trastorno por consumo de cannabis se observa con mayor frecuencia en los hombres siendo la magnitud de esta diferencia especialmente marcada en adolescentes.
c) El antecedente de trastorno de la conducta en la infancia o la adolescencia no se considera factor de riesgo para el desarrollo de este trastorno.
d) Los factores genéticos explican entre el 30 y el 80% de la varianza total del riesgo de este trastorno
e) El consumo de cannabis no está relacionado con el desarrollo de trastornos psicóticos.

Respuesta correcta: d

La respuesta a es incorrecta, las tasas de prevalencia de este diagnóstico disminuyen con la edad alcanzando las cifras más altas entre los 18 y los 29 años (4,4%) y las más bajas entra las personas mayores de 65 años (0,01%). Probablemente la elevada prevalencia sea un reflejo del consumo generalizado de cannabis en relación con otras drogas ilegales, y no tanto por su mayor potencial adictivo.

La respuesta b es falsa. Es cierto que el trastorno por consumo de cannabis es más frecuente en varones, sin embargo, la magnitud de esta diferencia es menor entre los adolescentes.

La respuesta c es falsa. El antecedente de trastorno de la conducta en la infancia o la adolescencia, así como la presencia de trastorno de la personalidad antisocial o el fracaso escolar son considerados factores de riesgo para el desarrollo de este trastorno.

La respuesta d es falsa. El trastorno psicótico inducido por cannabis es una de las posibles consecuencias derivadas del consumo, aunque es poco habitual resultando más frecuente la ideación paranoide transitoria.

Bibliografía:

1- *Sadock BJ, Sadock VA. Sinopsis de Psiquiatría. 10ª ed. Barcelona. Lippincott, Williams&Wilkins, 2009*
2- *Tomas Palomo, Miguel Angél Jiménez Arriero. Manual de Psiquiatría. Madrid. 2009.*
3- *Asociación Americana de Psiquiatría, Manual diagnóstico y Estadístico de los trastornos mentales (DSM-5), 5ª ed. Arlington, VA, Asociación Americana de Psiquiatría. Editorial médica panamericana. 2014.*
4- *SEP, SEPB y SENP. Manual del residente en psiquiatría. 2009*
5- *Stephen M. Stahl. Psicofarmacología esencial de Stahl. Bases neurocientíficas y aplicaciones prácticas. 4ª ed. España. 2014. Editorial UNED-Aulamédica.*
6- *Vallejo Ruiloba, J. Introducción a la psicopatología y a la psicopatología. 8ª edición (2015), Ed. Elsevier-Masson.*
7- *Chinchilla, A. Manual de urgencias psiquiátricas. 2ª edición (2010), Ed. Elsevier- Masson.*

TEMA 3. ENTREVISTA PSIQUIÁTRICA, EXPLORACIÓN PSICOPATOLÓGICA, PRUEBAS DE LABORATORIO Y OTRAS TÉCNICAS DIAGNÓSTICAS EN PSIQUIATRÍA.

Nora Palomar Ciria

1. Mujer de 53 años que lleva dos tratada con Sertralina por un primer episodio de depresión mayor. Acude a revisión relatando fatiga, debilidad, intolerancia al frío y ganancia ponderal de seis meses de evolución. La exploración física revela bradicardia, hipotermia y sudoración de manos y pies. ¿Cuál de las siguientes pruebas de laboratorio sería la más relevante de cara a enfocar el diagnóstico?

a) Función hepática
b) Electrolitos séricos
c) Niveles séricos de estrógeno
d) Medición de niveles de Sertralina en sangre
e) Niveles séricos de TSH, hormona estimulante del tiroides.

Respuesta correcta: e

Ante la clínica referida por la paciente y su exploración física debe sospecharse hipotiroidismo como primera opción. Sus síntomas más frecuentes son depresión, fatiga, debilidad, ganancia ponderal, bradicardia, hipotermia, sudoración. La medición de TSH confirmará o desechará, pues, esta hipótesis (respuesta e correcta). La medición de la función hepática, sería válida si sólo existiera fatiga, ganancia ponderal y sudoración. Sin embargo, no justificaría el resto de la sintomatología (respuesta a incorrecta). Medir los electrolitos séricos no arrojaría luz sobre ningún diagnóstico específico (respuesta b incorrecta). Medir los estrógenos es plausible en virtud de la edad de la paciente, la sudoración y la depresión. No tanto para el resto de la constelación sintomática (respuesta c incorrecta). Contando con un exceso de sertralina, justificaría las alteraciones cardiacas, la debilidad y la fatiga, no así los demás síntomas (opción e incorrecta).

2. Para llegar a un correcto diagnóstico y poder por tanto, atender y tratar correctamente a un paciente, es necesaria la realización de una buena entrevista clínica. Sin embargo, en la calidad de éstas también influye en cierta manera la colaboración del paciente. En algunos casos, los pacientes pueden mostrar oposición a nuestra intervención. ¿En qué tipo de pacientes es más frecuente?

a. pacientes delirantes
b. pacientes ansiosos
c. pacientes depresivos
d. pacientes obsesivos
e. pacientes neuróticos

Respuesta correcta: a

Los pacientes delirantes suelen mostrarse desconfiados y con actitud de suspicacia ante las preguntas de los extraños, incluidos los médicos, y la entrevista psiquiátrica puede estar dificultada por este motivo (opción a correcta). También es frecuente que este tipo de pacientes oculten sus síntomas. Aunque todos los pacientes en un momento dado pueden mostrarse reacios a colaborar en la entrevista, no es lo característico de los distintos trastornos, ya que en el resto de las opciones, suelen ser los propios pacientes los que acuden a pedir ayuda y por tanto, suelen mostrar una actitud más abierta y de colaboración (opciones b, c, d, e, incorrectas).

3. Un componente fundamental de la atención es:

a. la regulación de las señales de diferentes canales de información
b. la memoria retrospectiva
c. la activación recurrente
d. todo lo anterior
e. nada de lo anterior

Respuesta correcta: a

La atención tiene cuatro componentes fundamentales, que son: la memoria de trabajo, la regulación de las señales de diferentes canales de información (top-down sensitivity control), selección de estímulos vitales para la conducta (bottom-up salience filters) y selección competitiva. Esto es así ya que la atención implica tanto la selección de la información como el proceso mental de atender a la información. La memoria de trabajo y la atención son inseparables y suceden en los mismos sistemas neuronales de soporte. Por tanto, ni las opciones b, c, d y e son correctas.

4. Para la realización de una entrevista psiquiátrica, existen varios modelos, según nuestra finalidad, tiempo y estilo. Entre ellos, se encuentran las entrevistas abiertas, que se caracterizan por:

a. ser útiles para la investigación
b. ser de uso clínico
c. se utilizan instrumentos estructurados
d. siguen registros estructurados
e. utilizan cuestionarios

Respuesta correcta: b

Las entrevistas abiertas, también denominadas entrevistas no estructuradas, son aquellas en las que el médico no utiliza un instrumento preestablecido en la realización de preguntas ni un registro estructurado de las respuestas. Su uso es fundamentalmente clínico (respuesta a correcta), puesto que permite recoger una amplia gama de información e ir adaptando el contenido de la entrevista a las respuestas del paciente o a lo observado por el entrevistador.
Por tanto, el resto de respuestas son falsas: las entrevistas estructuradas o semi-estructuradas tienen como característica principal que la recogida de información está organizada de manera sistemática y son fundamentales en el campo de la investigación ya que permiten recoger las variables de una forma ordenada y están diseñadas para homogeneizar la información recogida por evaluadores diferentes. Es por ello por lo que se suelen basar en cuestionarios (respuestas b, c, d y e incorrectas).

5. Ante un paciente que se encuentra confuso, ¿cuál de las siguientes áreas presenta la alteración psicopatológica?

a. la apariencia
b. del nivel de conciencia
c. de la memoria
d. del pensamiento
e. de la afectividad

Respuesta correcta: b

La confusión es una alteración de la conciencia que consiste en incapacidad para distinguir lo real de lo que no lo es y suele tener un origen patogénico y afectar al estado general, ser de inicio súbito y de una corta duración (respuesta b correcta). También se caracteriza porque se recuperan en su totalidad. Es típica de los cuadros orgnánico-cerebrales y se denomina delirium o síndrome confusional (por ejemplo: infecciones de orina, postoperatorios, en gente anciana). Estos cuadros no tienen una estructuración o sistematización delirante bien definida y en ellos existe desorientación temporoespacial, amnesia y desconocimiento del momento del día. Otras alteraciones de la conciencia son la hipervigilia, el estupor, la obnubilación,etc. La apariencia no constituye un campo psicopatológico en sí, aunque se tenga en cuenta en nuestras exploraciones, ya que puede traslucir diversas alteraciones (los pacientes en fase de manía tienden a vestir de manera llamativa, los pacientes que atraviesan un episodio psicótico presentan un descuido de su aseo personal, etc) (respuesta a incorrecta). Las alteraciones propias de la memoria consisten en lagunas mnésicas, fallos mnésicos, fabulación, etc (respuesta c incorrecta). Los trastornos del pensamiento se dan tanto en el contenido (delirios, ideas sobrevaloradas) como en el curso (fuga de ideas, pensamiento disgregado, prolijo, etc) (respuesta d incorrecta). Los trastornos de la afectividad consisten en variaciones anormales del estado de ánimo, tanto por bajo ánimo o depresión, como por estado de ánimo exaltado e hipertimia (respuesta e incorrecta).

6. En relación con la pregunta anterior, ¿qué es lo más probable que padezca un paciente que presenta un trastorno en este área?

a. esquizofrenia
b. crisis de ansiedad
c. cuadros orgánico-cerebrales
d. debilidad mental
e. Tratorno obsesivo-compulsivo

Respuesta correcta: c

La confusión es una alteración de la conciencia que consiste en incapacidad para distinguir lo real de lo que no lo es y suele tener un origen patogénico, ser de inicio súbito y de una corta duración. También se caracteriza porque se recuperan en su totalidad. Es típica de los cuadros orgnánico-cerebrales y se denomina delirium o síndrome confusional (por ejemplo: infecciones de orina, postoperatorios, en gente anciana) (respuesta c correcta). Los cuadros psiquiátricos puros no suelen ocasionar alteraciones en la conciencia (respuestas a, b, d y e incorrectas).

7. En los fenómenos y alteraciones sensoperceptivos, cuando nos encontramos con una percepción deformada de una experiencia sensorial normal, diremos que estamos ante uno de los siguientes:

a. alucinación
b. ilusión
c. delirio
d. representación
e. pseudoalucinación

Respuesta correcta: b

Los órganos de los sentidos nos permiten percibir el mundo exterior e interior. Puede haber alteraciones perceptivas cuando se dañan los sistemas fisiológicos encargados de este fin, ya sea por una lesión en las vías o estructuras, o por fallos neuronales tanto a nivel celular como receptorial. En psiquiatría, los trastornos sensoperceptivos que nos interesan son aquellos en los que no hay lesión fisiológica, y éstos se distinguen según haya o no presencia de un objeto real del que pueda partir la alteración. Cuando hay objeto real, lo que encontramos en una ilusión (un tipo de ilusión es una paraeidolia, en la que por ejemplo, vemos formas en las nubes que nos recuerdan a un determinado objeto). Además, en la ilusión, la deformación de lo percibido procede fundamentalmente de déficits de atención, y son más comunes en sujetos raros (respuesta b correcta). Cuando no hay objeto real, es necesario distinguir si el sujeto tiene conciencia de irrealidad. En caso de que la tenga, nos encontramos ante una alucinosis (por ejemplo: el miembro fantasma o en el alcoholismo; y es egodistónica). Cuando no hay conciencia de realidad, se trata de una alucinación (respuesta a incorrecta), que puede ocurrir en el espacio interno de la persona (entonces se denomina pseudoalucinación, como las voces que ocurren en la esquizofrenia paranoide) (respuesa e incorrecta), o en el espacio externo. Los delirios son trastornos del contenido del pensamiento (respuesta c incorrecta). El término representación no corresponde con ningún concepto psicopatológico (respuesta d incorrecta).

8. En una entrevista con un paciente, nos cuenta que cuando está paseando por el parque de su barrio, todas las personas con las que se cruza le miran y hablan acerca de él, riéndose de lo que hace y de cómo va vestido. ¿Cómo se denomina éste fenómeno?

a. ilusión
b. pseudoalucinación auditiva
c. alucinación auditiva
d. paraeidolia
e. interpretación delirante

Respuesta correcta: e

Las interpretaciones delirantes son interpretaciones erróneas de la realidad, que tienen su base en una situación real (en este caso, que la gente hable), pero se analizan por el sujeto de modo irreal (cree que están hablando de él) (respuesta e correcta).

Los trastornos sensoperceptivos se distinguen según haya o no presencia de un objeto real del que pueda partir la alteración. Cuando hay objeto real, lo que encontramos en una ilusión (un tipo de ilusión es una paraeidolia, en la que por ejemplo, vemos formas en las nubes que nos recuerdan a un determinado objeto) (opción a y d incorrectas). Cuando no hay objeto real, es necesario distinguir si el sujeto tiene conciencia de irrealidad. En caso de que la tenga, nos encontramos ante una alucinosis (por ejemplo: el miembro fantasma o en el alcoholismo de larga evolución). Cuando no hay conciencia de realidad, se trata de una alucinación, que puede ocurrir en el espacio interno de la persona (entonces se denomina pseudoalucinación, como las voces que ocurren en la esquizofrenia paranoide) (respuesta c incorrecta), o en el espacio externo.

9. Acude a su consulta un paciente de 53 años, nuevamente sin cita por tercera vez en un mes, ya que refiere sentirse muy agobiado por la situación vital que está atravesando. También cuenta distintas quejas somáticas, distintas a las que refería en la anterior entrevista. Según nos cuenta, no ha seguido las pautas que le hemos ido dando ya que dice que para él son muy difíciles y le consumen mucho tiempo. ¿Cómo se denominan los sentimientos subjetivos que el paciente genera en usted?

a. hostilidad
b. desconfianza
c. contratransferencia
d. hastío
e. irritabilidad

Respuesta correcta: c

La contratrasnferencia son los sentimientos que el paciente inspira en el médico o terapeuta, pudiendo ser éstos de carácter negativo o positivo. De cualquier manera, hay que intentar ser neutrales, imparciales y objetivos para garantizar una buena relación terapéutica y un adecuado cumplimiento de la obligación del médico (respuesta correcta c). El resto de opciones (a, b, d, e) son sentimientos negativos, que en este caso este paciente está provocando en la persona que le está atendiendo.

10. Se encuentra de guardia en un hospital general y le avisan por una paciente de 21 años que presenta desde hace 8 días insomnio mixto, irritabilidad con episodios de heteroagresividad hacia el mobiliario doméstico, comportamientos extraños, discurso delirante de tipo místico. No presenta antecedentes médicos de interés, no tiene alergias y niega el consumo de tóxicos. Señale la afirmación falsa:

a. se trata de un episodio psicótico
b. podría tratarse de un primer episodio de un trastorno psicótico
c. es necesario descartar una intoxicación por drogas
d. no es necesario solicitar una prueba de imagen cerebral
e. es conveniente iniciar tratamiento antipsicótico

Respuesta correcta: d

Todo este cuadro sintomático corresponde a un cuadro psicótico, en el que se altera el juicio de realidad, y por tanto, al carecer la paciente de antecedentes de ningún tipo, sí podría corresponder a un primer episodio de un trastorno psicótico, que requiere de tratamiento antipsicótico ya sea un episodio aislado o el inicio de una enfermedad del espectro psicótico más grave (las respuestas a, b y e, son correctas); sin embargo, para poder establecer que se trata de una patología mental, es necesario descartar otro tipo de entidades nosológicas, como la intoxicación por drogas de abuso (respuesta c correcta), alcohol, medicamentos y otro tipo de sustancias, así como patología cerebral más grave y urgente que podría poner en peligro la integridad vital del paciente (por ejemplo, tumores, LOEs cerebrales, encefalitis víricas, etc). Para ello, es imprescindible, sobre todo en pacientes de este tipo, la realización de una prueba de imagen cerebral, siendo la tomografía computerizada la más usada (opción d incorrecta).

11. Paciente varón de 56 años, con antecedentes de obesidad y esquizofrenia paranoide de largo tiempo de evolución, que se encuentra en tratamiento con paliperidona inyectable de larga duración en dosis de 150 mg mensuales desde último ingreso hospitalario hace 4 meses y que acude regularmente a su psiquiatra habitual. En la última consulta hace un mes refiere haber encontrado un trabajo como dependiente en unos grandes almacenes, que le genera mucha tensión ya que tiene que estar en contacto con muchos clientes a lo largo del día. Además, el paciente está casado y cuenta que últimamente está teniendo problemas en las relaciones sexuales, pero no sabe especificar el tiempo de evolución de este problema. Con respecto a este síntoma, señale la respuesta correcta:

a. Habría que realizar una analítica sanguínea para descartar alteraciones de la glucosa basal, ya que la diabetes es un factor predisponente a la disfunción sexual
b. la disfunción sexual que presenta el paciente está claramente relacionada con el inicio del antipsicótico. Lo adecuado sería disminuir su dosis retirarlo de inmediato.
c. no daría importancia a la queja del paciente
d. el paciente no presenta ningún factor de riesgo para la disfunción sexual y es evidente que ésta se debe a la situación de estrés que está atravesando
e. el paciente no va a dejar el tratamiento pues sabe que es imprescindible para el control de su patología de base

Respuesta correcta: a

La impotencia sexual es un síntoma que afecta a muchos de nuestros pacientes y que les preocupa en gran medida, pudiendo suponer incluso un factor de no adherencia terapéutica a los tratamientos pautados (respuestas c y e incorrectas). En este caso, es un paciente que toma psicofármacos, paliperidona inyectable de larga duración, que si bien puede ser la impotencia un efecto adverso, no es frecuente, sobre todo en comparación con otros antipsicóticos. Además, aunque el síntoma pueda estar causado por este fármaco, habría que tener en cuenta también el tiempo de evolución y los fármacos que el paciente tomaba anteriormente (respuesta b incorrecta). El paciente presenta ya una edad y unos factores predisponentes (obesidad, tratamiento antipsicótico) que podrían llevarnos a pensar que padece una diabetes mellitus no diagnosticada. Será necesario descartarla y tratarla adecuadamente para disminuir el riesgo cardiovascular y para eliminar otro factor de riesgo de disfunción sexual (ya que casi la mitad de los pacientes diabéticos la presentan) (respuesta a correcta). Sí es cierto que las situaciones de estrés emocional pueden producir impotencia sexual de origen psicógeno, pero en este caso, no es el único factor que puede estar afectando al paciente y por tanto habría que descartar primero otras causas (respuesta d incorrecta).

12. Se trata de un paciente varón de 26 años, sin antecedentes de interés que acude a urgencias por mutismo, inmovilidad. A la exploración, el paciente está oposicionista y negativista, no responde a las preguntas, sólo emite sonidos guturales y realiza muecas, presenta inhibición psicomotriz con movimientos antigravitatorios de evitación de daño pero sin rigidez o flexibilidad cérea y realiza movimientos extraños con la cabeza y los brazos. Se administra una ampolla de diazepam de 10 mg vía intramuscular, sin mejoría clínica. Señale la respuesta falsa:

a. en estos casos es necesaria una valoración por parte de neurología, para descartar status epiléptico
b. el retardo psicomotor son típicos de la enfermedad de Parkinson
c. El cuadro clínico se corresponde con un episodio de catatonía
d. la ausencia de flexibilidad cérea no descarta el diagnóstico de catatonía
e. debemos esperar a que el paciente colabore en nuestra exploración para comenzar el proceso diagnóstico y terapéutico

Respuesta correcta: e

Este conjunto de síntomas se corresponde con un estado de catatonía (respuesta c correcta), en la que es típico que los pacientes presenten conciencia vigil, indiferencia al entorno, negativismo y obediencia automática, estupor, flexibilida cérea, mutismo, posturas anómalas y ecolalia, entre otros, siendo necesaria para su diagnóstico la presencia de 3 de 12 de estos sítomas, sin ser ninguno de ellos imprescindible (respuesta d correcta). La respuesta a benzodiacepinas no siempre es positiva, y por tanto, la ausencia de respuesta no descarta el diagnóstico. En estos casos, es necesario solicitar valoración a los compañeros de neurología y medicina interna, que traten de descartar alteraciones graves que puedan confundirse con un cuadro de catatonía (síndrome neuroléptico maligno, síndrome serotoninérgico, hipertermia maligna, eventos vasculares cerebrales, status epiléptico, etc.) (la opción a es correcta). Será necesaria con este fin, la realización de pruebas complementarias (pruebas analíticas sanguíneas y de orina con creatinkinasa y tóxicos, EEG, punción lumbar y prueba de imagen craneal). En este tipo de trastornos también se incluye la enfermedad de Parkinson y otros trastornos del movimiento como diagnóstico diferencial, ya que en ésta también se presenta retardo psicomotor y otras anomalías motrices (respuesta b correcta). Por todo ello, no se debe esperar a que el paciente presente una correcta comunicación y colabore en nuestra exploración (respuesta e incorrecta), siendo en este caso contar con información que puedan aportar terceras personas.

13. Acude a consulta una paciente mujer de 20 años de edad debido a que en los últimos 6 meses ha estado realizando conductas purgativas alimentarias. La paciente se encuentra aparentemente bien desarrollada y bien nutrida. La exploración física revela un ligero aumento de las parótidas. Además de hemograma, analítica de orina y medir altura y peso, ¿cuál de las siguientes pruebas es la más adecuada en este caso?

a. glucosa basal
b. amilasa sanguínea
c. electrolitos sanguíneos

d. enzímas hepáticas
e. TSH

Respuesta correcta: c

Los pacientes que realizan conductas purgativas (vómitos, abuso de laxantes, etc) tienen un elevado riesgo de hipopotasemia, asociado o no a alcalosis hipoclorémica. La prueba de laboratorio más adecuada para evaluar la presencia de estos trastornos analíticos es por tanto la medida de electrolitos séricos (respuesta c correcta).

La medida de la glucosa basal o en ayunas no sería adecuada ya que sus niveles suelen encontrarse dentro del rango normal en los pacientes con bulimia (respuesta a incorrecta). La amilasa sérica, aunque podría ser posible, no es una opción correcta ya que aunque algunos pacientes acaban desarrollando hiperamilasemia debida a conductas purgativas frecuentes, su medición no es tan crítica y necesaria como la medida de los electrolitos (respuesta b incorrecta). Medir las enzimas hepáticas no es correcto ya que, aunque pueden existir anomalías a este nivel en pacientes con bulimia, estos hallazgos no son diagnósticos ni específicos de este trastorno de la conducta alimentaria (opción d incorrecta). Por último, medir la TSH tampoco es correcto ya que en estos pacientes, la función tiroidea permanece intacta (respuesta e incorrecta).

14. ¿Cuál de las siguientes afirmaciones sobre la memoria no es correcta?

a. Fabulación es contar eventos que no sucedieron realmente como recuerdos de un tiempo concreto
b. en el síndrome amnésico, la memoria a largo plazo está profundamente afectada, mientras que se conserva relativamente bien la memoria a corto plazo
c. Amnesia retrógrada es el término con el que se designa un corto periodo de falta de recuerdo en la mañana previa a una sesión de terapia electroconvulsiva
d. El "jamais vu" es la incapacidad de reconocer sucesos que han ocurrido previamente
e. En los trastornos depresivos, las memorias con connotaciones afectivas de culpa o tristeza son recordadas con mayor intensidad que los recuerdos felices

Respuesta correcta: b

En el síndrome amnésico, se afecta gravemente la memoria reciente, mientras que la memoria a largo plazo suele estar bien conservada (respuesta b incorrecta); lo que provoca muchas alteraciones funcionales y en la calidad de vida de los pacientes puesto que se ve alterado el procesamiento para la memoria de trabajo y el aprendizaje. Suele deberse a lesiones en el hipotálamo posterior y de estructuras de la línea media adyacentes, similar a lo que ocurre en el síndrome de Korsakov.

La fabulación consiste en que el paciente cuenta hechos no verídicos como si fueran sus recuerdos reales con la finalidad de rellenar lagunas mnésicas (respuesta a correcta). La amnesia retrógrada es un efecto adverso bastante común tras las sesiones de terapia electroconvulsiva, y suelen afectarse las horas previas a su administración (respuesta b correcta); también puede ocurrir amnesia anterógrada, en la que los pacientes no recuerdan lo inmediatamente posterior a la administración de la terapia. El "jamais vu", como su propio nombre indica ("jamás visto") hace referencia a que el paciente no reconoce algo que ya le había ocurrido o que ya había sido expuesto ante él (lo contrario al "dèja vu" o "visto antes"). (respuesta d correcta). Y finalmente, la respuesta e es correcta, ya que lo expresado en esta afirmación es característico de los trastornos depresivos (respuesta e correcta).

15. ¿Cuál de las siguientes afirmaciones acerca de los fenómenos psiquiátricos no es correcto?

a. Una persona que experimenta despersonalización cree firmemente que está físicamente separado del mundo exterior
b. anhedonia es una pérdida de la capacidad de experimentar placer
c. desrealización se refiere a cuando una persona experimenta el mundo a su alrededor como si fuese irreal; como si se encontrara en un escenario
d. la ansiedad patológica suele asociarse a cambios autonómicos
e. despersonalización es la experiencia de ser irreal, estar desprendido e incapaz de sentir emociones

Respuesta correcta: a

Las personas que experimentan despersonalización o desrealización a menudo utilizan el término "como si", enfatizando que saben que son reales (aunque se sientan irreales en la despersonalización) o que saben que el mundo es real (aunque este mundo exterior sea experimentado como irreal en la desrealización) (respuestas c y e correctas). Por el contrario, cuando una persona cree firmemente que no es real (por ejemplo, porque haya sido sustituida por un ser alienígena o por otra persona) o cuando cree firmemente que el mundo no es real (por ejemplo, cuando cree que es parte de un escenario o plató muy bien creado, diseñado exclusivamente para él o ella), está sufriendo un delirio (respuesta a incorrecta). Efectivamente, la ahnedonia es la incapacidad para sentir placer o la pérdida de esta capacidad (opción b correcta). Finalmente, es ampliamente conocido que los trastornos de ansiedad, por ejemplo, en las crisis de ansiedad, se producen cambios autonómicos corporales, como sudoración, taquicardias, disnea, etc (respuesta d correcta).

16. Señale la respuesta correcta:

a. un pensamiento obsesivo es reconocido como carente de sentido por el paciente
b. un delirio primario emerge directamente de otra idea o experiencia extrañas
c. una idea sobrevalorada raramente domina la vida de una persona, lo contrario a lo que ocurre con los delirios
d. una creencia irreductible en la brujería es probable que sea delirante
e. los impulsos obsesivos a menudo impelen a actuar en consecuencia

Respuesta correcta: a

Los fenómenos obsesivos (lavado repetitivo de manos, rituales de contar, múltiples comprobaciones de seguridad...) sí son reconocidos por la persona como faltos de sentido (respuesta a correcta).

Un delirio primario ocurre repentinamente, sin otro evento mental previo (como por ejemplo, escuchar una voz amenazante) que lleve a ello (respuesta b incorrecta). Las ideas sobrevaloradas (creencias sobre la forma y el peso por ejemplo), suelen dominar la vida de la persona (respuesta c incorrecta). Creer en la brujería puede ser parte del transfondo cultural de una persona (respuesta d incorrecta). Los impulsos obsesivos para actuar pueden ser muy alarmantes para el paciente (y para cuidadores y personal sanitario), pero, precisamente por ello, al ser reconocidos por el propio paciente como irracionales , ells mismos se resisten y no suelen actuar en base a ellos (respuesta e incorrecta).

17. ¿Cuál de las siguientes opciones no forma parte de la historia farmacológica?

a. medicamentos prescritos por alguien no especificado pero que el paciente toma de manera ocasional
b. fármacos prescritos únicamente por médicos, como la fluoxetina
c. remedios de herbolario, como la hierba de San Juan
d. drogas de uso común en la calle, como el cannabis
e. medicamentos prescritos por médicos, pero que se pueden comprar sin receta en una farmacia, como el paracetamol

Respuesta correcta: d

El uso de drogas ilícitas debe incluirse en la historia toxicológica del paciente, pero no en su historial de uso de fármacos, por mucho que en algunos casos algunos pacientes lo utilicen con finalidad terapéutica (respuesta d incorrecta). El resto de opciones sí deben incluirse en este apartado de la historia clínica, a pesar de no haber sido prescritos en ocasiones, ya que pueden generar interacciones y contraindicaciones con los fármacos que nosotros recetemos, por lo que deben ser tenidos en cuenta. También es necesario conocer los efectos, tanto positivos como negativos que estos fármacos han tenido previamente en el paciente, de cara a planificar una estrategia terapéutica (respuestas a, b y e correctas). Es importante asimismo tener en cuenta otros productos, como los productos de herbolario, que pueden producir graves interacciones con medicamentos que nosotros pautemos. En este caso además, es necesario preguntar específicamente por este tipo de sustancias, puesto que muchos paciente no las tendrán en cuenta al hablarnos de su medicación habitual (respuesta c correcta).

18. ¿En cuál de los siguientes casos no es de utilidad un informador distinto al paciente?

a. para entender la personalidad del paciente
b. para entender el estado anímico subjetivo del paciente
c. para entender las circunstancias vitales del paciente
d. para ampliar información sobre el consumo de drogas del paciente
e. para entender la historia de autolesiones del paciente

Respuesta correcta: b

Entrevistar a una persona cercana al paciente para obtener información es una parte muy importante de la realización de la historia clínica, y se necesitan muy buenas razones para evitar hacerlo. Estas personas nos ayudan de muchas maneras: contribuyen a realizar una evaluación objetiva de la personalidad del paciente (complementaria a los propios puntos de vista del paciente) (respuesta a correcta), dan información sobre la historia personal del paciente y su trasfondo vital (y también sus circunstancias actuales) que el paciente puede no saber o no querer contar (respuesta c correcta), y también dando una segunda opinión sobre consumo de alcohol y de drogas ilícitas (que el paciente puede negar o minimizar) (respuesta d correcta) y su historia de autolesiones e intentos de suicidio (respuesta e correcta). Sin embargo, no pueden contribuir a conocer mejor la experiencia personal y subjetiva del estado de afectivo y del humor del paciente, pues por definición, es la propia experiencia del paciente y no la de terceros (respuesta b incorrecta).

19. Signos típicos de violencia inminente por parte del paciente no incluyen:

a. dar un paso hacia atrás, fuera del espacio personal del entrevistador
b. elevar el tono de voz
c. inquietud psicomotriz
d. sudoración
e. apuntar con el dedo al entrevistador

Respuesta correcta: a

Durante cualquier evaluación, es importante estar atentos a los signos de escalada de agitación y los de potencial violencia próxima por parte del paciente. Recuerda, que ante cualquier duda en relación a tu seguridad, abandona la sala o pide ayuda. Signos de posible peligro incluyen algunos signos que son familiares para cualquier persona si observamos situaciones de rabia o ira en nuestro día a día: una persona que eleva el tono de voz o grita (respuesta b correcta), ponerse colorado y sudar (respuesta d correcta), apretar los puños o señalar con el dedo a la otra parte (respuesta e correcta) y acercarse hacia el contrario e introducirse en su espacio personal (respuesta a incorrecta).

20. ¿Cuál de los siguientes no se incluye dentro del apartado de "Lenguaje" en la exploración psicopatológica?

a. se comunica únicamente susurrando
b. es parco en palabras
c. aumento de la presión del habla
d. lenguaje incoherente
e. aumento de latencia de respuesta

Respuesta correcta: d

La sección de "lenguaje" en la exploración del estado mental está restringida a las características "físicas" del habla: cantidad (escasez, mutismo, exceso) (respuesta b correcta), ritmo (reducido, aumentado, presión) (respuesta c correcta), espontaneidad (incluyendo el aumento de latencia de respuesta) (respuesta c correcta) y el volumen o tono (bajo, alto) (respuesta a correcta). La "forma" del pensamiento, determinada por la lógica o incoherencia de la palabra hablada, debería registrarse en el ámbito de "pensamiento" (o discurso) (respuesta d incorrecta).

21. Antes de atender a un paciente con un posible trastorno mental ¿cuál de las siguientes medidas no favorecería su seguridad?

a. comprobar la naturaleza del paciente y de su problema con otro miembro del personal
b. conocer donde se encuentra el sistema de alarma

c. realizar la entrevista con acompañamiento
d. tener en cuenta la privacidad del paciente y realizar la entrevista en una habitación apartada
e. estar atento a los cambios del estado emocional del paciente durante la entrevista

Respuesta correcta: d

Llevar a cabo una entrevista psiquiátrica en una habitación apartada y alejada de las áreas comunes, puede ayudar a mantener la confidencialidad del paciente, pero sin embargo, puede que haya un largo camino hasta el control de enfermería u otros sitios donde haya más personal sanitario, y, si algo va mal, la ayuda puede tardar en acudir o no llegar (respuesta d incorrecta). En condiciones ideales, la consulta está cercana a otros miembros del personal (por ejemplo, adyacente a un control de enfermería) y tiene incorporado un sistema de alarma, ventanas para que el personal del exterior pueda ver lo que está ocurriendo dentro o ambas (respuestas a, b, c y e correctas).

22. ¿En qué patologías pueden darse los trastornos de memoria?

a. cuadros confusionales
b. demencia
c. trastornos afectivos
d. Trastorno de estrés postraumático
e. en todas las anteriores

Respuesta correcta: e

Las alteraciones de memoria son muy comunes y se dan en multitud de cuadros patológicos: cuadros confusionales (respuesta a correcta), demencia (donde se ve alterada sobre todo la memoria a corto plazo; respuestsa b correcta), trastornos afectivos (en ellos se producen alteraciones cognitivas entre las que también se incluyen alteraciones de memoria; respuesta c correcta), en la esquizofrenia y en los trastornos de estrés postraumático (donde lo característico son alteraciones de memoria por exceso; respuesta d correcta).

23. La fuga de ideas es característica de:

a. estados subdepresivos
b. trastorno histriónico de la personalidad
c. trastornos obsesivos graves
d. fases maniacas de trastorno bipolar
e. esquizofrenia

Respuesta correcta: d

La fuga de ideas o pensamiento ideofugal es un trastorno del pensamiento que se presenta como una sucesión de asociaciones múltiples por las que el pensamiento parece saltar brusca y fácilmente de un tema a otro (pensamiento saltígrado). Es una muestra de taquipsiquia y se da característicamente en los episodios maniacos (respuesta d correcta). En los trastornos depresivos, suele haber bradipsiquia (opción a incorrecta), el trastorno histriónico de la personalidad no se caracteriza por ningún tipo de alteración del pensamiento (opción b incorrecta), los trastornos obsesivos tienen de peculiar la presencia de ideas obsesivas (que no se corresponden con el concepto de fuga de ideas. Respuesta c incorrecta) y en la esquizofrenia, lo que la distingue de los demás trastornos es el pensamiento desorganizado (opción e incorrecta).

24. Entre los trastornos del pensamiento se encuentran la disgregación y la incoherencia, que son propios de una de las siguientes opciones:

a. la depresión
b. la manía
c. la esquizofrenia
d. todos ellos
e. ninguno de ellos

Respuesta correcta: c

La esquizofrenia es un trastorno mental grave que se caracteriza no sólo por la presencia de delirios y alucinaciones (especialmente pseudoalucinaciones auditivas), si no también por un característico trastorno del pensamiento consistente en una ruptura de las asociaciones normales. Ésto provoca disgregación e incoherencia, que se manifiestan en el lenguaje de los pacientes (respuesta c correcta). En la manía se produce aceleración del pensamiento, que no tiene por qué ser necesariamente incoherente (respuesta b incorrecta). La depresión no tienen un trastorno del pensamiento propio (opción a y e incorrectas).

25. De entre las siguientes opciones, señale la que se corresponda con la emoción:

a. larga duración
b. escasos sistemas vegetativos
c. es un estado emocional basal
d. aparece de forma súbita
e. no tiene desencadenante

Respuesta correcta: d

La afectividad constituye la totalidad de la vida emocional de una persona, incluyendo estados y pasiones del ánimo, que se vivencian de forma personal y subjetiva, y se manifiesta en la conducta y el lenguaje. Dentro de la afectividad podemos diferenciar entre: sentimiento, afecto, emoción y humor. Los sentimientos son estados anímicos que se experimentan progresivamente y de manera duradera y no tienen representación somática. El afecto es un sentimiento subjetivo que se relaciona con una representación mental. El humor es el estado emocional basal de la persona (respuesta c incorrecta), que se corresponde con el tono afectivo y equivale al estado de ánimo. La emoción es una expresión de la afectividad brusca, aguda y breve (respuesta D correcta, a incorrecta), que se produce en respuesta a estímulos tanto internos como externos (respuesta e incorrecta) y que tiene correlación somática vegetativa (respuesta a incorrecta). El miedo y la angustia son ejemplos de emociones.

26. La agitación psicomotriz es un estado de alteración de la capacidad motora que pueden sufrir algunos pacientes. ¿En cuál de los siguientes se puede dar?

a. esquizofrenia
b. consumo de sustancias
c. manías
d. trastornos mentales orgánicos
e. todos los anteriores

Respuesta correcta: e

La agitación es un aumento de la actividad motora, muscular y verbal (puede haber insultos, voces, amenazas), que ocurre de forma intensa y brusca, que puede llegar a ser violenta y destructiva. Ocurre en multitud de trastornos mentales, casi se podría decir que en prácticamente todos ellos. Además de los ejemplos de la pregunta, también puede ocurrir en trastornos de la personalidad, reacciones psicógenas y un largo etcétera (respuesta e correcta).

27. En una de las siguientes opciones puede aparecer labilidad emocional:

a. epilepsias
b. trastorno límite de la personalidad
c. demencias
d. episodios maniacos
e. todas son correctas

Respuesta correcta: e

La labilidad emocional es un síntoma que consiste en cambios rápidos y bruscos del estado anímico que duran poco tiempo (aunque puede ocurrir varias veces en una misma entrevista) y a menudo independientes de estímulos externos. Puede aparecer en trastornos afectivos tanto del polo maniaco (respuesta d correcta) como del polo depresivo, en trastornos orgánico-cerebrales (donde forma parte de la sintomatología típica, respuesta a y c correctas), en sujetos infantiles-inmaduros (como en el trastorno límite de la personalidad, opción b correcta), y en otros muchos trastornos (episodios psicóticos, trastornos de ansiedad, etc...).

28. ¿Cuál de las siguientes preguntas de entrevista facilitaría mejor iniciar la comunicación con un
paciente aparentemente se encuentra irritado?

a. ¿Es usted una persona que siempre está enfadada?
b. ¿Ha estado enfadado desde que era niño?
c. ¿Podría hablarme de su enfado?
d. ¿Por qué está enfadado?
e. todas son correctas

Respuesta correcta: c

En esta cuestión, nos están preguntando sobre como abordar a un paciente que por su estado anímico en el momento de la entrevista, se muestra irritable y reacio a hablar con nosotros. Lógicamente, deberemos usar la opción que sea menos directa (opción d incorrecta) y personal (opciones a y b incorrectas), y que permita iniciar una conversación fluida partiendo de la base de la asertividad y la escucha (respuesta correcta c).

29. El principal objetivo de la entrevista no es:

a. conocer al paciente, su familia y su entorno
b. establecer un vínculo con el paciente
c. adscribir el enfermo a un diagnóstico
d. garantizar la adherencia terapéutica
e. ganar la confianza de los familiares

Respuesta correcta: d

La entrevista psiquiátrica es la principal herramienta de este profesional de la salud mental para poder llegar a conocer a un paciente y las circunstancias que le rodean (respuesta a correcta), establecer un vínculo terapéutico con el paciente (opción b correcta) y su familia (puesto que ellos son también una parte importante del pronóstico. Opción e correcta) y llegar a un diagnóstico (o por lo menos hacer un juicio clínico o sospecha diagnóstica inicial. Respuesta c correcta) que nos facilite realizar un acto terapéutico y de tratamiento adecuado al paciente y a sus condiciones. Con todo ésto, y una vez establecido un buen vínculo, podremos intentar alcanzar que el paciente tenga conciencia de enfermedad y mantenga una adherencia terapéutica que posibilite una buena calidad de vida. Ésto sin embargo, es el gran caballo de batalla de esta especialidad médica, y no depende tanto de la entrevista psiquiátrica si no de factores bien derivados de ella o bien externos a ella (respuesta d falsa).

30. Sobre la amnesia lacunar, señale la opción correcta:

a. es característicamente psicógena
b. suele presentarse como síntoma incipiente de demencias
c. va acompañada de hipermnesia compensatoria
d. es sinónimo de amnesia retrógrada
e. todas son falsas

Respuesta correcta: e

La amnesia lacular o amnesia localizada es una alteración de la memoria que consiste en una pérdida parcial del recuerdo que comprende un espacio de tiempo determidado y preciso. Es característica de los cuadros que presentan disminución del nivel de conciencia (coma, confusión, etc.) y suele acotarse este periodo de alteración de conciencia o vigilia. Se dan, por ejemplo, en los episodios de intoxicación enólica ("blackouts"). Las amnesias psicógenas se producen por factores emocionales y aunque también pueden ser de tipo lacunar, no es lo más frecuente (respuesta a incorrecta). Las demencias se caracterizan por un inicio paulatino, en el que se afecta principalmente la memoria reciente, quedando más o menos intacta la memoria remota, y no presenta una duración tan determinada como las amnesias lacunares (respuesta b incorrecta). La amnesia retrógrada es una alteración de memoria que consiste en la incapacidad de recuperar la información y los recuerdos almacenados antes del proceso patológico (opción d incorrecta), lo que contrasta con la definición de amnesia lacunar (respuesta d incorrecta). La hipermnesia es un aumento patológico de la capacidad de memorizar y recordar, pero no tiene nada que ver con las amnesias lacunares y no se produce como mecanismo compensatorio a éstas (respuesta c incorrecta).

REFERENCIAS BIBLIOGRÁFICAS:

1. *Vallejo Ruiloba, J. Introducción a la psicopatología y a la psicopatología. 7ª edición (2011), Ed. Elsevier-Masson.*
2. *Vallejo Ruiloba, J. Introducción a la psicopatología y a la psicopatología. 8ª edición (2015), Ed. Elsevier-Masson.*
3. *Po-Haong, L. The mental status examination in adults. Uptodate, 2016.*
4. *Chinchilla, A. Manual de urgencias psiquiátricas. 2ª edición (2010), Ed. Elsevier-Masson.*
5. *Skodol, A. Establishing and maintaining a therapeutic relationship in psychiatric practice. Uptodate, 2016.*
6. *Asociación Americana de Psiquiatría. DSM-5: Manual diagnóstico y estadístico de los trastornos mentales. 5ª edición (2014). E. Médica Panamericana.*
7. *SEP, SEPB y SENP. Manual del residente en psiquiatría. 2009.*

TEMA 4. EVALUACIÓN PSICOLÓGICA Y NEUROPSICOLÓGICA. ESCALAS DE VALORACIÓN.

Ana Pérez Villena

1. Está explorando a un paciente hospitalizado. Psicopatológicamente lo encuentra gravemente enfermo y con algún riesgo de auto y heteroagresividad. Basado en la escala de evaluación de funcionamiento global o Global Assessment of Functioning (GAF), ¿qué puntuación daría a este paciente?

a) 15
b) 31
c) 52
d) 78
e) 100

Respuesta correcta: a

Según la escala GAF, un paciente con puntuación de entre 11 y 20 tiene un defecto patente y un riesgo (pero no inminente) de dañar a terceros o a sí mismo.

Referencias:

Hall RC. Global assessment of functioning. A modified scale. Psychosomatics, 1995;36:267-75.

2. Acude a revision un niño de 13 años al que se ha realizado un test de inteligencia de cara a su orientación psicopedagógica. Al darle los resultados la madre le dice que cree que su hijo era más inteligente años antes. ¿Cuál de los siguientes trastornos es congruente con lo que dice la madre, puesto que supone un declive del CI que comienza entre los 10 y 15 años de vida?

a) Síndrome de Down
b) Síndrome de X frágil
c) Parálisis cerebral idiopática
d) Retraso mental no especificado
e) Síndrome alcohólico fetal

Respuesta correcta: b

El declive del CI en el síndrome X frágil suele comenzar entre los 10 a 15 años.
En síndrome de Down se alcanzan las cifras más altas de CI durante el primer año de vida, y desciende en la primera infancia habitualmente. Respecto de la parálisis cerebral, el CI suele mantenerse estable a lo largo de la vida, al igual que en otros grupos con retraso mental por etiologías mixtas o no especificadas.

Referencias:

Kaplan HI, Sadock BJ. Sinopsis de Psiquiatría. Ciencias de la conducta psiquiátrica clínica. (8ª ed) Ed. médica Panamericana Williams & Wilkins, Madrid, 1999.

3. El residente que realiza la rotación de Infanto Juvenil con usted le pregunta cómo manejar a un padre claramente ansioso que trae a su hijo de 4 años porque no es capaz de escribir su nombre y ha leído por internet que puede tratarse de una disgrafia. Usted le transmite que el diagnóstico de trastorno de la expresión escrita debe realizarse, por norma general, al menos con:

a) 5 años
b) 6 años
c) 8 años
d) 10 años
e) 12 años

Respuesta correcta: c

Normalmente no se realiza el diagnóstico de disgrafia hasta que el niño tiene al menos 8 años porque hasta esa edad hay dificultades normales en habilidades motrices, de deletreo y escritura (por ejemplo, incapacidad para la copia, deletreo inventado, letras invertidas). Además, existen otras patologías como el retraso mental, defectos visuales o auditivos, o TDAH, que deberían descartarse como possible causa de alteraciones en la expresión escrita.

Referencias:

Katusic SK, Colligan RC, Weaver AL, Barbaresi WJ, eds. The Forgotten Learning Disability: Epidemiology of Written-Language Disorder in a Population-Based Birth Cohort (1976-1982). Pediatrics. May 2009; 123:5 1306-1313.
Kelly DP, Natale MJ. Neurodevelopmental function and dysfunction in the school-aged child. In: Kliegman RM, Stanton BF, St. Geme JW III, Schor NF, Behrman RE, eds. Nelson Textbook of Pediatrics. 19th ed. Philadelphia, PA: Elsevier Saunders; 2011:chap 29.

4. Su abuela de 80 años ha visto un documental acerca del Alzheimer y la memoria y ha despertado su curiosidad. Intercambia con usted lo que ha aprendido del documental. Sin embargo, su abuela se equivoca en una de las siguientes afirmaciones respecto de la memoria y el aprendizaje en el anciano:

a) El Cociente Intelectual se mantiene estable hasta los 80 años
b) Mi evocación simple se mantiene intacta
c) Si realizara un test como este de un tema que dominara, podría responder correctamente
d) Mi memoria de trabajo disminuye
e) Todavía puedo aprender perfectamente cosas nuevas

Respuesta correcta: b

En las personas mayores la evocación simple se hace cada vez más difícil, no se mantiene intacta.

Igualmente disminuye la memoria de trabajo. Sin embargo, hay muchas capacidades cognitivas que se mantienen intactas. El CI hasta los 80 años aproximadamente se mantiene. Se puede seguir aprendiendo material nuevo, aunque es cierto que más lento que cuando uno era joven. Y en los tests de respuestas multiples no habría problema con dar la respuesta acertada, si se sabe.

Referencias:

Kaplan HI, Sadock BJ. Sinopsis de Psiquiatría. Ciencias de la conducta psiquiátrica clínica. (8ª ed) Ed. médica Panamericana Williams & Wilkins, Madrid, 1999.

5. Varón diestro de 43 años que sufre un accidente de tráfico con traumatismo craneoencefálico grave en el hemisferio cerebral izquierdo. ¿Qué déficit neuropsicológico no esperaría encontrar?

a) Apraxia límbica
b) Déficits visuoespaciales
c) Agnosia táctil
d) Afasia
e) Desorientación izquierda-derecha

Respuesta correcta: b

El lenguaje es la habilidad más ligada con el hemisferio izquierdo, provocando afasias sus lesiones. Pero también se vincula con las praxias límbicas (realizar movimientos complejos como lavarse los dientes, imitar), el síndrome de Gerstmann (agnosia táctil, dyscalculia, disgrafia y desorientación derecha-izquierda). Por contra, el hemisferio derecho parece tener un papel más crucial en las habilidades visuoespaciales y la atención hemiespacial, lo que conduce a apraxias constructivas y negligencias, respectivamente.

Referencias:

Kaplan HI, Sadock BJ. Sinopsis de Psiquiatría. Ciencias de la conducta psiquiátrica clínica. (8ª ed) Ed. médica Panamericana Williams & Wilkins, Madrid, 1999.

6. Señale lo cierto respecto de los tests de personalidad proyectivos.

a) Tienden a ser más directos y estructurados que los tests de personalidad objetivos
b) La variedad de respuestas es limitada
c) Las instrucciones son específicas
d) Suelen focalizarse en aspectos latentes o inconscientes de la personalidad
e) Ninguna es correcta

Respuesta correcta: d

Los tests proyectivos son más indirectos y menos estructurados que los objetivos. En lugar de marcar "verdadero" o "falso" la variabilidad de respuestas es prácticamente ilimitada. Las instrucciones son generales, dando rienda suelta a las fantasias del paciente.

No se centran en aspectos concretos de la personalidad, como encasillar en rasgos o clusters, sino que tienden a buscar los aspectos inconscientes o latentes. Los estímulos ambiguos que pueden suponer las preguntas como una mancha de tinta puede hacer que el paciente proyecte sus necesidades, deseos, pensamientos o conflictos. Por ejemplo, las respuestas de un esquizofrénico tienden a reflejar un modo bizarro o idiosincrásico de interpretar el mundo.

Referencias:

Kaplan HI, Sadock BJ. Sinopsis de Psiquiatría. Ciencias de la conducta psiquiátrica clínica. (8ª ed) Ed. médica Panamericana Williams & Wilkins, Madrid, 1999.

7. Qué es correcto respecto de la Escala de Inteligencia Wechsler del Adulto, Wechsler Adult Intelligence Scale (WAIS):

a) El digit span es uno de los subtests, que evalua la memoria de trabajo
b) La media de CI está entre 100 y 120
c) La escala verbal es más sensible al envejecimiento
d) Su úlitma edición está diseñada para personas entre 16 y 60 años
e) El retraso mental se corresponde con el percentil 1 de la población

Respuesta correcta: a

La media del CI está entre 90 y 110. La escala verbal es más sensible al nivel educativo que al envejecimiento; la escala operativa, al revés. La última edición, WAIS-IV, puede aplicarse desde los 16 hasta los 90 años. El retraso mental, definido por un CI inferior a 70, se corresponde con el 2,2% más bajo de la población.

Referencias:

Kaplan, R. M, Saccuzzo, D. P. Psychological testing: Principles, applications, and issues. Thomson Wadsworth, 2005.

8. Está realizando una entrevista pericial entorno a la capacidad de comprender el alcance de sus actos de un sujeto. Le pide que le interprete un refrán. Con esto quiere evaluar su:

a) Insight
b) Inteligencia
c) Pensamiento abstracto
d) Capacidad de juicio
e) Control impulsivo

Respuesta correcta: c

La interpretación de los refranes suele usarse para evaluar la capacidad del pensamiento abstracto. El pensamiento abstracto, al contrario que el prensamiento concreto, se caracteriza por la capacidad de cambiar de una situación a otra, de desmenuzar el todo en partes, y de pensar simbólicamente.
Referencias:

Kaplan HI, Sadock BJ. Sinopsis de Psiquiatría. Ciencias de la conducta psiquiátrica clínica. (8ª ed) Ed. médica Panamericana Williams & Wilkins, Madrid, 1999.

9. ¿Cuál de las siguientes escalas no utilizaría para evaluar un trastorno del estado de ánimo?

a) Raskin Depression Rating Scale
b) Montgomery-Asberg Scale
c) Hamilton Rating Scale
d) Defensive Functioning Scale
e) Beck Depression Inventory

Respuesta correcta: d

La Defensive Functioning Scale (DFS) o escala de funcionamiento defensivo versa entorno a los mecanismos de defensa que emplea un paciente para adaptarse a los estresantes. Las otras cuatro escalas son ampliamente utilizadas, tanto en clínica como investigación, para evaluar trastornos del estado de ánimo.

Referencias:

Blais MA, et al. An empirical study of the DSM-IV Defensive Functioning Scale in personality disordered patients. Compr Psychiatry. 1996 Nov-Dec;37(6):435-40.

10. Respecto de la Hamilton Anxiety Rating Scale

a) Evalua la suicidalidad
b) Incluye un item sobre el estado de ánimo
c) Es una escala de 10 items
d) Excluye síntomas somáticos
e) Ninguna es correcta

Respuesta correcta: b

La Hamilton Anxiety Rating Scale evalúa el ánimo depresivo, focalizándose en la falta de interés, pérdida de placer en las aficiones, depression, despertar precoz y empeoramiento matutino.

No tiene un item que evale ideación ni intento suicida. Consta de 14 items que incluye síntomas somáticos como temblor, sudoración, midriasis, exoftalmos...

Referencias:

Hamilton M. The assessment of anxiety states by rating. Br J Med Psychol 1959; 32:50–55.

11. ¿Qué evalúa la escala de síntomas negativos, Scale for the Assessment of Negative Symptoms (SANS)?

a) Inflexión vocal
b) Retraimiento social
c) Actividad sexual
d) Faltas en el trabajo
e) Todas son correctas

Respuesta correcta: e

La SANS tiene cinco categorías principales: aplanamiento afectivo, alogia, apatía-avolición, anhedonia-asocialización y atención. La categoría de aplanamiento afectivo mide la inflexión vocal, el contacto ocular, expresión facial, movimientos espontáneos, gestualidad y sintonía afectiva. El retraimiento social y la actividad sexual, junto con los intereses de ocio y las relaciones interpersonales, se miden con la categoría de anhedonia-asocialización. Las faltas en el trabajo o en el colegio así como la anergia son evaluadas mediante la apatía-avolición.

Referencias:

Andreasen NC. The Scale for the Assessment of Negative Symptoms (SANS): conceptual and theoretical foundations. Br J Psychiatry Suppl. 1989 Nov;(7):49-58.

12. ¿Cuál de las siguientes funciones cognitivas es la más difícil de evaluar mediante un test formal?

a) Abstracción
b) Cálculo
c) Memoria
d) Lectoescritura
e) Habilidad visuoespacial

Respuesta correcta: a

La memoria, habilidad visuoespacial, lectoescritura y el cálculo, son funciones cognitivas que pueden evaluarse mediante test formales. La capacidad de abstracción también sería valorable, pero no tanto mediante tests formales como por tests proyectivos o interpretación de refranes. No obstante, la interpretación de refranes puede resultar difícil de evaluar cuando es levemente anormal. Además, depende de otros factores como el nivel educativo, intelectivo, o psicopatología asociada.

Referencias:

Kaplan HI, Sadock BJ. Sinopsis de Psiquiatría. Ciencias de la conducta psiquiátrica clínica. (8ª ed) Ed. médica Panamericana Williams & Wilkins, Madrid, 1999.

13. Acude a su consulta un paciente recién diagnosticado de VIH preocupado por si su funcionamiento mental va a verse mermado. En este sentido usted le indica que los déficits cognitivos asociados al VIH:

a) No ocurren salvo que tenga ansiedad o depresión concomitantes
b) Incluyen problemas atencionales, lentificación del procesamiento de la información y deficiencias en el aprendizaje
c) No implican afectación de estructuras subcorticales
d) Raramente asocian dificultad en el pensamiento abstracto
e) Se caracterizan por respuestas confabulatorias en los tests de memoria

Respuesta correcta: b

El deterioro cognitivo leve asociado a la infección por VIH se caracteriza por dificultades en la concentración, fatigabilidad durante la realización de tareas mentales, enlentecimiento, dificultad para la evocación, menor agudeza y rapidez mental.
E stas quejas, realizadas a veces por sujetos jóvenes con dificultades para la aceptación del diagnóstico, orientan al clínico a pensar en una depresión o ansiedad como responsable. Aunque algunas veces hay explicación afectiva para estas quejas, no suele ser en la mayoría. Los tests neuropsicológicos objetivan las dificultades antes señaladas, así como para la atención dividida y mantenida, y para aprender y evocar nueva información. Algunos pacientes también tienen dificultades en la resolución de problemas y en el razonamiento abstracto. Las habilidades verbales se ven menos mermadas aunque puede existir cierto decremento en la fluencia verbal. Este patrón neuropsicológico se ve en las demencias subcorticales, y tal es la demencia VIH. Por ejemplo, tienen dificultades al recordar palabras de una lista pero no cometen errores por intrusión, que serían respuestas confabulatorias más típicas de las demencias corticales.

Referencias:

Kaplan HI, Sadock BJ. Sinopsis de Psiquiatría. Ciencias de la conducta psiquiátrica clínica. (8ª ed) Ed. médica Panamericana Williams & Wilkins, Madrid, 1999.

14. La entonación vocal normal que nos ayuda a entender el sentido de lo que alguien quiere decir se llama ______ y es una función del hemisferio ______

a) Sintaxis. Izquierdo
b) Sintaxis. Derecho
c) Prosodia. Izquierdo
d) Prosodia. Derecho
e) Semántica. Izquierdo

Respuesta correcta: d

La prosodia enseña la pronunciación y acentuación correctas y su función se localiza en el hemisferio derecho

Referencias:

Joanette Y, et al. Right hemisphere and verbal communication. New York: Springer-Verlag, 1990.

15. Un paciente incapaz de reconocer a sus familiares o a su psiquiatra de toda la vida padece _____. Si esto es resultado de un trastorno unilateral, a buen seguro se localiza en el hemisferio _______.

a) Prosopagnosia. Derecho
b) Prosopagnosia. Izquierdo
c) Simultagnosia. Derecho
d) Simultagnosia. Izquierdo
e) Hemianopsia. Derecho

Respuesta correcta: a

La prospopagnosia, término acuñado en 1947 por Joachim Bodamer, es la incapacidad para reconocer rostros conocidos y para registrar nuevos rostros. Las lesiones o enfermedades que la provocan afectan típicamente al córtex occipitotemporal bilateral y a la sustancia blanca adyacente. Si son unilaterales, se trata de lesiones del hemisferio derecho, más en concreto, de los gyrus lingual y fusiforme.

Referencias:

Real Academia Nacional de Medicina. Diccionario de términos médicos. Madrid: Panamericana; 2012.

16. Un paciente que puede copiar una cruz, un cubo y un árbol dibujado boca abajo pero no es capaz de identificar qué son esos dibujos sufre de:

a) Prosopagnosia
b) Agnosia aperceptiva
c) Agnosia asociativa
d) Afasia óptica
e) Negligencia visuoespacial

Respuesta correcta: c

La agnosia asociativa comporta un fallo en la identificación de los objetos a pesar de que la capacidad de copiar está preservada mientras que la agnosia aperceptiva implica incapacidad de procesar el estímulo; por tanto, tampoco puede ser copiado.

Referencias:

Portellano. Introducción a la Neuropsicología. Madrid: Mcgraw-Hill; 2005.

17. Está realizando un novedoso test para el screening del TDAH. El 90% de los niños con TDAH tienen puntuaciones patológicas en el test. Esto es su ______. Por otro lado, el 80% de los niños sin TDAH tienen puntuaciones normales. Esto es su ______.

a) Sensibilidad. Especificidad
b) Especificidad. Sensibilidad

c) Sensibilidad. Valor predictivo negativo
d) Especificidad. Valor predictivo negativo
e) Valor predictivo positivo. Valor predictivo negativo

Respuesta correcta: a

La sensibilidad es la capacidad del test para detectar como casos positivos los casos realmente enfermos; es decir, la proporción de enfermos correctamente identificados. La especificidad es la capacidad del test para detectar como casos negativos los casos realmente sanos; es decir, la proporción de sanos correctamente identificados. El valor predictivo positivo es la probabilidad de padecer la enfermedad si se obtiene un resultado positivo en el test. Y el valor predictivo negativo es la probabilidad de que un sujeto con un resultado negativo en la prueba esté realmente sano.

Referencias:

Sackett DL, Haynes RB, Guyatt GH, Tugwell P. Epidemiología clínica. Ciencia básica para la medicina clínica. 2ª ed. Madrid: Editorial médica panamericana; 1994.

18. Va a realizar un estudio prospectivo en el que pasará la misma batería neuropsicológica 4 veces en un periodo de 4 años para observar la evolución de adultos sanos. Respecto del efecto aprendizaje, señale la afirmación más exacta:

a) La mejoría en los resultados de los tests será la misma a lo largo de las cuatro evaluaciones
b) La mejoría más significativa en los resultados de los tests se dará entre la primera y la segunda evaluación
c) La mejoría más significativa en los resultados de los tests se dará entre la tercera y la cuarta evaluación
d) El efecto aprendizaje apenas contará en este estudio puesto que las evaluaciones estarán separadas al menos por un año
e) No habrá efecto aprendizaje en absoluto

Respuesta correcta: b

El efecto aprendizaje es más palmario la segunda vez que se realiza un test, decayendo luego en las siguientes.

Referencias:

Morgan J, Ricker J. Textbook of Clinical Neuropsychology (Studies on Neuropsychology, Neurology and Cognition). 1st Edition. Taylor & Francis, 2008. pp 53-54

19. Realiza un CI a una mujer de 37 años diagnosticada hace 14 de trastorno bipolar tipo II, estable y asintomática desde hace tiempo, en monoterapia con carbonato de litio. Finalizó los 14 años de escolarización sin repetir curso y comenzó a trabajar como auxiliar administrativo. Espera que su CI sea:

a) Normal
b) No valorable por su enfermedad mental
c) Una desviación estándar por debajo de la media
d) Una desviación estándar por encima de la media
e) Dos desviaciones estándar por debajo de la media

Respuesta correcta: a

Por su historial académico y laboral, por un lado, y de eutimia y estabiliad, por otro, en consonancia con los estudios realizados hasta la fecha, su CI se hallará dentro de la normalidad.

Tanto en fase depresiva como maniaca las pruebas psicométricas se ven interferidas. Y, es más, los pacientes bipolares con fases graves de repetición sí que tienen un peor funcionamiento neuropsicológico que los pacientes estables y los controles.

Referencias:

Tsitsipa E, Fountoulakis KN. The neurocognitive functioning in bipolar disorder: a systematic review of data. Ann Gen Psychiatry. 2015; 14: 42.

20. En qué rango de Cociente Intelectual se encuentra una persona diagnosticada de Retraso Mental Leve?

a) 70-89
b) 60-79
c) 50-69
d) 50-79
e) 40-69

Respuesta correcta: c

El retraso mental leve se caracteriza por un CI comprendido entre 50 y 69.
El moderado, entre 35 y 49. Grave, de 20 a 34. Y profundo, inferior a 20.

Referencias:

CIE-10 Décima revisión de la Clasificación Internacional de Enfermedades. Trastornos mentales y del comportamiento. OMS. Ed. Meditor, 1992.

21. ¿Cuál es la puntuación que recoge el Mini Mental State Examination (MMSE) para afirmar que un paciente no tiene deterioro?

a) De 24 a 30
b) De 25 a 30
c) De 26 a 30
d) De 27 a 30
e) De 28 a 30

Respuesta correcta: d

Entre 30 y 27: Sin Deterioro. Entre 26 y 25: Dudoso o Posible Deterioro. Entre 24 y 10: Demencia Leve a Moderada. Entre 9 y 6: Demencia Moderada a Severa. Menos de 6: Demencia Severa.

Referencias:

Folstein, M., Folstein, S.E., McHugh, P.R. "Mini-Mental State" a Practical Method for Grading the Cognitive State of Patients for the Clinician. Journal of Psychiatric Research, 1975: 12(3); 189-198.

TEMA 5. NEUROCIENCIAS DE LAS ENFERMEDADES MENTALES: NEUROBIOLOGÍA, NEUROIMAGEN, GENÉTICA, OTRAS.

Ana Pérez Villena

1. Realiza una ecografía de la semana 12 a una mujer embarazada ¿En qué proceso del desarrollo embrionario lleva semanas inmerso su feto?

a) Sinaptogénesis
b) Mielinización
c) Neurogénesis
d) Eliminación competitiva
e) Diferenciación

Respuesta correcta: c

La neurogénesis es el proceso de generación neuronal. Empieza en la semana 4 aproximadamente. Es más activa durante el periodo embrionario que durante otro periodo cualquiera de la vida.

La sinaptogénesis, o formación de sinapsis, suele comenzar en la semana 20. La mielinización suele comenzar justo en la semana 12. La eliminación competitiva, que es el proceso mediante el cual se reestructuran las conexiones cerebrales, acaece tras el nacimiento y es especialmente intenso en la infancia y adolescencia. La diferenciación, por último, es el proceso mediante el cual las neuronas adquieren una función particular, y suele ocurrir en la semana 12 pero postnatal.

Referencias:

Schaztberg AF, Nemeroff CB. Textbook of psychopharmacology. 4ª ed. American Psychiatric Publishing, 2009. Cap. 1.
Stahl SM. Stahl's Essential Psychopharmacology. 3ª ed. Cambridge University Press, 2008. Cap. 2.

2. ¿Cuál es el orden y la dirección correctos del flujo iónico neuronal cuando ésta experimenta un potencial de acción?

a) Na+ entra, K- sale, Ca2+ entra
b) Ca2+ entra, K- sale, Na+ entra
c) Na+ entra, K- entra, Ca2+ entra
d) Na+ entra, Ca2+ entra, K- sale
e) K- sale, Na+ entra, Ca2+ entra

Respuesta correcta: d

El sodio entra en la célula seguido de una entrada de calcio para que, al final del potencial de acción, salga el potasio equilibrando la carga eléctrica basal de la neurona.

Referencias:

Schaztberg AF, Nemeroff CB. Textbook of psychopharmacology. 4ª ed. American Psychiatric Publishing, 2009. Cap. 1.
Stahl SM. Stahl's Essential Psychopharmacology. 3ª ed. Cambridge University Press, 2008. Cap. 4, 5.

3. Los receptores NMDA se activan mediante:

a) Glutamato
b) Glicina
c) Despolarización
d) a y b
e) Todas son correctas

Respuesta correcta: e

Los receptores NMDA son receptores ligados a canales iónicos que regulan la transmisión excitatoria postsináptica y que son estimulados por glutamato. En estado de reposo se encuentran bloqueados por magnesio. La apertura del receptor necesita tanto de glutamato como de glicina, actuando ambos en distintos sitios del receptor. Si el magnesio también está unido al receptor, y la membrana no está despolarizada, se impide la apertura del canal. Así, para que el canal se abra y permita la entrada de calcio, se necesita la despolarización de la membrana para que desplace al magnesio y que tanto glutamato como glicina se unan a sus respectivos sitios.

Referencias:

Stahl SM. Stahl's Essential Psychopharmacology. 3ª ed. Cambridge University Press, 2008. Cap. 5, 9.

4. ¿Cuál de las siguientes regiones cerebrales cree más relacionada con los siguientes síntomas: varón de 27 años que ingresa en el hospital porque comienza a gritar y agredir a su vecino al mirarle éste en el rellano. Su madre reporta que últimamente menudean comportamientos impulsivos y estallidos emocionales?

a) Córtex prefrontal dorsolateral
b) Núcleo accumbens
c) Córtex orbitofrontal
d) Sustancia nigra
e) Todas son correctas

Respuesta correcta: c

Los síntomas agresivos como los que sufre el paciente están normalmente relacionados con un pobre control impulsivo, que es regulado mayormente por el córtex orbitofrontal.

El córtex prefrontal dorsolateral está relacionado normalmente con el procesamiento cognitivo y las funciones ejecutivas, no con la agresividad. El núcleo accumbens es una de las regiones que se vincula con los síntomas positivos. Si bien es factible que la agresividad de este paciente sea secundaria a sintomatología positiva, la agresividad en sí misma no se localiza en el accumbens. Tampoco en la sustancia negra.

Referencias:

Schaztberg AF, Nemeroff CB. Textbook of psychopharmacology. 4ª ed. American Psychiatric Publishing, 2009. Cap. 46.
Stahl SM. Stahl's Essential Psychopharmacology. 3ª ed. Cambridge University Press, 2008. Cap. 9.

5. Un paciente con esquizofrenia se realiza un estudio genético como parte de un ensayo clínico. Se le encuentra una anomalía en el gen que codifica para la proteína DISC-1 (disrupted in schizophrenia 1). ¿Qué proceso del neurodesarrollo, regulado en parte por esta proteína, es el que puede haber contribuido más poderosamente al desarrollo de la esquizofrenia en este paciente?

a) Neurogénesis temprana
b) Desarrollo de células gliales
c) Mielinización neuronal
d) Citoarquitectura sináptica
e) Ninguna de las anteriores es correcta

Respuesta correcta: a

Aunque cualquier anomalía en cualquiera de estos 4 procesos puede ser un factor de riesgo para el desarrollo de esquizofrenia, la DISC-1 sólo está implicada en la neurogénesis temprana. El desarrollo de células gliales y la mielinización neuronal se regulan en parte por la neuregulina, y la citoarquitectura sináptica, también en parte, por disbindina.

Referencias:

Schaztberg AF, Nemeroff CB. Textbook of psychopharmacology. 4ª ed. American Psychiatric Publishing, 2009. Cap. 46.
Stahl SM. Stahl's Essential Psychopharmacology. 3ª ed. Cambridge University Press, 2008. Cap. 9.

6. Mujer de 20 años que lleva arrastrando 3 un cuadro depresivo grave pero nunca ha querido consultar con un psiquiatra pensando que su sufrimiento no tenía arreglo. Por eso decide materializar un intento suicida. ¿Qué área cerebral estará implicada con mayor probabilidad en sus sentimientos de desesperanza y en la suicidalidad?

a) Amígdala
b) Núcleo accumbens
c) Ganglios basales
d) Hipotálamo
e) a y b son correctas

Respuesta correcta: a

Junto con el córtex prefrontal, la amígdala es la otra área hipotéticamente implicada en los sentimientos de culpa, desesperanza y suicidalidad.

El núcleo accumbens está ligado con el placer, el interés y la energía (o su falta, en lo tocante al trastorno depresivo). Los ganglios de la base no parecen relacionados con el trastorno depresivo mayor. El hipotálamo sí, pero sólo en lo tocante con el sueño y el apetito.

Referencias:

Schaztberg AF, Nemeroff CB. Textbook of psychopharmacology. 4ª ed. American Psychiatric Publishing, 2009. Cap. 45.
Stahl SM. Stahl's Essential Psychopharmacology. 3ª ed. Cambridge University Press, 2008. Cap. 11.

7. Tiene una paciente en consulta diagnosticada de trastorno depresivo mayor con síntomas compatibles a nivel teórico con una deficiencia dopaminérgica grave. A saber, apatía, anhedonia, enlentecimiento psicomotor y déficits cognitivos. Va a hacerse un test genético por una enfermedad neoplásica familiar y usted le recomienda genotiparse la Catecol-O-Metiltransferasa (COMT) y la metil-tetrahidrofolato-reductasa (MTHFR). ¿Basado en la literatura, qué resultados espera de este test?

a) COMT Val/Val y MTHFR C/C
b) COMT Val/Val y MTHFR C/T o T/T
c) COMT Met/Met y MTHFR C/C
d) COMT Met/Met y MTHFR C/T o T/T
e) Tanto a como c pueden ser correctas

Respuesta correcta: b

El cambio de Valina por Metionina en el codon 108/158 de la COMT (val108/158val en lugar de val108/158met) resulta en una actividad enzimática mayor. Esta mayor actividad conduce a una mayor degradaciónn dopaminérgica prefrontal y, por ende, a los síntomas derivados de ello.

El alelo 677T de la MTHFR se asocia con una menor actividad de esta enzima, hecho que puede incrementar la expresión de la COMT y dar lugar a menor actividad dopaminérgica si cabe. Por tanto, la combinación de ambas variantes, COMT Val/Val y MTHFR C/T o T/T, resulta en una degradación incrementada de la dopamina prefrontal que justifica la sintomatología de la paciente.

La opción a es sólo parcialmente correcta mientras que la variante Met/Met de la COMT implicaría una menor degradación de dopamina con la consiguiente mayor disponibilidad de ésta última, justo lo contrario que sucede a la paciente.

Referencias:

Kato M, Serretti A. Review and meta-analysis of antidepressant pharmacogenetic findings in major depressive disorder. Mol Psychiatry. 2010 May;15(5):473-500.
Kocabas NA, et al. The impact of catechol-O-methyltransferase SNPs and haplotypes on treatment response phenotypes in major depressive disorder: a case-control association study. Int Clin Psychopharmacol. 2010 Jul;25(4):218-27

8. Varón de 37 años diagnosticado de trastorno bipolar tipo I con predominancia de episodios maniacos. En la actualidad arrastra un estado de desazón, ha perdido interés en las relaciones sociales, le cuesta más realizar su trabajo, ha ganado 6 kilos en 8 semanas y tiene problemas para dormir. Le realiza una RMN funcional y observa una activación reducida de un área cerebral concreta. ¿Cuál?:

a) Ganglios de la base
b) Núcleo accumbens
c) Hipotálamo
d) Córtex prefrontal
e) Ninguna es correcta

Respuesta correcta: c

El hipotálamo puede mediar síntomas de apatía (mediante proyecciones dopaminérgicas y noradrenérgicas), ganancia ponderal (serotoninérgicas) y problemas de sueño (las tres anteriores).

Los ganglios basales podrían estar implicados pero sólo en los problemas de sueño; no en los otros síntomas. El núcleo accumbens únicamente en la apatía. Y el córtex prefrontal, en apatía y problemas de sueño pero no en la ganancia ponderal.

Referencias:

Schaztberg AF, Nemeroff CB. Textbook of psychopharmacology. 4ª ed. American Psychiatric Publishing, 2009. Cap. 45.
Stahl SM. Stahl's Essential Psychopharmacology. 3ª ed. Cambridge University Press, 2008. Cap. 11.

9. Acude a su consulta un varón de 43 años diagnosticado de trastorno anancástico de personalidad. En los últimos meses no puede quitarse de la cabeza el pensamiento existencial entorno a la muerte por un accidente de coche que casi le sucede. Últimamente siente que le bloquea puesto que rumia excesivamente la posibilidad de su propia muerte y el consiguiente devenir de su mujer e hija. Hay momentos en que la angustia es tal que eclosiona en forma de accesos de llanto, taquicardia y dificultad para respirar. Esta dificultad para respirar está ligada hipotéticamente a la activación de:

a) Hipocampo
b) Hipotálamo
c) Núcleo parabraquial
d) Sustancia gris periacueductal
e) a y b son correctas

Respuesta correcta: c

El núcleo parabraquial regula los cambios en la respiración que pueden ocurrir, entre otros, durante la respuesta al miedo. Esta regulación es activada por la amígdala. Una activación excesiva de este núcleo puede conducir a taquipnea, sensación de falta de aire e incluso a de ahogamiento.

El hipocampo tiene una relación recíproca con la amígdala en lo tocante a las reviviscencias. El hipotálamo regula la respuesta endocrina al miedo incrementando la liberación de cortisol (a largo plazo contraproducente puesto que incrementa el riesgo de enfermedad coronaria, DM tipo II e infarto). La sustancia gris periacueducta está implicada en la respuesta de lucha frente al miedo, no en la respuesta respiratoria.

Referencias:

Schaztberg AF, Nemeroff CB. Textbook of psychopharmacology. 4ª ed. American Psychiatric Publishing, 2009. Cap. 7, 47.
Stahl SM. Stahl's Essential Psychopharmacology. 3ª ed. Cambridge University Press, 2008. Cap. 14.

10. Mujer de 27 años que sufrió una agresión sexual hace un año. Desde entonces tiene fenómenos de reexperimentación tipo flashbacks casi diarios. ¿Qué dos estructuras cerebrales están implicadas recíprocamente en la aparición de este síntoma?

a) Amígdala y ganglios basales
b) Núcleo accumbens y córtex prefrontal
c) Núcleo accumbens e hipocampo
d) Amígdala e hipocampo
e) Hipotálamo y ganglios basales

Respuesta correcta: d

La relación recíproca entre ambos explica los fenómenos tipo flashbacks que pueden ocurrir en el seno de un trastorno de estrés postraumático. La amígdala está implicada en el miedo, la ansiedad y regulación de la angustia. Los ganglios basales, en memoria y nivel de alerta. El núcleo accumbens, en alucinaciones, motivación, fatiga. El córtex prefrontal, en concentración, emociones, preocupación, culpa, suicidalidad.. Y el hipotálamo regula sueño, apetito y secreción endocrina.

Referencias:

Schaztberg AF, Nemeroff CB. Textbook of psychopharmacology. 4ª ed. American Psychiatric Publishing, 2009. Cap. 7, 47.
Stahl SM. Stahl's Essential Psychopharmacology. 3ª ed. Cambridge University Press, 2008. Cap. 14.

11. ¿Qué receptor GABA-A entre estos será el implicado en un trastorno de pánico con agorafobia?

a) Subunidad alfa 1
b) Subunidad alfa 2
c) Subunidad alfa 4
d) Subunidad delta
e) Subunidad gamma 2

Respuesta correcta: b

Las subunidades alfa 2 y alfa 3 son las que se postula como implicadas en la ansiedad. La alfa 1 y gamma 2, en el sueño. Y la alfa 4 y delta, en la inhibición tónica.

Referencias:

Schaztberg AF, Nemeroff CB. Textbook of psychopharmacology. 4ª ed. American Psychiatric Publishing, 2009. Cap. 24.
Stahl SM. Stahl's Essential Psychopharmacology. 3ª ed. Cambridge University Press, 2008. Cap. 14.

12. Varón de 34 años que padece desde la juventud temprana obsesiones de contaminación con compulsiones de lavado de manos. ¿Qué es posiblemente cierta de entre las siguientes afirmaciones?

a) Que porte el genotipo Met de la catecol-O-metiltransferasa (COMT), lo que conlleva una mayor susceptibilidad para trastornos ansiosos
b) Que porte el genotipo Val de la catecol-O-metiltransferasa (COMT), lo que conlleva una mayor susceptibilidad para trastornos ansiosos
c) Que porte el alelo l del gen que codifica para el transportador de serotonina (SERT), lo que conlleva una mayor susceptibilidad para trastornos ansiosos y del estado ánimo
d) Que porte el alelo s del gen del SERT, lo que conlleva una mayor susceptibilidad para trastornos ansiosos y del estado ánimo
e) a y d son correctas

Respuesta correcta: e

El genotipo Met de la COMT conlleva una mayor susceptibilidad para trastornos ansiosos mientras que la variante s del gen del SERT implica una mayor susceptibilidad para trastornos ansiosos y del estado ánimo. Por tanto, el TOC de este paciente puede estar ligado a ambas variantes genéticas.

La gente con genotipo Val de la COMT parecen menos predispuestos para sufrir ansiedad comparados con aquellos que portan el genotipo Met. Los portadores del alelo l del gen SERT son más resilientes ante el estrés y la ansiedad que los portadores del s.

Referencias:

Lonsdorf TB, et al. Genetic gating of human fear learning and extinction: possible implications for gene-environment interaction in anxiety disorder. Psychol Sci. 2009 Feb;20(2):198-206.
Risch N, et al. Interaction between the serotonin transporter gene (5-HTTLPR), stressful life events, and risk of depression: a meta-analysis. JAMA. 2009 Jun 17;301(23):2462-71.

13. ¿Cuál de los siguientes neurotransmisores puede estar implicado en un trastorno de pánico con agorafobia?

a) Serotonina
b) Noradrenalina

c) Glutamato
d) GABA
e) Todas son ciertas

Respuesta correcta: e

Todos estos neurotransmisores se asocian, en mayor o menor medida, con síntomas de pánico y agorafobia.

Referencias:

Schaztberg AF, Nemeroff CB. Textbook of psychopharmacology. 4ª ed. American Psychiatric Publishing, 2009. Cap. 7, 47.
Stahl SM. Stahl's Essential Psychopharmacology. 3ª ed. Cambridge University Press, 2008. Cap. 14.

14. Mujer de 32 años que reporta fatiga extrema, falta de energía, dolores generalizados cambiantes y limitantes. Tras realizarse un exhaustivo despistaje orgánico se llega al diagnóstico de fibromialgia. ¿Qué región cerebral puede estar implicada en estos síntomas?

a) Tálamo
b) Hipotálamo
c) Núcleo accumbens
d) Estriado
e) Todas son ciertas

Respuesta correcta: e

Todas estas zonas cerebrales están relacionadas con la fibromialgia. El tálamo transmite señales nociceptivas desde la médula al cerebro y viceversa. El hipotálamo es el regulador central de las funciones viscerales autónomas. El núcleo accumbens se asocia con la fatiga, baja energía y falta de interés. El estriado, con fatiga física.

Referencias:

Stahl SM. Stahl's Essential Psychopharmacology. 3ª ed. Cambridge University Press, 2008. Cap. 15.

15. La mujer de la pregunta anterior ha mejorado algo de los dolores y la fatiga tras la introducción de duloxetina. No obstante, le refiere un síntoma que pasó por alto en la consulta previa pero que afirma que le genera una tremenda limitación: insomnio pertinaz ¿Qué región cerebral es la más posiblemente relacionada con esto?

a) Tálamo
b) Hipotálamo
c) Núcleo accumbens
d) Estriado
e) Todas son ciertas

Respuesta correcta: b

El hipotálamo está relacionado directamente con problemas de sueño. El tálamo, sólo regula el nivel de alerta, por lo que no sería una respuesta correcta. El resto de estructuras están comentadas en la pregunta precedente.

Referencias:

Stahl SM. Stahl's Essential Psychopharmacology. 3ª ed. Cambridge University Press, 2008. Cap. 15.

16. ¿Qué neurotransmisor consideraría usted que puede estar más afectado en una mujer activa de 39 años que empieza por vez primera en su vida a quedarse dormida a mitad del día, ocasionándole el haber llegado una hora tarde a recoger a su hija del entrenamiento de rugby en tres ocasiones?

a) Excesiva histamina desde el núcleo túberomamilar
b) Excesiva serotonina hacia el tálamo
c) Deficiencia de dopamina hacia el núcleo accumbens
d) Deficiencia de GABA desde el núcleo preóptico ventromedial
e) a y b son correctas

Respuesta correcta: c

Cuando el input dopaminérgico hacia el núcleo accumbens baja durante el día puede aumentarse el funcionamiento talámico no permitiendo que el córtex reciba los estímulos suficientes como para mantenerse alerta y, por tanto, provocando somnolencia diurna.

Con respecto a la histamina, sería una deficiencia y no un exceso de ésta lo que provocaría somnolencia. Tampoco sería la serotonina hacia el tálamo, pero sí el GABA hacia éste lo que podría aumentar el funcionamiento talámico con la cascada previamente descrita. En cuanto al GABA, sería un exceso y no una deficiencia desde el núcleo preóptico ventromedial lo que podría causar somnolencia (tanto nocturna como diurna).

Referencias:

Stahl SM. Stahl's Essential Psychopharmacology. 3ª ed. Cambridge University Press, 2008. Cap. 16.

17. Diagnostica de TDAH subtipo inatento a una adolescente de 16 años. Su sintomatología principal versa entorno a la dificultad para organizarse en el estudio y los deberes, y al gran tiempo que le toma concentrarse en la tarea. Los problemas de matemáticas, física y química son uno de sus principales caballos de batalla. Estas dificultades para la atención sostenida pueden justificarse por una activación anómala del:

a) Hipocampo
b) Córtex prefrontal motor
c) Córtex órbitofrontal

d) Córtex prefrontal dorsolateral
e) Córtex motor suplementario

Respuesta correcta: d

La atención sostenida se supone radicada en el circuito córtico-estriato-talámico-cortical, que implica al córtex prefrontal dorsolateral. Una activación deficiente de éste puede implicar desorganización, problemas para terminar las tareas y para mantener un esfuerzo mental.

El hipocampo está más implicado en la memoria. El córtex prefrontal motor, en correr/escalar y problemas para estar quieto. El órbitofrontal, en la impulsividad. Y el motor suplementario, en acciones motóricas; más implicado, por tanto, en hiperactividad.

Referencias:

Stahl SM. Stahl's Essential Psychopharmacology. 3ª ed. Cambridge University Press, 2008. Cap. 17.

18. Quiere realizar una RMN funcional a un varón de 17 años con diagnóstico de TDAH inatento. En clase se distrae fácilmente. En gimnasia no es infrecuente verle con calcetines desapareados. En los exámenes casi siempre le bajan dos puntos la nota por faltas de ortografía. Sin embargo, el neuropsicólogo se ha quedado sin tests y sólo le queda un Stroop. Se lo realiza igualmente esperando encontrar una activación primordialmente anómala del:

a) Córtex cingulado anterior
b) Córtex prefrontal motor
c) Córtex órbitofrontal
d) Córtex prefrontal dorsolateral
e) Córtex motor suplementario

Respuesta correcta: a

El test stroop está especialmente diseñado para probar la atención selectiva. El córtex cingulado anterior está involucrado en esta tarea. Una insuficiente activación de esta área acarrearía errores por distracción, prestar poca atención a los detalles, no escuchar y distraerse fácilmente, síntomas que el chico está padeciendo.

El resto de áreas han sido explicadas en la pregunta anterior. La duda fundamental estriba en la diferencia con el córtex prefrontal dorsolateral. Como se ha señalado en la pregunta precedente, está más implicado en la atención sostenida que en la selectiva. De hecho, el test que suele usarse para comprobar su activación es el test N-back y no el Stroop.

Referencias:

Stahl SM. Stahl's Essential Psychopharmacology. 3ª ed. Cambridge University Press, 2008. Cap. 17.

19. Está pasando consulta cuando le interrumpen las llamadas telefónicas repetidas de su hijo. Preocupado, decide contestar al fin. Es él, quien, fuera de sí, eufórico y exaltado, le anuncia

gritando que ha ganado el campeonato de España de judo junior. Si pudiera abrirle el cerebro en ese momento, cosa que no hará por motivos obvios, podría ver que este "subidón" natural está causado por una liberación dopaminérgica en el circuito mesolímbico y en:

a) Hipotálamo
b) Amígdala
c) Hipocampo
d) Cerebelo
e) Córtex motor

Respuesta correcta: b

El cerebro puede experimentar una euforia normal como reacción a logros deportivos o intelectuales. Esto ocurre cuando se libera dopamina en el circuito mesolímbico, también conocido como circuito del placer, y también en la amígdala, implicada en el circuito de recompensa.

Referencias:

Schaztberg AF, Nemeroff CB. Textbook of psychopharmacology. 4ª ed. American Psychiatric Publishing, 2009. Cap. 49.
Stahl SM. Stahl's Essential Psychopharmacology. 3ª ed. Cambridge University Press, 2008. Cap. 19.

20. Si pudiera realizar una RMN funcional a una persona que acaba de dejar de fumar justo cuando se enciende un cigarro, a pesar de que no tiene el impulso para fumar y por justificaciones vagas como que "venga, es sólo uno" o "el último y ya está", ¿qué parte vería hipoactiva y por tanto privándola del control adecuado sobre su conducta?

a) Córtex prefrontal dorsolateral
b) Córtex órbitofrontal
c) Córtex prefrontal ventromedial
d) a y b son correctas
e) Todas son correctas

Respuesta correcta: a

El córtex preforontal dorsolateral se implica en la flexibilidad cognitiva. Una hipoactivación del mismo podría impedir la inhibición del impulso por fumar.

Una hiperactividad pero no hipoactividad del córtex órbitofrontal, implicado en el control impulsivo, estaría detrás del impulso de fumar. El córtex prefrontal ventromedial integra la información entre los dos anteriores para concluir qué hacer.

Referencias:

Schaztberg AF, Nemeroff CB. Textbook of psychopharmacology. 4ª ed. American Psychiatric Publishing, 2009. Cap. 49.
Stahl SM. Stahl's Essential Psychopharmacology. 3ª ed. Cambridge University Press, 2008. Cap. 19.

21. Una conocida actriz es sorprendida por sexta vez en un centro comercial sustrayendo objetos innecesarios para ella tales como biberones, bombines y corbatas. Según las teorías actuales, ¿cuál de estas afirmaciones es la más certera?

a) Su amígdala favorece la liberación dopaminérgica hacia el área tegmental ventral en cuanto entra al centro comercial, favoreciendo por tanto cierta recompensa anticipatoria.
b) Se libera dopamina en el núcleo accumbens en cuanto entra al centro comercial, favoreciendo por tanto cierta recompensa anticipatoria.
c) Su amígdala favorece la liberación dopaminérgica hacia el área tegmental ventral, conviertiéndose sus impulsos libidinales en conductas ludopáticas
d) Se libera dopamina en el núcleo accumbens, conviertiéndose sus impulsos libidinales en conductas ludopáticas
e) b y d son correctas

Respuesta correcta: a

Parte del circuito de recompensa implica la liberación dopaminérgica desde la amígdala hacia el área tegmental ventral. Esto puede condicionar una respuesta anticipatoria cada vez que el sujeto ve cerca aquella actividad que ha asociado con la recompensa.

Las otras respuestas son incorrectas. Otra parte del circuito de recompensa concierne a la transformación del impulso por la recompensa en actividad dirigida y –más o menos- planificada. Aquí estarían implicadas las neuronas GABA en un circuito desde el núcleo accumbens al pálido ventral, luego al tálamo y de ahí al córtex prefrontal, que es donde parece que se acaban por implementar las conductas.

Referencias:

Schaztberg AF, Nemeroff CB. Textbook of psychopharmacology. 4ª ed. American Psychiatric Publishing, 2009. Cap. 58.
Stahl SM. Stahl's Essential Psychopharmacology. 3ª ed. Cambridge University Press, 2008. Cap. 19.

22. ¿En qué zona se encuentran los núcleos de la mayor parte de las neuronas serotoninérgicas del cerebro?

a) Núcleos del rafe
b) Sustancia negra y area tegmental ventral
c) Locus ceruleus
d) Núcleo tuberomamilar
e) Núcleos del prosencéfalo basal

Respuesta correcta: a

Los núcleos del rafe son seis: dos en el bulbo raquídeo, tres en la protuberancia y uno en el mesencéfalo. Éste es el núcleo del rafe dorsal, el más rico en neuronas serotoninérgicas de todos ellos.

En la Sustancia negra y area tegmental ventral se localizan las neuronas dopaminérgicas. También en la sustancia gris periacueductal, hipotálamo, bulbo olfatorio, retina y riñón. El locus ceruleus es el lugar donde reposan las neuronas noradrenérgicas, al igual que en el núcleo tegmental lateral y en la médula adrenal. El núcleo tuberomamilar principalmente localiza a los núcleos de neuronas histaminérgicas. Por último, las neuronas de acetilcolina se encuentran en el prosencéfalo basal mayormente.

Referencias:

Schaztberg AF, Nemeroff CB. Textbook of psychopharmacology. 4ª ed. American Psychiatric Publishing, 2009. Cap. 2.
Stahl SM. Stahl's Essential Psychopharmacology. 3ª ed. Cambridge University Press, 2008. Cap. 1.

23. Ve una película en su casa que le inspira para inventar un mecanismo capaz de disminuir su tamaño tanto como para meterse dentro de un ser humano y navegar por todo su organismo. Ha llegado al córtex prefrontal. Allí ve una neurona con tres dendritas, una mucho mayor que las otras dos, y un único y largo axón. En su segmento proximal, además, el axón recibe un estímulo inhibitorio de otro axón, correspondiente a una célula en candelabro. ¿Con qué célula se ha topado?

a) Célula en candelabro
b) Célula en cesta
c) Célula piramidal
d) Célula de Purkinje
e) Célula en doble bouquet

Respuesta correcta: c

Las neuronas piramidales tienen un soma triangular, con dos dendritas laterobasales más cortas, el largo axón entre ellas, y una apical más larga. Fueron descubiertas por Ramón y Cajal. Son de tamaño variado, algunas llegan a ser incluso células gigantes también llamadas neuronas de Betz.

Referencias:

Schaztberg AF, Nemeroff CB. Textbook of psychopharmacology. 4ª ed. American Psychiatric Publishing, 2009. Cap. 2.
Stahl SM. Stahl's Essential Psychopharmacology. 3ª ed. Cambridge University Press, 2008. Cap. 1.

24. Llega tarde a una clase de genetica y no ha escuchado la enfermedad que está explicando el profesor. Justo entra cuando dice que se debe a una metilación del gen FMR1P debida a una amplificación de la secuencia de trinucleótidos CGG, habitualmente superior a las 200 repeticiones. ¿Sobre qué síndrome versa la clase de hoy?

a) Prader Willi
b) X frágil
c) Williams

d) Rett
e) Down

Respuesta correcta: b

El gen *FMR1* está localizado en el cromosoma X y contiene un segmento de ADN llamado CGG trinucleotido. En la mayoría de las personas, el segmento CGG está repetido entre 5 y 44 veces. Si una persona tiene 45-54 repeticiones se considera de riesgo, 55-200 repeticiones se conoce como premutation y más de 200 repeticiones está considerado una mutación plena del FMR1.

El síndrome de Williams está causado por una microdeleción en el cromosoma 7 del gen productor de elastina. Prader Willi es uin síndrome de imprinting radicado en el cromosoma 15. El síndrome de Rett está causado por mutaciones en el gen MECP2 del cromosoma X. Y Down es la trisomía del cromosoma 21.

Referencias:

Fragile X Mental Retardation. The Human Gene Compendium
Technical Standards and Guidelines for Fragile X. American College of Medical Genetics, 2000.

25. En la neuroimagen del TDAH esperaría encontrar todo lo siguiente excepto:

a) PET scan tras administración de metilfenidato: incremento de perfusión en tálamo, estriado y cortex prefrontal
b) Anormalidades con distintas técnicas de imagen en region frontoestriatal
c) PET: perfusión frontal bilateral reducida
d) RMN functional: disfunción del cortex cingulado anterior (CCA)
e) Todas son correctas

Respuesta correcta: e

Las anormalidades en la region frontoestriatal es una norma de varias técnicas: PET, SPECT, RMNf, espectroscopía...Este hallazgo correlaciona con la clínica de déficit de atención, memoria de trabajo, inquietud motriz, reguladas en estas zonas, en especial, en el cortex cingular anterior. De ahí que sea común encontrar una perfusión reducida frontal bilateral en PET y disfunción en el CCA vista en RMNf. La respuesta al tratamiento con estimulantes, aparte de la observación clínca, se corrobora con el incremento, visto en PET scan, de la perfusión prefrontal, estriatal y talámica en respuesta al metilfenidato.

Referencias:

Kaplan HI, Sadock BJ. Sinopsis de Psiquiatría. Ciencias de la conducta psiquiátrica clínica. (8ª ed) Ed. médica Panamericana Williams & Wilkins, Madrid, 1999.

26. Señale la afirmación correcta en relación con el delirium o síndrome confusional agudo:

a) El neurotransmisor implicado en mayor medida en su etiología es la noradrenalina
b) El nivel de conciencia no se ve afectado

c) El electroencefalograma (EEG) suele mostrar actividad de fondo acelerada
d) La vía implicada en mayor medida es la tegmental dorsal
e) Existe hiperactividad del núcleo accumbens

Respuesta correcta: d

La formación reticular es el área que regula principalmente la atención y el nivel de conciencia, siendo la vía tegmental dorsal la mayormente implicada en el delirium, que proyecta desde la formación reticular mesencefálica sobre el tectum y el tálamo. El neurotransmisor hipotético, acetilcolina. No hay hiperactividad del núcleo accumbens. El EEG suele mostrar actividad globalmente enlentecida. Y una de las características principales del delirium es la fluctuación del nivel de conciencia.

Referencias:

Kaplan HI, Sadock BJ. Sinopsis de Psiquiatría. Ciencias de la conducta psiquiátrica clínica. (8ª ed) Ed. médica Panamericana Williams & Wilkins, Madrid, 1999.

27. Varón de 56 años con antecedentes de dependencia alcohólica y síndrome de Korsakoff. En la actualidad presenta amnesia anterógrada y retrógrada. ¿Cuál de las siguientes estructuras es la que se supone como principal responsable de estos síntomas?

a) Cuerpos mamilares
b) Fórnix
c) Hipocampo
d) Presubiculum
e) Gyrus cingular

Respuesta correcta: a

En el síndrome de Korsakoff se desmielinizan principalmente las fibras nerviosas de los cuerpos mamilares y de los núcleos talámicos laterodorsal y dorsomedial. Se interrumpe de este modo el circuito de Papez y ello implica la amnesia global del paciente. El circuito de Papez incluye: hipocampo, fórnix, cuerpos mamilares, núcleos talámicos anteriores, presubiculum y gyrus singular

Referencias:

Budson, A. E. and Price, B. H. 2005. Memory: Clinical Disorders. eLS. DOI: 10.1038/npg.els.0004052

28. Todos los siguientes son hallazgos de neuroimagen en pacientes con trastornos autistas excepto:

a) Retraso en la maduración de los lóbulos frontales
b) Activación amigdalar reducida durante el procesamiento de emociones faciales
c) Ventrículos laterales aumentados
d) Atrofia cerebral generalizada

e) Todas son correctas

Respuesta correcta: d

La atrofia cerebral no es una característica generalizada de los trastornos autistas.

Referencias:

Ecker C, et al. Neuroimaging in autism spectrum disorder: brain structure and function across the lifespan. Lancet Neurol. 2015 Nov;14(11):1121-34.
Tseng A, et al. Differences in neural activity when processing emotional arousal and valence in autism spectrum disorders. Human Brain Mapping, 2015; DOI: 10.1002/hbm.23041

Tema 6. NEUROCIENCIAS II

Rosa Molina Ruiz

1. En un traumatismo craneoencefálico (TCE) ¿Cuál de los siguientes síntomas es más probable que persista e interfiera con el proceso de rehabilitación?

   a. Déficit visuo-espacial
   b. Alteración de la personalidad
   c. Déficit motor
   d. Déficit sensorial.
   e. Disfunción en el lenguaje

Respuesta correcta: b

Alteración en la personalidad. En general las alteraciones de funciones cognitivas superiores generan mayor discapacidad que déficits neurológicos focales durante un TCE. Entre estas, las alteraciones de la personalidad son las que más pueden interferir.

2. ¿Cuál de las siguientes es cierta con respecto a las fases del sueño?

   a. Las fases 3 y 4 del sueño no REM se consideran de sueño ligero.
   b. La mayor parte del sueño no REM tiene lugar durante la primera mitad de la noche.
   c. Las fases 3 y 4 del sueño no REM es denominado también como sueño "alfa".
   d. Las fases REM y no REM se alternan cada 30-60 minutos a lo largo de la noche.
   e. Durante el sueño no REM es cuando tienen lugar los sueños.

Respuesta correcta: b

Las fases más profundas del sueño suceden durante la fase no REM en las fases 3 y 4 que corresponde con la primera mitad de la noche. La frecuencia y duración del sueño REM se incrementa conforme avanza la noche. Las fases de sueño REM y no REM se alternan cada 90-100 minutos.

3. En la enfermedad de Alzheimer (EA) de inicio precoz, ¿qué cromosoma está ligado a la presenilina-2?

   a. 1
   b. 14
   c. 19
   d. 21
   e. 22

Respuesta correcta: a

La enfermedad de Alzheimer de inicio precoz el cromosoma ligado a la presenilina-2es el cromosoma 1. La presilinina-1 está ligada al cromosoma 14 y es la causa del 80% de los casos de EA de inicio precoz y con agresividad. La apolipoproteina EA está en el cromosoma 19 y triplica el riesgo de padecer EA. La proteína precursora de amiloide se encuentra en el cromosoma 21.

4. En relación a la transmisión serotoninérgica, ¿cuál de las siguientes es incorrecta?

a. En el sistema nervioso central la densidad mayor de neuronas serotoninérgicas se encuentra en el núcleo del rafe.
b. Existen múltiples tipos de receptores serotoninérgicos, unos asociados con canales iónicos y otros con canales metabotrópicos.
c. La serotonina está implicada en distintas funciones como el dolor y la ansiedad entre otros.
d. La serotonina es sintetizada a partir del triptófano.
e. La serotonina es metabolizada por la monoamina oxidasa (MAO) en ácido 5-hidorixiindolacético; la MAO-B es la principal isoforma implicada en el metabolismo de la serotonina y es inhibida por la selegilina.

Repuesta correcta: e

La serotonina es metabolizada por la MAO isoforma A fundamentalmente y no por la MAO-B. Todas las demás afirmaciones son ciertas.

5. Un paciente que presenta un discurso normal, comprensión y nominación normales pero que no puede repetir, ¿qué tipo de afasia presenta?

a. Afasia de Wernicke debido a lesión del hemisferio no dominante.
b. Afasia de conducción debido a lesión del fascículo arcuato interno
c. Afasia de Broca debido a lesión en hemisferio dominante.
d. Afasia de Wernicke debido a lesión del hemisferio dominante
e. Afasia talámica.

Respuesta correcta: b

El fascículo arcuato interno conecta el área de Wernicke con el giro temporal superior del área de Broca en el giro frontal inferior. Lesiones de este fascículo dan lugar a afasia de conducción en la que la repetición está alterada.

6. Con respecto al daño cerebral y manifestaciones neuropsiquiátricas, señale la falsa:

a. Los fenómenos epilépticos suelen observarse por daño en lóbulo temporal
b. Lesiones en el lóbulo parietal pueden dar lugar a dificultades visuoespaciales, topográficas y desorientación.
c. Lesiones del lóbulo parietal no dominante, pueden dar lugar a alteraciones en la percepción de la imagen corporal.
d. Las lesiones bilaterales de los lóbulos temporales pueden dar lugar a síndromes amnésicos.
e. En la lesión de las estructuras del troncoencéfalo, lo más típico es la hiperfagia e hiperactividad

Respuesta correcta: e

Los síntomas más característicos de lesiones en zonas centrales del tronco encéfalo son la amnesia tipo Korsakoff y la hipersomnia. El resto de respuestas son correctas.

7. Se presenta en su consulta una mujer de 39 años con deterioro progresivo de funciones cognitivas en los últimos 10 años, junto con ánimo bajo, irritabilidad, aislamiento, agresividad y dificultad para cuidarse por sí misma. Presenta además muecas faciales que carecen de objetivo y marcha inestable. Durante una prueba de RMN se observa una atrofia del núcleo caudado. ¿Cuál es el diagnóstico más probable?

a. Enfermedad de Parkinson.
b. Enfermedad de Binswanger.
c. Enfermedad de Huntington
d. Enfermedad de Wilson,
e. Esclerosis múltiple.

Respuesta correcta: c

La enfermedad de Huntington suele comenzar entre los 35 y los 45 años y se caracteriza por la presencia de corea, falta de coordinación, demencia progresiva y manifestaciones neuropsiquiátricas como ánimo bajo, ansiedad, síntomas obsesivo compulsivos, cambio en la personalidad, etc.

8. En relación a la patofisiología del síndrome neuroléptico maligno (SNM), ¿Cuál de las siguientes es cierta?

a. Se encuentran anormalidades en el líquido cefalorraquídeo en el 95% de los casos
b. Se encuentran anormalidades en el TAC craneal en el 95% de los casos.
c. Aparece alcalosis metabólica
d. Las reservas de hierro sérico disminuyen y reducen la función del receptor dopaminérgico.
e. Aparece leucopenia frecuentemente.

Respuesta correcta: d

En el 95% de los casos de SNM el TAC y el LCR son normales. Sin embargo los niveles bajos de hierro parecen un hallazgo específico del SNM y parece que estos podrían dar lugar a una reducción de la función del receptor dopaminérgico.

9. Una paciente de 23 años que presenta un cuadro consistente en dolor de cuello y dificultad para escribir, atrofia y debilidad en músculos intrínsecos de las manos, hipoactividad de los reflejos en MMSS, disminución de la sensibilidad dolorosa y térmica en ambos brazos y manos, pero conservación de la sensibilidad vibratoria y posicional. ¿Cuál es el diagnóstico más probable?

a. Esclerosis múltiple
b. Parálisis supranuclear progresiva
c. Enfermedad de Huntington
d. Síndrome de Brown-Sequard
e. Siringomielia

Respuesta correcta: e

La paciente es más probable que presente una siringomielia. Los síntomas clásicos son: dolor en el cuello, debilidad, arreflexia y atrofia en músculos de las extremidades superiores y pérdida temporal de la sensibilidad dolorosa, pero no de la posicional. Este trastorno puede producirse tras un traumatismo aunque puede aparecer de manera espontánea en la médula cervical de adolescentes y adultos jóvenes.

10. ¿Cuál de las siguientes se encargan del procesamiento de la información en el SNC?

a. Astrocitos
b. Microglia
c. Oligodendrocitos
d. Neuronas
e. Células de Schwann

Respuesta correcta: d

Neuronas, todas las demás corresponden a las células de la glía.

11. ¿Cuál de los siguientes en relación a la demencia asociada a lesión traumática cerebral es cierta?

a. La demencia pugilística no tiene relación con lesiones traumáticas.
b. Los datos epidemiológicos apoyan la relación causal entre los EA y traumatismo cerebral.
c. Está relacionada con depósitos de beta-amiloide similares a los que se ven en la enfermedad de Alzheimer (EA).
d. La presencia de historia de TCE junto la asociación a apolipoproteína E4 no se asocia a un riesgo mayor de presentar EA.

Respuesta correcta: c

Se han encontrado ovillos neurofibrilares en los cerebros de pacientes con demencia pugilística pero no con la misma distribución que en la EA. Además la demencia asociada con traumatismo cerebral se ha asociado a la apolipoproteina E alelo 4 que además aumenta el resigo de EA hasta 10 veces.

12. ¿Cuál es cierta en relación al tratamiento del dolor crónico?

a. Los ISRS son especialmente útiles.
b. El bupropión se debería evitar porque puede aumentar la fatiga.
c. Los ISRS junto con tramadol no implican ningún riesgo a considerar.
d. Los Antidepresivos Tricíclicos (ADT) son de elección de primera línea.
e. Los ADT están contraindicados.

Repuesta correcta: d

Los ADT son los de elección. Los ISRS no se deberían usar junto con tramadol por riesgo a disminuir el umbral convulsivo. El bupropion puede disminuir la fatiga en pacientes con dolor.

14. ¿Qué región cerebral está implicada en la interpretación de los estímulos visuales y reconocimiento de objetos?

a. Lóbulo frontal.
b. Lóbulo parietal
c. Lóbulo occipital
d. Lóbulo temporal
e. Córtex prefrontal dorsolateral.

Respuesta correcta: d

Lóbulos temporales se encargan de la audición junto con el reconocimiento visual. Además las regiones ventrales están implicadas en el procesamiento de estímulos visuales complejos (ej. caras en el girus fusiformis y escenas visuales en el giro parahipocampal). Las regiones anteriores están implicadas en el procesamiento visual percepción y reconocimiento.

15. ¿Qué porcentaje de entre las demencias corresponde a la demencia vascular?

a.1 %
b. 10-15%
c. 15-30%
d. 40-50%
e. > 50%

Respuesta correcta: c

En la población general se ha documentado una prevalencia de demencias del 5% en sujetos mayores de 65 años en el estudio EURODEM. La demencia aumenta exponencialmente con la edad, y su prevalencia se duplica aproximadamente cada cinco años. Por tipos, la demencia tipo alzheimer es la más frecuente, y supone un 55-75% de los casos. La demencia vascular (o mixta (EA+ demencia vascular), es la segunda en frecuencia, con un 15-30% de los casos, mientras que las otras demencias suponen el 10-25% restante.

16. ¿Cuál de las siguientes contribuye menos al desarrollo de la enfermedad de Alzheimer?

a. Trisomia 21
b. ApoE-4
c. Presencia de familiar con demencia
d. Edad superior a 85
e. Historia de trauma encefálico

Respuesta correcta: a

Aunque pacientes con trisomía 21 pueden desarrollar una EA, el número de total de sujetos con esta, de entre todos los sujetos con EA, es muy pequeño.

17. ¿Dónde se produce la ACTH?

a. Pituitaria posterior
b. Hipotálamo
c. Tiroides.
d. Pituitaria anterior
e. amígdala

Respuesta correcta: d

La ACTH se produce en la pituitaria anterior que además de la ACTH secreta la TSH, FSH, LH, GH y prolactina.

18. ¿Qué cromosoma se ha relacionado con la narcolepsia?

a. Cromosoma 2
b. Cromosoma 22
c. Cromosoma 13
d. Cromosoma 6
e. Cromosoma 19

Respuesta correcta: D

Una mutación del cromosoma 6 se ha relacionado con la presencia de narcolepsia, aunque esta mutación puede aparecer en sujetos sin narcolepsia.

19. El riesgo aumentado de esquizofrenia esporádica se ha relacionado con cual de las siguientes?

a) Historia familiar de parkinson
b) Edad materna avanzada
c) Edad paterna y materna avanzadas
d) Historia familiar de esquizofrenia
e) Edad paterna avanzada

Respuesta correcta: e

La tasa de mutación en hombres es dos veces mayor que la de mujeres. Las mutaciones de novo ocurren durante edad paterna avanzada, aumentado el riesgo de esquizofrenia esporádica de un hijo.

20. ¿Cuál es la tasa de mortalidad después de un episodio de delirium?

a. 5%
b. 10-20%
c. 20-35%
d. 35-45%
e. 50%

Respuesta correcta: b

El delirium es un cuadro en general de mal pronóstico, con tasas de mortalidad que oscilan entre el 20 y 35% sin tratamiento.

21. Todas las siguientes predisponen al delirium en la población geriátrica excepto una:

a. Deshidratación
b. Deterioro cognitivo
c. Sepsis
d. Sexo femenino
e. Déficits sensitivos como sordera y ceguera.

Respuesta correcta: d

Todas las mencionadas son factores de riesgo, pero en el caso del sexo, es el masculino el que predispone al delirium en la población geriátrica, y no el femenino.

22. En un varón de 75 años que ha sufrido un cuadro de ictus hipóxico. ¿Qué ión estará aumentado en el interior de las neuronas dañadas durante este proceso?

a. Ca2+
b. Na+
c. K+
d. Cd
e. Cl-

Respuesta correcta: a

Este tipo de procesos generan exotoxicidad (desporlarización de las neuronas que llevan a un aumento de la actividad eléctrica, que generan liberación de glutamato) . Las neuronas dañadas presentarán niveles elevados de calcio intracelular

23. En un sujeto hipertenso y fumador, que en las últimas horas comienza con un cuadro consistente en dificultad para recordar nombres y no es capaz de reconocer a los miembros de su familia durante la evaluación en el hospital, ¿Qué región cerebral es más probable que esté dañada?

a. Lóbulo frontal derecho
b. Lóbulo frontal izquierdo
c. Gyrus fusiformis
e. Córtex prefrontal dorsolateral.
f. Córtex orbitofrontal

Respuesta correcta: C

En general, las lesiones del gyrus fusiformis se asocian con frecuencia a prosopagnosia y agnosias visuales. Específicamente, el área del gyrus fusiformis, dedicada al reconocimiento facial, se encuentra en la cara ventral del lóbulo temporal.

24. Los sistemas de neurotransmisión más afectados en la enfermedad de Alzheimer (EA) son:

a. Noradrenalina y dopamina
b. Serotonina
c. Dopamina
d. Acetilcolina
e. Acetilcolina y noradrenalina.

Respuesta correcta: e

La mayor evidencia se ha mostrado para los sistemas de acetilcolina (núcleo basal de Meynert) y noradrenalina (locus ceruleus).

25. ¿Cuál es la causa más frecuente de delirium en población geriátrica?

a. Hipoxia
b. Uso de sustancias
c. Plurimedicación
d. Abstinencia alcohólica.
e. Infecciones

Respuesta correcta: c

El uso de múltiples medicaciones en el paciente geriátrico es la que más se ha relacionado con la causa de delirium en personas mayores.

26. ¿Cuál de los siguientes es un inhibidor de la catecol-O-metil-transferasa (COMT)?

a. Memantina
b. Donepecilo
c. Galantamina
d. Entacapone
e. Rivastigmina

Respuesta correcta: d

El entacapone. El resto son fármacos usados en el tratamiento de la enfermedad de Alzheimer.

27. Acude a tu consulta una mujer de 40 años con pérdida de memoria tras una intervención médica no complicada. Sospechas que se trata de una amnesia global transitoria. ¿Qué tipo de memoria se ve afectada en este cuadro?

a. Memoria intrínseca
b. Memoria reciente
c. Memoria remota
d. Identidad personal
e. Memoria semántica

Respuesta correcta: b

Durante un episodio de amnesia global transitoria, se afecta la memoria reciente. Aunque no se conoce la patofisiología, se piensa que podría ser el resultado de alteraciones de las regiones mediales temporales. Generalmente dura entre 12 y 24h, y hay una recuperación completa.

28. Todas las siguientes son ciertas excepto:

a) El riesgo de alcoholismo entre familiares de primer grado de pacientes con alcoholismo es aproximadamente siete veces mayor.
b) Las influencias medioambientales sobre factores genéticos comienzan en el nacimiento.

c) La tasa de concordancia para esquizofrenia en gemelos monocigóticos es aproximadamente del 50 %.
d) Los estudios de adopción apoyan la idea de que los factores genéticos contribuyen al suicidio.
e) El riesgo relativo de familiares de primer grado de sujetos con trastorno de pánico, sugieren que es un trastorno familiar.

Respuesta correcta: b

La influencia ambiental sobre factores genéticos no sólo comienza en el nacimiento, sino que desde el útero este ambiente puede ya tener un impacto importante.

BIBLIOGRAFÍA

1. *SEP, SEPB y SENP. Manual del residente en psiquiatría. 2009.*
2. *Kaplan HI, Sadock BJ. Sinopsis de Psiquiatría. Ciencias de la conducta psiquiátrica clínica. (8ª ed) Ed. médica Panamericana Williams & Wilkins, Madrid, 1999.*
3. *Palomo T, Jiménez-Arriero M.A, Fernández Liria A, Gómez Beneyto M, Vallejo Ruiloba J. Manual de Psiquiatria. Madrid. Grupo ENE Publicidad S.A.*
4. *Vallejo Ruiloba, J. Introducción a la psicopatología y a la psicopatología. 7ª edición (2011), Ed. Elsevier-Masson.*
5. *Myland Kaufman, D. Neurología clínica para psiquiatras. 6ª edición (2008), Ed. Elsevier-Masson.*
6. *Lishman's. Organic Psychiatry. A textbook of Neuropsychiatry. 4ª edición (2009). Wiley-Blackwell.*

TEMA 7. TAXONOMÍA PSIQUIÁTRICA. CLASIFICACIONES INTERNACIONALES VIGENTES (DSM-IV-TR; CIE- 10). CARACTERÍSTICAS Y ANÁLISIS COMPARATIVO.

Marisa Herráiz

1. El diagnóstico DSM IV de un trastorno específico generalmente incluye un criterio de

    a. Deterioro clínicamente significativo o angustia en el área social, ocupacional u otro área importante
    b. Descripción que incluye una etiología identificable
    c. Angustia durante un tiempo superior a las 6 semanas
    d. No afectación médica
    e. Angustia durante tiempo superior a las 8 semanas

Respuesta correcta: b

Es una pregunta que se refiere a los criterios específicos de DSM IV.

2. El diagnóstico DSM IV con frecuencia incluye un especificador o sufijo para delinear la gravedad del trastorno. Lo más frecuente es:

   a. Leve, moderado, grave
   b. En remisión parcial
   c. En remisión completa
   d. Historia previa
   e. Ausente, leve, moderado, grave, extremadamente grave

Respuesta correcta: a

Se basa en la información encontrada en DSM IV

3. Señalar la respuesta falsa sobre el diagnóstico de demencia según DSM IV y CIE 10:
   a. El constructo general de demencia es similar en DSM IV y CIE 10
   b. DSM IV y CIE 10 requieren que el déficit cause daño clínicamente significativo en el funcionamiento
   c. DSM IV proporciona criterios para clasificar la gravedad de la demencia en leve, moderado y grave
   d. La definición según CIE 10 requiere que exista disminución del control emocional o de la motivación o cambio en el comportamiento social
   e. En la enfermedad de Alzheimer, tanto en CIE 10 como en DSM IV, el diagnóstico es de exclusión

   Respuesta correcta: d

4. Con respecto al TOC según DSM IV y CIE 10:

   a. CIE 10 diferencia entre obsesiones y compulsiones de forma diferente, basándose en si la idea, pensamiento o imagen producen ansiedad o angustia o la previene o disminuye
   b. DSM IV diferencia entre obsesiones y compulsiones según si son ideas, pensamientos o imágenes (obsesiones) o actos (compulsiones)
   c. DSM establece una duración mínima de 2 semanas, DSM no especifica duración mínima
   d. Todas ciertas
   e. Todas falsas

   Respuesta correcta: d

DSM basado en si la idea, pensamieno o imagen produce ansiedad o angustia o si la previene o disminuye. CIE 10 considera imágenes, pensamientos e ideas como obsesiones y actos como compulsiones

5. Con respecto al DSM IV y CIE 10, señale la correcta:

   a. En 1952 aparece el DSM I como variante a CIE 6
   b. Existen dos traducciones al castellano del capítulo dedicado a trastornos mentales de la CIE 10: la publicada por la Organización Panamericana de la Salud (OPS) en 1992 y la publicada en España en 1995. La más utilizada es la OPS por ser la que primero apareció.
   c. Los objetivos de CIE 10 son educacional y de investigación
   d. Todas ciertas
   e. Todas falsas

   Respuesta correcta: a

La primera traducción en 1992 es la española y la más utilizada. Psicopatología. Sergio B. Bórquez, en www.slideshare.net/hermanic/dsmiv-cie-10, pp5

6. En CIE 10. las categorías correspondientes a la infancia, niñez y adolescencia son:

   a. F70-F79: retraso mental
   b. F80-F90: trastornos del desarrollo psicológico
   c. F90-F99: trastornos del comportamiento y emociones en la infancia y adolescencia
   d. Todas ciertas
   e. Todas falsas

   Respuesta correcta: d

7. Con respecto al DSM IV y CIE 10, señale la correcta:
   a. El DSM IV considera en una sección aparte (dentro del eje I) los trastornos adaptativos que deben diagnosticarse cuando se desarrollan síntomas emocionales o de comportamiento en respuesta a un factor psicosocial identificable
   b. En la CIE 10 estos eventos se clasifican dentro de las reacciones a estrés grave y trastorno de adaptación (F43)
   c. En Eje I de DSM IV se representan síntomas agudos que requieren tratamiento y discapacidades intelectuales
   d. Las dos ciertas
   e. Las dos falsas

Respuesta correcta: a

8. Con respecto al DSM IV y CIE 10:

   a. El tartamudeo en la CIE 10 se incluye como un trastorno de las emociones y comportamiento de inicio habitual en la infancia y adolescencia
   b. En DSM IV, el tartamudeo se incluye dentro de los trastornos de comunicación
   c. En la amnesia disociativa, CIE 10 requiere una asociación convincente entre la aparición de los síntomas y el evento estresante
   d. Todas ciertas
   e. Todas falsas

Respuesta correcta: c

9. Con respecto al DSM IV y CIE 10:

   a. La CIE 10 toma en consideración mayor cantidad de subdivisiones
   b. El DSM IV toma en consideración mayor cantidad de subdivisiones
   c. DSM IV y CIE 10 toman en consideración igual cantidad de subdivisiones
   d. El trastorno de Asperger del DSM IV o síndrome de Asperger (F84.5) de CIE 10 presenta una incidencia de 8.1 con respecto a mujeres
   e. a y d ciertas

Respuesta correcta: a

La incidencia de Tr Asperger es 8:1 con respecto a varones. Psicopatología. Sergio B. Bórquez, en www.slideshare.net/hermanic/dsmiv-cie-10, pp23

10. Con respecto al DSM IV y CIE 10 señalar la falsa:

    a. Los códigos en DSM están designados para coincidir (con algunas excepciones) con los códigos CIE
    b. El DSM es el manual diagnóstico más ampliamente utilizado en el mundo
    c. La CIE de ha desarrollado junto con el DSM y no existe siempre acuerdo sobre qué manual utilizar
    d. La CIE se utiliza más para diagnóstico clínico y el DSM para investigación
    e. El DSM utiliza sistema multiaxial para valoración, designado para proporcionar un diagnóstico comprensivo que incluya síntomas agudos y conjunto de factores de salud mental

Respuesta correcta: b

El manual más utilizado es la CIE. En The Multiaxial System of Diagnosis in DSM IV Criteria. http://www.psyweb.com/DSM_IV/jsp/dsm_iv.jsp

11. ¿Cuál de los siguientes síntomas No está presente en el Trastorno Depresivo Mayor de acuerdo con el DSM-IV-TR?

    a. sentimientos de inutilidad.
    b. baja autoestima.
    c. Insomnio o hipersomnia.
    d. Fatiga o pérdida de energía.
    e. pérdida de interés

    Respuesta correcta: b

12. Con respecto al Trastorno esquizoafectivo:

    a. Las definiciones en CIE 10 y DSM IV son similares en que en ambos manuales se requieren periodos de síntomas afectivos significativos y síntomas psicóticos "esquizofrenia-like" parecidos que tienen que ocurrir durante el mismo episodio
    b. Las definiciones difieren de forma significativa en cuanto a la relación requerida entre los síntomas psicóticos y afectivos
    c. El diagnóstico CIE 10 depende del "equilibrio entre número, gravedad y duración de síntomas afectivos y psicóticos
    d. Todas ciertas
    e. Todas falsas

    Respuesta correcta: c

http://bjp.rcpsych.org/content/bjprcpsych/suppl/2009/11/02/195.5.382.DC1/bjp_195_ds382.pdf

13. Con respecto a la hipomanía, señalar la falsa:

    a. La hipomanía no se encuentra codificada en CIE-10
    b. EN CIE 10 y DSM IV se requiere humor irritable o elevado durante al menos 4 días
    c. Los dos criterios diagnósticos difieren en los síntomas acompañantes y en el número mínimo de síntomas requeridos
    d. Todas ciertas
    e. Todas falsas

    Respuesta correcta: a

http://bjp.rcpsych.org/content/bjprcpsych/suppl/2009/11/02/195.5.382.DC1/bjp_195_ds382.pdf

14. Con respecto a la manía con síntomas psicóticos, señalar la correcta:

    a. CIE10 incluye los delirios y alucinaciones que son "completamente imposibles o culturalmente inapropiados y las alucinaciones en tercera persona
    b. EN DSM IV esos delirios o alucinaciones son consistentes con el diagnóstico de Episodio Maniaco con características psicóticas que permite delirios o alucinaciones de cualquier tipo
    c. Los dos sistemas definen un subtipo de humor congruente o incongruente de forma similares entre sí.
    d. a y b verdaderas
    e. b y e verdaderas

Respuesta correcta: e

La CIE 10 excluye los delirios que se especifican. En http://bjp.rcpsych.org/content/bjprcpsych/suppl/2009/11/02/195.5.382.DC1/bjp_195_ds382.pdf

15. Con respecto a la Anorexia Nerviosa, señalar la correcta:

    a. Los criterios diagnósticos de CIE 10 y DSM IV son los mismos
    b. DSM IV requiere la presencia de un trastorno endocrino que afecte al eje hipotálamo-pituitaria-gónadas que se manifieste en mujeres con amenorrea y en varones por impotencia y disminución de líbido
    c. CIE 10 requiere la presencia de amenorrea en mujeres post-menárquicas (definiendo amenorrea como la ausencia de tres ciclos menstruales consecutivos
    d. DSM requiere que la pérdida de peso sea específicamente debido a la evitación de "alimentos que engordan"
    e. Todas falsas

Respuesta correcta: d

http://bjp.rcpsych.org/content/bjprcpsych/suppl/2009/11/02/195.5.382.DC1/bjp_195_ds382.pdf

16. Con respecto a la Bulimia Nerviosa:

    a. Las definiciones de atracón son exactamente iguales para CIE 10 y DSM IV
    b. No existen diferencias entre los criterios diagnósticos de DSM y CIE
    c. DSM IV requiere la sensación de ausencia de control durante el atracón

d. DSM IV incluye el requisito general de "preocupación persistente por las comidas y fuerte deseo o sentido de compulsión a comer (craving)
e. Para el control del peso, CIE 10 requiere 1 de 4 métodos específicos: vómitos autoinducidos, purgas autoinducidas, periodos alternantes de inanición o uso de fármacos tales como inhibidores del apetito, diuréticos...

Respuesta correcta: e

http://bjp.rcpsych.org/content/bjprcpsych/suppl/2009/11/02/195.5.382.DC1/bjp_195_ds382.pdf

17. Con respecto a los terrores nocturnos,

a. Las definiciones del trastorno en CIE 10 y DSM IV difieren de forma significativa
b. La CIE 10 limita la duración del episodio a menos de 10 minutos
c. El diagnóstico según DSM es más estrecho mpor tener criterios más estrictos y limitados
d. Todas ciertas
e. Todas falsas

Respuesta correcta: b

http://bjp.rcpsych.org/content/bjprcpsych/suppl/2009/11/02/195.5.382.DC1/bjp_195_ds382.pdf

18. Con respecto a los trastornos de la personalidad, señalar la falsa:

a. Los criterios diagnósticos en DSM y CIE se asemejan bastante
b. DSM IV requiere, para el diagnóstico, angustia a nivel personal o impacto adverso de forma más amplia, indicando afectación en "áreas de funcionamiento social , laboral u otras importantes"
c. CIE 10 requiere comienzo en niñez tardía o adolescencia temprana
d. En el trastorno Esquizoide de la personalidad, en DSM IV son necesarios 4/7 items, mientras que en CIE 10 se requieren para el diagnóstico 4/9 items
e. b y c ciertas

Respuesta correcta: b

Es la CIE 10 la que requiere angustia a nivel personal o impacto adverso de forma más amplia, indicando afectación en "áreas de funcionamiento social , laboral u otras importantes".
http://bjp.rcpsych.org/content/bjprcpsych/suppl/2009/11/02/195.5.382.DC1/bjp_195_ds382.pdf

TEMA 8. TRASTORNOS MENTALES ORGÁNICOS: DELIRIUM, DEMENCIA, TRASTORNOS AMNÉSICOS Y OTROS

Fanny Cegla

1. Varón de 47 años, que acude a consulta traído por su mujer. Según la misma, refiere que el paciente ha sido siempre una persona muy sociable, desenvolviéndose muy bien en su trabajo y actividades de ocio, pero desde hace varios meses presenta una marcada dificultad para colaborar con los demás en el trabajo, para controlar impulsos, incluso hasta para resolver ciertos conflictos menores. También refiere notarlo más apático y más bajo de ánimo, y lo que la tiene muy preocupada es que tanto su relación con el paciente, así como la de los hijos se ha ido deteriorando. El diagnóstico más probable es:

a. Enfermedad de Parkinson
b. Demencia de Creutzfeldt-Jacob
c. Demencia de cuerpos de Lewy
d. Demencia vascular
e. Enfermedad de Pick

Respuesta correcta: e

a. Enfermedad de Parkinson: Caracterizado por temblor en reposo, bradicinesia, rigidez e inestabilidad postural. Si bien pueden encontrarse cambios en la personalidad, depresión y deterioro de funciones superiores, en la pregunta no hacen mención a ningún signo físico característico. (Falso)
b. Demencia de Creutzfeldt-Jacob: Demencia rápidamente progresiva, que asocia mioclonías frecuentemente y ataxia cerebelosa. (Falso)
c. Demencia de cuerpos de Lewy: Generalmente en pacientes mayores. Las alucinaciones visuales son características. (Falso)
d. Demencia vascular: Se caracterizan por su aparición brusca, con focalidad neurológica y su curso clínico fluctuante. (Falso)
e. Enfermedad de Pick o Demencia frontotemporal: Afecta a pacientes de mediana edad (45-65 años), es una demencia lentamente progresiva. Las alteraciones de la personalidad son los síntomas más llamativos: dificultades en las relaciones sociales, en la emoción, en el insight, con pérdida de capacidades ejecutivas. (Verdadero)

2. Hombre de 74 años que es traído a la consulta por su esposa. La misma refiere que en el último año ha notado que su marido presenta alucinaciones auditivas e ideas paranoides, tanto autorreferenciales como de perjuicio. También refiere olvidos frecuentes, así como pérdida de habilidades matemáticas, que con el tiempo se han vuelto más evidentes. En la exploración se objetiva un temblor en reposo y marcha con pasos cortos que los arrastra y una disminución del balanceo de los brazos. El diagnóstico más probable es:

a. Demencia del lóbulo frontal
b. Demencia de cuerpos de Lewy
c. Demencia de Creutzfeldt-Jacob
d. Enfermedad de Parkinson
e. Demencia vascular

Respuesta correcta: b

Las respuestas c y e (Demencia de Creutzfeldt-Jacob y Demencia vascular) presentan un curso más agudo, y en la pregunta nos hablan de una clínica de más 6 meses de evolución, con lo cual ambas son falsas. La demencia del lóbulo frontal se presenta en pacientes más jóvenes y lo característico son las alucinaciones. La enfermedad de Parkinson lo característico son los signos físicos. Una breve descripción de cada una de las patologías enunciadas:
a. Demencia del lóbulo frontal: Se presenta habitualmente en pacientes más jóvenes, 45-65 años, y los más característico son las alteraciones de la personalidad. (Falso)
b. Demencia de cuerpos de Lewy: Generalmente en pacientes mayores. Las alucinaciones visuales son características. (Verdadero)
c. Demencia de Creutzfeldt-Jacob: Demencia rápidamente progresiva, y en la pregunta nos describen más de 6 meses de evolución. (Falso)
d. Enfermedad de Parkinson: Caracterizado por temblor en reposo, bradicinesia, rigidez e inestabilidad postural. Si bien pueden encontrarse cambios en la personalidad, depresión y deterioro de funciones superiores, en la pregunta no hacen mención a ningún signo físico característico. (Falso)
e. Demencia vascular: su aparición brusca, con focalidad neurológica y su curso clínico fluctuante. (Falso)

3. Mujer de 70 años que acude a la consulta traída por su hija, quien refiere notarla muy decaída, baja de ánimo, con hiporexia y con poco interés en actividades que previamente le resultaban gratificantes. Refiere que la paciente presenta desde hace años olvidos puntuales, pero que últimamente son más frecuentes. Así mismo nota que le cuesta nominar objetos e inclusive presenta dificultad para comprender órdenes complejas. Refiere también una disminución en la capacidad de aprender cosas nuevas. Todas las siguientes pruebas son recomendadas, menos una:

a. Función tiroidea
b. TAC Cerebral
c. Genotipo ApoE
d. Serología luética
e. TAC Cerebral

Respuesta correcta: c

La pregunta nos habla de una mujer con clínica compatible con una enfermedad de Alzheimer; período preclínico con errores puntuales de memoria, posteriormente alteración de la memoria reciente (capacidad para almacenar nueva información). Los síntomas psiquiátricos pueden aparecer, siendo la depresión la más frecuente. Las respuestas a, b, d, e son pruebas que deberían ser realizadas a todo paciente en estudio por cuadro de demencia (para descartar patología orgánica que pudiera justificar el cuadro). La respuesta c (Genotipo ApoE) es considerado un factor de protección y no una prueba que se deba realizar de manera rutinaria.

4. Paciente mujer de 82 años, diagnosticada de Enfermedad de Alzheimer a los 79, en tratamiento con rivastigmina, que acude a revisión. En relación al tratamiento utilizado:

a. Son eficaces solo en los pacientes en estadio leve de demencia

b. Mejoran el rendimiento cognitivo, los defectos funcionales y los trastornos de conducta

c. Producen mejorías en cualquiera de las fases de la enfermedad

d. Deben utilizarse en la menor dosis posible

e. Su principal efecto secundario es a nivel cardiovascular, por lo que ciertos pacientes no pueden ser tratados con los mismos

Respuesta correcta: b

Los fármacos anticolinesterásicos (donepezilo, rivastigmina, galantamina) están indicados en fases leve y moderada (falso a), no modifican a largo plazo la progresión de la enfermedad, pero producen una mejoría de las funciones cognitivas durante los primeros meses de tratamiento (falso c). Generalmente los efectos secundarios más característicos son los digestivos (falso e)

5. Paciente varón de 85 años, que se encuentra en seguimiento desde hace 7 años, por presentar una clínica caracterizada por ánimo bajo, apatía, dificultad para nominar objetos y comprender órdenes sencillas, inclusive con un lenguaje parco. Raramente reconoce a sus familiares y en ocasiones presenta episodios de agresividad. Con respecto a la patología que se describe, no es cierto:

a. Es más frecuente en mujeres

b. El principal factor de riesgo para desarrollar esta enfermedad es la edad

c. Niveles educativos más altos están relacionados con un riesgo más bajo de desarrollar la enfermedad

d. La acetilcolina es el neurotrasmisor que con más frecuencia aparece disminuido, aunque la somatostaina es el que parece más relacionado con el grado de deterioro cognitivo

e. El uso de AINE está asociado con un riesgo más bajo para desarrollar la enfermedad y con un deterioro cognitivo más lento

Respuesta correcta: d

El enunciado nos describe a una paciente con Enfermedad de Alzheimer en estado avanzado (7 años de evolución) y con marcado deterioro cognitivo. Todos los enunciados son ciertos excepto el d, la SOMATOSTATINA es el neurotrasmisor que con más frecuencia aparece disminuido, aunque la ACETILCOLINA es el que parece más relacionado con el grado de deterioro cognitivo

6. María, paciente de 66 años con diagnóstico de hipertensión arterial, diabetes mellitus tipo II, artrosis y esquizofrenia paranoide; en tratamiento con enalapril 20 mg DMD, metformina 1700 mg DMD, paracetamol 3 gr DMD y paliperidona 9 mg DMD, con buena adherencia terapéutica. La paciente se encuentra ingresada desde hace 48 horas por un cuadro de infección respiratoria. Solicitan su valoración porque la paciente presenta desde esta tarde un cuadro de apatía, somnolencia, con presencia de alucinaciones. Con respecto a este cuadro, es falso:

a. Pacientes con este cuadro muestran una mortalidad del 23-33% a los 3 meses, y del 50% al cabo del año

b. El objetivo principal es identificar y tratar la causa subyacente, pero la agitación se puede tratar con haloperidol y benzodiacepinas.

c. En el EEG suele observarse un enlentecimiento difuso o bien zonas focales de hiperactividad

d. Afecta más al sexo masculino y los pacientes más vulnerables a presentar este cuadro son los niños y los ancianos

e. El estudio del cuadro comprende toma de constantes vitales, analítica sanguínea incluyendo hemograma, bioquímica, pruebas de función hepática y renal e iones, inmunología, análisis de orina con tóxicos, ECG, Rx de Tórax y TAC Craneal.

Respuesta correcta: e

Todas las afirmaciones son ciertas con respecto al Delirium, menos la e. Si bien se realizan las pruebas complementarias enunciadas, la realización de pruebas inmunológicas no aportaría mayores datos con respecto a la etiología del cuadro.

7. Paciente varón de 82 años ingresado a cargo de traumatología tras reemplazo de cadera izquierda. Enfermería solicita valoración por encontrarlo ansioso, levemente agitado, con un pensamiento incoherente e ideas delirantes. Lo primero a realizar en este paciente sería:

a. Pautar benzodiazepinas para disminuir la ansiedad

b. Solicitar analítica de sangre, de orina y placa de tórax

c. Realizar de manera urgente un tac craneal

d. No realizar de momento intervención médica dado que el cuadro puede remitir de manera espontánea

e. Solicitar valoración por el psiquiatra de guardia por posible episodio psicótico

Respuesta correcta: b

a. Pautar benzodiazepinas para disminuir la ansiedad: las BZD se deben evitar en los cuadros de delirium porque aumentan la confusión diurna, salvo para el delirium tremens en el que son el tratamiento específico (Falso)

b. Solicitar analítica de sangre, de orina y placa de tórax: para hacer un estudio somático exhaustivo para detectar y tratar causas somáticas que podrían ser las causantes de este trastorno (Verdadero)

c. Realizar de manera urgente un tac craneal: antes de realizar una prueba como un tac craneal primero habría que valorar otras pruebas como son la analítica de sangre, orina y placa de tórax (Falso)

d. El cuadro impresiona de delirium, con lo cual el objetivo principal es identificar y tratar la causa subyacente, con lo cual no realizar ninguna intervención terapéutica no es una opción factible (Falso)

e. Solicitar valoración por el psiquiatra de guardia por posible episodio psicótico: antes de pensar en un episodio psicótico habría que descartar un delirio por lo tanto primero solicitar las pruebas complementarias (Falso)

8. Paciente mujer de 65 años, con antecedentes de hipertensión arterial bien controlada e hipercolesterolemia, que es traída a urgencias por haber presentado en las últimas horas, con

inicio relativamente brusco, confusión y desorientación temporal. Familiares refieren que la paciente realizaba las mismas preguntas constantemente pero era incapaz para recordar las respuestas. Cuando es explorada, seis horas después del inicio del cuadro, se encuentra mucho mejor, y muestra un rendimiento cognitivo y una exploración neurológica normales, pero no recuerda nada de lo sucedido. Probablemente presenta:

a. Una demencia aguda transitoria
b. Un ataque de histeria conversiva
c. Un delirium
d. Una amnesia global transitoria
e. Un episodio psicótico

Respuesta correcta: d

La amnesia global transitoria se caracteriza por una pérdida brusca de la memoria reciente, provocando al paciente un estado de desorientación al no poder retener la información; el resto de la exploración neurológica y psiquiátrica es normal. El paciente conserva recuerdos lejanos, pero es incapaz de recordar acontecimientos recientes a pesar de mantener un buen nivel de consciencia.

9. Paciente varón de 50 años, de profesión cocinero, que recientemente abrió su propio local. El paciente acude a consultas refiriendo que en los últimos meses se ha notado más bajo de ánimo, con menos apetito y ha perdido unos 7 kg. Relata también pérdida de coordinación lo cual le dificulta en su trabajo. Refiere que lleva años sin acudir al médico, a pesar de que ha presentado en los últimos meses varios cuadros infecciosos. El diagnóstico más probable sería:

a. Demencia tipo Alzheimer de inicio temprano
b. Episodio depresivo
c. Trastorno adaptativo
d. Encefalopatía relacionada con VIH
e. Lesión tumoral a nivel cerebral

Respuesta correcta: d

El dato clave para responder a la pregunta es que el paciente refiere haber presentado varias infecciones en los últimos meses, sumado al cuadro de pérdida ponderal y las alteraciones neurolocognitivas, tendría que hacernos sospechar en una causa que justifique todos estos síntomas. Una infección por VIH podría dar cuadros infecciosos de repetición, pérdida ponderal, alteraciones neurocignitivas, falta de coordinación y trastornos del estado de ánimo.

10. Paciente mujer de 28 años, con antecedentes de artralgias generalizadas, lesiones cutáneas en zonas fotoexpuestas, con anticuerpos antinucleares, anti-DNA y anti-Ro positivos. Hace 2 meses ha dado a luz a una niña, actualmente ingresada por bloqueo cardiaco congénito. El día de hoy la paciente es traída por familiares a la urgencia por presentar desde hace unos días desorganización, lenguaje incoherente, alteraciones conductuales e impresiona de presentar alucinaciones auditivas. Respecto al cuadro descrito, lo más probable es:

a. Episodio psicótico NOS
b. Psicosis por tóxicos
c. Inicio de esquizofrenia
d. Psicosis lúpica
e. Psicosis puerperal

Respuesta correcta: d

El cuadro nos describe a una paciente con lupus eritematoso sistémico, y para confirmarnos el diagnostico nos dan el dato de que ha dado a luz y su hija presenta bloqueo cardiaco congénito, típico de las pacientes lúpicas portadoras de anticuerpos anti-Ro. No es psicosis puerperal porque la misma es típica en las primeras 4 semanas post parto (respuesta e falsa).

11. Respecto al cuadro descrito previamente, cuál prueba solicitaría y que esperaría encontrar:

a. TAC Craneal: datos sugestivos de malformación congénita
b. Orina con tóxicos
c. TAC Craneal: dilatación ventricular
d. RMN Cerebral: lesiones hiperintensas de sustancia blanca bilaterales
e. Ecografía Doppler de troncos supraaórticos: aumento del grosor de la capa íntima-media carotídea sugestivo de vasculitis de mediano vaso

Respuesta correcta: d

Hasta en el 80% de los casos de psicosis lúpica se observan en RMN cerebral, lesiones hiperintensas bilaterales, que son indistinguibles de una lesión desmielinizante u otras lesiones inflamatorias cerebrales.

12. Siguiendo con el cuadro clínico descrito, la conducta a seguir sería:

a. Antipsicóticos durante al menos 2 años
b. Tratar la enfermedad de base y antipsicóticos al menos durante 2 años
c. Tratar solamente la enfermedad de base, ya que una vez controlada ésta se controla el cuadro psicótico
d. Evitar el consumo de tóxicos
e. Derivar al especialista para que el mismo determine la conducta a seguir

Respuesta correcta: b

Las manifestaciones lúpicas sobre órgano diana mayor (cerebro, corazón, pulmón, riñón) se consideran manifestaciones graves. El tratamiento es mediante el uso de inmunosupresores potentes (corticoides a dosis altas, rituximab, ciclofosfamida, etc.) asociado a tratamiento sintomático (antipsicóticos, ansiolíticos, anticonvulsivantes, etc.)

13. En relación al tratamiento de la Enfermedad de Alzheimer, señale la afirmación falsa:

a. Estrógenos, antioxidantes y factores neurotrópicos, una vez establecida la enfermedad no han dado resultados positivos

b. La galantamina es un inhibidor de la acetilcolinesterasa

c. La memantina es una agonista no competitivo de los receptores de N-metil-D. aspartato (NMDA) del glutamato, indicado en fases moderadas-avanzadas

d. La galantamina es un modulador de los receptores nicotínicos de la acetilcolina

e. La rivastigmina se administra cada 12 horas y como efecto secundario destable se encuentran las alteraciones digestivas y la pérdida de peso

Respuesta correcta: c

La memantina es una ANTAGONISTA no competitivo de los receptores de N-metil-D. aspartato (NMDA) del glutamato, indicado en fases moderadas-avanzadas (respuesta c falsa). Todos los demás enunciados son cierto respecto al tratamiento de la enfermedad de Alzheimer. La galantamina es un inhibidor de la acetilcolinesterasa y modulador de los receptores nicotínicos de la acetilcolina, con lo que modificaría la transmisión colinérgica por dos vías diferentes (respuestas b y d correctas)

14. Con respecto a la Enfermedad de Binswanger, señale lo falso:

a. Es también denominada encefalopatía subcortical arteriosclerótica
b. Está asociada a la arteriosclerosis
c. En TAC Craneal se aprecia áreas hiperintensas de distribución periventricular
d. Está asociada a la HTA
e. Es una forma de demencia vascular

Respuesta correcta: c

Todas las afirmaciones son ciertas, excepto la c. La leucoaraiosis es un término neurorradiológico que describe las áreas HIPODENSAS EN TAC craneal o HIPERINTENSAS en RMN (en el TAC se describen densidades, y en la RMN intensidades), de distribución periventricular y en centro semioval, que reflajan la desmielinización. Es típica de la enfermedad, pero no patognomónica.

15. Paciente varón de 48 años, que acude a consultas traído por su hijo por presentar deterioro cognitivo progresivo. En la exploración física se observan movimientos involuntarios irregulares de las extremidades. Según el hijo del paciente, refiere que su abuelo falleció a los 62 años en un centro psiquiátrico y que recuerda que también presentaba movimientos similares a los de su padre. Respecto a esta patología, señale la afirmación correcta:

a. Se hereda con carácter autosómico dominante y penetrancia parcial
b. Es el resultado de un defecto genético localizado en el brazo largo del cromosoma 4
c. Los trastornos psiquiátricos aparecen en un 15-20% de los pacientes
d. La manifestación más frecuente son los trastornos de ansiedad
e. Uno de los diagnósticos diferenciales es con discinesias tardías en pacientes con tratamiento crónico con neurolépticos

Respuesta correcta: e

El enunciado nos describe a una Enfermedad de Huntington: trastornos del movimiento, deterioro cognitivo, fenómeno de anticipación.

a. Se hereda con carácter autosómico dominante y penetrancia COMPLETA (Falso)
b. Es el resultado de un defecto genético localizada en el brazo CORTO del cromosoma 4 (Falso)
c. Los trastornos psiquiátricos aparecen en un 35-75% de los pacientes, y en fases iniciales de la enfermedad (Falso)
d. La manifestación más frecuente son los trastornos de afectivos (Falso)
e. Uno de los diagnósticos diferenciales es con discinesias tardías en pacientes con tratamiento crónico con neurolépticos (Verdadero).

16. Respecto a la Neuroacantocitosis, todo es característico excepto:

a. Demencia
b. Corea
c. Distonía orolingual
d. Episodios psicóticos
e. Automutilaciones

Respuesta correcta: d

La Neuroacantocitosis se hereda con carácter autosómico recesivo, aunque también hay formas esporádicas. Debuta en la edad adulta (3ra-4ta década) con corea, demencia, distonía orolingual, automutilaciones, crisis comiciales, amiotrofias y neuropatía perférica.

17. Respecto a la Encefalopatía de Wernicke:

a. Aparece en pacientes alcohólicos y malnutridos
b. Es debido a un déficit de tiamina o Vitamina B1
c. La tríada clásica es oftalmoparesia, ataxia y síndrome confusional
d. El síndrome confusional puede evolucionar a un síndrome amnésico retrógrado: Síndrome de Korsakoff
e. Se ha postulado como mecanismo patogénito la neurotoxicidad mediada por glutamato

Respuesta correcta: d

Todas las afirmaciones son verdaderas, exepto la d. El síndrome confusional puede evolucionar a un síndrome amnésico ANTERÓGRADO: Síndrome de Korsakoff

18. Leucoencefalopatía multifocal progresiva:

a. Aparece habitualmente en pacientes con trastornos inmunológicos
b. En la actualidad, más del 60% de los pacientes diagnosticados de LMP presentan SIDA

c. Los pacientes suelen presentarse con trastornos visuales, generalmente en forma de hemianopsia homónima
d. Se observa deterioro de funciones superiores con demencia y trastornos de la personalidad
e. Generalmente tiene un buen pronóstico

Respuesta correcta: e

Todas las afirmaciones son ciertas, excepto la e. La regla es la evolución fatal en meses. No existe tratamiento efectivo, aunque algunos casos mejoran con la reconstitución del sistema inmunitario.

19. Las demencias en orden de frecuencia (de mayor a menor) son:

a. Enfermedad de Alzheimer, Enfermedad de Huntington, Alcohol
b. Demencia vascular, Enfermedad de Parkinson, Enfermedad de Alzheimer
c. Demencia vascular, Enfermedad de Alzheimer, infección por HIV
d. Enfermedad de Alzheimer, Demencia vasculares, traumatismos craneales
e. Enfermedad de Parkinson, Demencia vascular, Enfermedad de Alzheimer

Respuesta correcta: d

La causa más frecuente es la Enfermedad de Alzheimer (50-60% de los casos), seguida de las enfermedades vasculares (las formas mixtas son también comunes). Otras causas habituales son los traumatismos craneales, el alcohol, los trastornos motores, las enfermedades de Huntington y de Parkinson y la infección por el virus de la inmunodeficiencia humana (VIH). Entre las causas raras se encuentran la enfermedad de Creutzfeldt-Jacob (ECJ) y su variante, la enfermedad de las vacas locas.

20. Con respecto a la etiología de la Enfermedad de Alzheimer, es falso:

a. Los neurotransmisores más implicados son la acetilcolina y la noradrenalina
b. El descenso de la corticotropina y la somatostatina también influyen
c. Se cree que existe hipoactividad de acetilcolina e hiperactividad de noradrenalina
d. Se observan antecedentes familiares hasta en un 40% de los pacientes
e. El síndrome de Down se asocia a la demencia tipo Alzheimer

Respuesta correcta: c

Los neurotransmisores más implicados son la acetilcolina y la noradrenalina, se cree que ambos manifiestan HIPOACTIVIDAD.

21. Respecto a la demencia vascular:

a. Da cuenta del 40-50% de todas las demencias
b. Más frecuente en mujeres
c. La edad de inicio es mayor que la de la demencia de Alzheimer

d. Los factores de riesgo comprenden la hipertensión, las cardiopatías y otros factores de riesgo para ictus
e. Más común que la Enfermedad de Alzheimer

Respuesta correcta: d

Las demencias vasculares dan cuenta del 15-30% de todas las demencias (*falso a*); más frecuente entre las personas de 60-70 años de edad. MENOS común que la demencia tipo Alzheimer (*falso e*). Más frecuente en el sexo MASCULINO (*falso b*). La edad de inicio es MENOR que la de la demencia de tipo Alzheimer (*falso c*). Los factores de riesgo comprenden la hipertensión, las cardiopatías y otros factores de riesgo para ictus (*verdadero d*).

22. Paciente varón de 47 años, que acude a consulta traído por su mujer, por presentar dificultad para empezar a caminar, con inestabilidad en la marcha, dificultad para prestar atención e incontinencia urinaria. Respecto a la patología que presenta el paciente señale lo falso:

a. Posibles causas del cuadro son meningitis, traumatismos craneales
b. Puede presentar también incontinencia fecal
c. La alteraciones psiquiátricas incluyen amnesia, dificultad para prestar atención, apatía o estado de ánimo indiferente.
d. Es necesario realizar TAC craneal o RMN cerebral
e. El tratamiento es con inhibidores de la acetilcolinesterasa

Respuesta correcta: e

El enunciado describe un cuadro de hidrocefalia normotensiva, con su triada clásica: apraxia en la marcha, incontinencia urinaria y deterioro cognitivo. Todas las afirmaciones son correctas, excepto la e. El tratamiento para la hidrocefalia normotensiva es una punción lumbar evacuadora o una derivación ventrículo-peritoneal.

23. En la enfermedad de Pick es falso que:

a. Es una demencia degenerativa primaria
b. Clínicamente es parecida a la demencia de tipo Alzheimer
c. Es una demencia irreversible
d. El síndrome de Klüver-Bucy es más frecuente en la Enfermedad de Pick que en la demencia tipo Alzheimer
e. En la anatomía patológica, se observan placas de amiloide

Respuesta correcta: e

Todas los enunciados son ciertos respecto a la Enfermedad de Pick, salvo el e. El diagnóstico se establece, a menudo, en la autopsia, si bien la TAC o la RMN pueden revelar una afectación llamativa del lóbulo frontal (el lóbulo frontal se daña especialmente y desde el principio pueden verse signos frontales de comportamiento desinhibido). Los lóbulos frontal y temporal muestran atrofia, destrucción neuronal, gliosis y depósitos intraneurales llamados *cuerpos de Pick*. Las placas de amiloide (placas seniles o neuríticas), que contienen fragmentos neuronales degenerados, rodeados por una densa estructura de material amiloide compuestao básicamente por proteína Beta-amiloide es característico de la Enfermedad de Alzheimer.

24. El síndrome de Klüver-Bucy se caracteriza por:

a. Hipersexualidad, hiperoralidad y placidez
b. Temblor, ataxia y balismo
c. Prosopagnosia, abulia y temblor fino
d. Mutismo, abulia y moria
e. Atopognosia, impulsividad, insomnio

Respuesta correcta: a

El síndrome de Klüver-Bucy se caracteriza por Hipersexualidad, hiperoralidad y placidez, también puede observarse trastornos de la memoria, asterognosia y prosopagnosia. Se observa cuando existen daños bilaterales extensos en el lóbulo temporal por herpes u otras encefalitis, Alzheimer, enfermedad de Pick, Demencia frontotemporal, etiologías postraumáticas o enfermedades cerebrovasculares.

25. La enfermedad de Wilson, es falso:

a. Aparece típicamente en personas menores de 40 años.
b. En los niños, los síntomas comienzan a aparecer alrededor de los 4 años
c. Clínicamente se manifiesta como una enfermedad hepática, una enfermedad neurológica o neuropsiquiátrica, o como una combinación de ambas
d. La enfermedad de Wilson se caracteriza por una alteración en el transporte y eliminación del hierro que proviene de la dieta, que se acaba depositando en el hígado, el encéfalo y la córnea, provocando distintos problemas
e. Es muy típico el hallazgo del anillo de Kayser-Fleischer

Respuesta correcta: d

En la enfermedad de Wilson se observa una alteración en el transporte y eliminación del COBRE, no del hierro. El exceso de hierro, da lugar a la Hemocromatosis.

26. ¿Cuál de las siguientes patologías puede ser factor de riesgo para la aparición de un delirium?

a. Insuficiencia cardíaca
b. Complicación de herida quirúrgica
c. Abstinencia a benzodiazepinas
d. Infección del tracto urinario
e. Todas las anteriores

Respuesta correcta: e

El delirium puede considerarse como una vía común de cualquier agresión cerebral. Las causas principales son las enfermedades generales, las enfermedades del sistema nervioso central y las intoxicaciones o la abstinencia de medicamentos o drogas.

27. Entre las recomendaciones terapéuticas de la demencia vascular, no se encuentra:

a. Acidoacetilsalicílico
b. Atorvastatina
c. Clopidogrel
d. Indometacina
e. Clonidina

Respuesta correcta: d

La indometacina es un AINE, por lo cual no estaría indicado en las recomendaciones terapéuticas para las demencias vasculares. Los demás fármacos si antiagregantes (AAS, clopidogrel), hipolipemiantes (atorvastatina) e antihipertensivos (clonidina – agonista alfa 2)

28. Uno de los siguientes síntomas no es habitual en la demencia por cuerpos de Lewy:

a. Alucinaciones visuales
b. Actividad física incesante en la fase de atonía muscular
c. Conducta estereotipada
d. Ideas delirantes
e. Incapacidad para centrar la atención

Respuesta correcta: c

La demencia por cuerpos de Lewy es la tercera causa de demencia en el anciano, después de la enfermedad de Alzheimer y de la demencia vascular. Las fluctuaciones cognitivas son frecuentes, con variaciones notables en la atención y el estado de alerta. Las alucinaciones visuales son características, así como las alteraciones del sueño REM (en la fase de atonía muscular, la presencia de una actividad física incesante apoya el diagnostico)

29. Entre los trastornos degenerativos que son causa de síndromes psiquiátricos no se encuentra:

a. Enfermedad de Parkinson
b. Enfermedad de Huntington
c. Enfermedad de Addison
d. Enfermedad de Wilson
e. Enfermedad de Fahr

Respuesta correcta: c

Dentro de los trastornos degenerativos, se encuentran los trastornos de los ganglios basales que suelen asociarse a trastornos motores, depresión, demencia y psicosis (respuestas a,b,d, e verdaderas). La enfermedad de Addison es trastorno a nivel de la glándula suprarrenal, los pacientes rara vez presentan confusión o psicosis.

30. En el trastorno nutricional por carencia de niacina no se observa:

a. Demencia
b. Insomnio
c. Estreñimiento
d. Dermatitis
e. Depresión

Respuesta correcta: c

La carencia de niacina (ácido nicotínico), se asocia a pelagra, una enfermedad nutricional que acompaña a las dietas vegetarianas, al abuso de alcohol, entre otros. Se caracteriza por las *TRES D: demencia, dermatitis y diarrea,* también puede observarse irritabilidad, depresión, neuropatías periféricas. Presenta una respuesta favorable al tratamiento con ácido nicotínico, aunque el paciente puede quedar con una demencia permanente.

TEMA 9. TRASTORNOS RELACIONADOS CON SUSTANCIAS: ABUSO Y DEPENDENCIA DE ALCOHOL. ABORDAJE PSICOTERAPÉUTICO DEL PACIENTE ALCOHOLICO.

Ruth Polo del Río

1. Marque la respuesta verdadera:

    a. El método de las cinco A es una intervención destinada a la reducción del consumo de alcohol en bebedores de riesgo.
    b. El AUDIT, el AUDIT-C y el ISCA no son instrumentos de cribado para la evaluación de los hábitos de consumo alcohólico.
    c. No es aconsejable utilizar las intervenciones breves en Atención Primaria.
    d. La intervención breve es equivalente al consejo.
    e. La intervención motivacional breve (IMB) es una aplicación de la técnica de la Entrevista Motivacional (EM), basada en diez sesiones.

Respuesta correcta: a

Bajo el concepto de “consejo breve” se engloban dos tipos similares de intervenciones destinadas a la reducción del consumo en los bebedores de riesgo: intervenciones mínimas e intervenciones breves. Las intervenciones mínimas se caracterizan por ser extremadamente breves. Un buen ejemplo de intervención mínima lo constituye en método de las cinco “A” (Whitlock y cols., 2002), cuyos componentes son: averiguar el patrón de consumo; aconsejar sobre riesgos actuales y beneficios de reducir el consumo; acordar objetivos de reducción de consumos; ayudar a modificar actitudes, hábitos y conocimientos; arreglar una cita posterior para monitorizar la evolución.

Respuesta b: falsa. En España disponemos de tres cuestionarios traducidos y validados para el uso en población general en la evaluación delos hábitos de consumo alcohólico: el AUDIT, el AUDIT-C y el ISCA.

Respuesta c: falsa. Las intervenciones breves pueden utilizarse en entornos distintos: desde la Atención Primaria (AP), los servicios de Urgencias, los diferentes servicios de un hospital general, incluso por los servicios de medicina Laboral, hasta un centro especializado en adicciones.

Respuesta d falsa: La intervención breve se diferencia del simple consejo en que es un proceso sistemático y dirigido que escucha y evalúa al paciente. El objetivo es proporcionar herramientas para poder cambiar actitudes básicas y manejar una serie de problemas de fondo. Está más interesado en el “por qué” y el “cómo” que en el “qué”.

Respuesta e: falsa. La intervención motivacional breve (IMB) es una aplicación de la técnica de la Entrevista Motivacional (EM), basada en una o dos sesiones.

Referencias:

Vallejo Ruiloba, J. Introducción a la psicopatología y la psiquiatría. 7ª ed. 2011 Elsevier España.

Francisco Pascual Pastor, Francisco; Guardia Serecigni, Josep; Pereiro Gómez, César; Bobes García, Julio. Alcoholismo. Guía de intervención en el trastorno por consumo de alcohol. Guías clínicas Socidrogalcohol basadas en la evidencia científica. 3ªed. 2013.

2. La tipología de Cloninger es utilizada para la clasificación del alcoholismo como un intento de diferenciar los alcoholismos más precoces, con mayor carga genética, mayor presencia de psicopatología y peor pronóstico. Señale la que no es propia del tipo II de Cloninger:

a. El inicio se produce antes de los 25 años de edad.
b. Se asocia más a carga genética que el tipo I.
c. Se asocia a trastorno límite de la personalidad.
d. Suele asociarse a peleas o problemas legales estando bajo los efectos del alcohol.
e. Todas son falsas.

Respuesta correcta: c

El tipo II de Cloninger se asociaría con el trastorno antisocial de la personalidad.

Referencias:

Vallejo Ruiloba, J. Introducción a la psicopatología y la psiquiatría. 7ª ed. 2011 Elsevier España.

3. En relación a los marcadores bioquímicos del consumo de alcohol, marque la incorrecta:

a. Entre los marcadores directos el más utilizado es la detección de alcohol en aliento, orina, sangre o saliva.
b. La determinación de alcohol sistemática de forma no invasiva (orina, saliva o aliento) permite la monitorización de pacientes de alto riesgo en las primeras fases del tratamiento.
c. El volumen corpuscular medio (VCM)se encuentra disminuido en pacientes con alcoholismo crónico.
d. La gamma-glutamil-transpeptidasa (GGT) es un marcador de toxicidad clásico.
e. Entre los marcadores indirectos destaca la desialotransferrina sérica (CDT), que puede mantenerse elevada durante semanas y cuyo uso se preconiza para la detección precoz de recaídas puesto que se eleva con mayor rapidez que potros marcadores.

Respuesta correcta: c

El volumen corpuscular medio (VCM) se encuentra aumentado en pacientes con alcoholismo crónico. El resto serían correctas.

Referencias:

Vallejo Ruiloba, J. Introducción a la psicopatología y la psiquiatría. 7ª ed. 2011 Elsevier España.

4. Varón de 45 años con antecedentes de consumo de alcohol, ingresado tras ser sometido a una cirugía programada hace unos días comienza con agitación psicomotriz, alucinaciones visuales (microzoopsias) muy vívidas que provocan importante repercusión afectiva. El paciente presenta desorientación y confusión. A la exploración presenta taquicardia y diaforesis. Indique la respuesta incorrecta:

a. Este cuadro suele darse tras 72 horas del último consumo de alcohol.
b. El riesgo de mortalidad es del 20% y 50% con y sin tratamiento, respectivamente.
c. Las alucinaciones son imprescindibles para realizar el diagnóstico.
d. El paciente necesita un tratamiento con benzodiacepinas.
e. Son de especial importancia las medidas de soporte , el control hidroelectrolítico, la diuresis y la prevención de complicaciones.

Respuesta correcta: d

Se trata de un cuadro de Delirium Tremens o fase 3 del síndrome de abstinencia de alcohol. A esta fase solo llegan el 5% de los cuadros de abstinencia alcohólica. Suele aparecer a partir de 72 horas del último consumo (respuesta a verdadera) y lo más característico son las alucinaciones visuales (microzoopsias), las cuales en general sin muy vívidas y provocan una importante repercusión afectiva, una intensa angustia y una importante agitación psicomotriz. Los síntomas adrenérgicos son muy intensos. Existe obnubilación de conciencia, alteraciones del juicio, desorientación y gran confusión. Pueden existir delirios y conductas de tipo ocupacional. La clínica puede ser fluctuante, empeorando de forma importante por la noche. El paciente con Delirium Tremens presenta una grave impresión clínica. Aunque son muy características del cuadro, las alucinaciones no son imprescindibles para establecer el diagnóstico (respuesta c falsa). Hay que tener en cuenta que un Delirium Tremens establecido tiene una mortalidad del 20% y del 50% con y sin tratamiento, respectivamente (respuesta b verdadera)

Se trata de un paciente de ingreso hospitalario en una unidad de medicina interna o de cuidados intensivos. Son de especial importancia las medidas de soporte , el control hidroelectrolítico, la diuresis y la prevención de complicaciones (respuesta e verdadera). Desde le punto de vista psiquiátrico podemos aportar la necesidad de contención mecánica por la agitación. Se debe mantener al paciente en un ambiente bien iluminado, tranquilo y con escasos estímulos sensoriales. El tratamiento farmacológico de elección es con benzodiacepinas (respuesta d verdadera).

Referencias:

Chinchilla, Alfonso; Correas, Javier; Quintero, Francisco Javier; Vega, Miguel. Manual de urgencias psiquiátricas. 2ª ed. 2010 Elsevier España.

5. En relación a la epidemiología del consumo de alcohol, señale la correcta:

a. Los adultos europeos mayores de 15 años consumen un promedio de 5 litros de alcohol al año.
b. La mitad del alcohol consumido en Europa es en forma de vino.
c. El consumo de alcohol se inicia en nuestro país a edades tempranas, en torno a los 16 años.

d. El alcohol está presente en el 50 % de los policonsumos (consumo simultáneo de varias drogas).

e. Respecto a la población general, los pacientes con patología adictiva no tienen un riesgo aumentado de presentar otros trastornos psiquiátricos a lo largo de la vida.

Respuesta correcta: c

Respuesta a falsa: Los adultos europeos mayores de 15 años consumen un promedio de 12,5 litros de alcohol al año, según un estudio conjunto de la Organización Mundial de la Salud y la Comisión Europea (Anderson P, Lars M, Gauden G 2012)

Respuesta b falsa: Casi la mitad del alcohol consumido en Europa es en forma de cerveza (44%), dividiéndose el resto en vino (34%) y licores (23%). Dentro de la Unión Europea, los países nórdicos y centrales beben sobre todo cerveza, mientras que en el sur de Europa se bebe sobre todo vino (aunque España puede ser una excepción).

Respuesta c verdadera: El consumo de alcohol se inicia en nuestro país a edades tempranas, en trono a los 16,7 años de media, de modo similar a lo que sucede con el tabaco (16,3)

Respuesta d falsa: El alcohol esta presente en el 90 % de los policonsumos (consumo simultáneo de varias drogas).

Respuesta d falsa: Respecto a la población general, los pacientes con patología adictiva no tienen un riesgo aumentado de presentar otros trastornos psiquiátricos a lo largo de la vida.

Referencias:

Francisco Pascual Pastor, Francisco; Guardia Serecigni, Josep; Pereiro Gómez, César; Bobes García, Julio. Alcoholismo. Guía de intervención en el trastorno por consumo de alcohol. Guías clínicas Socidrogalcohol basadas en la evidencia científica. 3ªed. 2013.

6. Cuántos gramos de etanol tiene una unidad de alcohol?

a. 1-3 gramos de etanol.
b. 8-10 gramos de etanol.
c. 20-25 gramos de etanol.
d. 15-18 gramos de etanol.
e. 4-5 gramos de etanol.

Respuesta correcta: b

Una unidad de alcohol contiene entre 8 y 10 gramos de etanol, equivalente a:

- Una medida estándar de bebidas espirituosas.
- Un vaso estándar de vino de Jerez o vino amontillado.
- Una copa estándar de vino de mesa.
- Media pinta de cerveza de graduación estándar (3-5% de volumen)

Una botella de bebida espirituosa contiene 30 unidades de alcohol.

Referencias:

Basant K. Puri; Ian H. Treasaden. Urgencias de psiquiatría. Grupo Aula Médica , 2009 edición española. Noviembre 2009.

7. ¿Para que es utilizado el cuestionario CAGE?

a. Para valoración de consumo de cannabis.
b. Para establecer la gravedad de la dependencia a alcohol.
c. Para la detección de problemas de consumo de cocaína de forma rutinaria.
d. Para la detección de problemas de consumo de alcohol de forma rutinaria.
e. Para la valoración de la dependencia a tabaco.

Respuesta correcta: d

Se debería utilizar el cuestionario CAGE de forma rutinaria para detectar los problemas de alcohol; a partir del cuestionario, de una respuesta positiva a dos o más de las cuatro preguntas se determinaría un problema con la bebida. Téngase en cuenta de que se trata de una herramienta de detección y no tiene cabida en la evaluación de los sujetos cuyo problema de alcoholismo ya está reconocido.

Referencias:

Basant K. Puri; Ian H. Treasaden. Urgencias de psiquiatría. Grupo Aula Médica , 2009 edición española. Noviembre 2009.

8. ¿Cuál es la tríada clásica de la encefalopatía de Wernicke?

a. Inquietud psicomotriz, diaforesis y taquicardia.
b. Confusión, nistagmo y miosis.
c. Oftalmoplejia, nistagmo y ataxia.
d. Ataxia, ptosis palpebral y confusión.
e. Midriasis, nistagmo y ataxia.

Respuesta correcta: c

La tríada clásica de la encefalopatía de Wernicke es:

- oftalmoplejia (Suele afectar al recto externo)
- nistagmo
- ataxia

Las características asociadas que también se pueden dar incluyen: consciencia nublada, neuropatía periférica, otros síntomas oculares (ptosis, reacciones de pupila alterada).

Referencias:

Basant K. Puri; Ian H. Treasaden. Urgencias de psiquiatría. Grupo Aula Médica , 2009 edición española. Noviembre 2009.

9. ¿Cuándo alcanza el alcohol su cifra máxima en sangre (alcoholemia)?

a. A los 10 minutos de haberlo ingerido.
b. A las 3 horas de haberlo ingerido, para descender luego de manera lenta.
c. A la hora de haberlo ingerido.
d. A la hora de haberlo ingerido, posteriormente se mantiene estable durante 4-5 horas, tras lo cual comienza a descender.
e. A los 30 minutos de haberlo ingerido.

Respuesta correcta: c

El alcohol alcanza su cifra máxima en sangre (alcoholemia) una hora después de haberlo ingerido para descender luego de forma lenta y normalizarse normalizarse a las 4-5 horas a no ser que la ingesta haya sido excesiva en cuyo caso necesitará más tiempo para ir descendiendo.

Referencias:

Chinchilla Moreno, Alfonso. Tratamiento psiquiátricos. 2013 Ediveramérica.

10.¿Qué signos y síntomas nos harían sospechar alcoholismo?

a. Esteatosis hepática.
b. Epigastralgia, hipertrofia parotídea, atrofia testicular y ginecomastia.
c. Hepatomegalia con GGT, GOT y GPT aumentadas.
d. Todas la anteriores son verdaderas.
e. Solo la a y la c son verdaderas.

Respuesta correcta: c

Sospechas diagnósticas de alcoholismo:

- Antecedentes de multas o detenciones de tráfico por conducir bebido.
- Intentos previos de desintoxicación o deshabituación.
- Temblor y pituitas matutinas al levantarse.
- Historia de fallos-lagunas mnésicas, de delirium tremens, de convulsiones por privación, polineuropatía periférica, traumatismos, gastritis, miocardiopatía,etc.
- Esteatosis hepática.
- En cuadros agudos: fetor etílico, inyección conjuntival, disartria, ataxia y desinhibición.
- Nariz roja con arañas telangiectásicas en cara.
- Anillo corneal senil.
- Eritema palmar.
- Avejentamiento precoz.
- Debilidad, impotencia funcional en piernas, hipoestesia en calcetín y ataxia.
- Menor sensibilidad táctil.
- Anorexia creciente.

- Quemaduras entre falanges distales de los dedos.
- Aumento indoloro del hígado, hepatomegalia con GGT, GOT y GPT aumentada.
- Epigastralgia, hipertrofia parotídea, atrofia testicular y ginecomastia.
- Dolores abdominales graves/sospecha de pancreatitis por alcohol.
- Valor corpuscular medio elevado.
- Transferrina aumentada.
- CPK aumentadas y tiempo de protrombina alto.
- Colesterol y triglicéridos aumentados.
- Temblor fino distal, más acentuado al levantarse.
- Conflictos sociofamiliares y conyugales frecuentes, así como escándalos y agresiones.
- Dificultades laborales y problemas legales, bajas repetidas y cambios de trabajos frecuentes.
- Historia familiar de alcoholismo.
- Historia de accidentes de tráfico, casero, etc.
- Merma cognitiva, sobre todo fallos mnésicos.

Referencias:

Chinchilla Moreno, Alfonso. Tratamiento psiquiátricos. 2013 Ediveramérica.

11.¿Cuáles son las etapas del cambio de Prochaska y DiClemente?

a. Contemplación, determinación, acción y recaída.
b. Precontemplación, contemplación, determinación, acción, mantenimiento y recaída.
c. Precontemplación, contemplación, acción, recaída, y mantenimiento.
d. Precontemplación, contemplación, introspección, acción, mantenimiento y recaída.
e. Contemplación acción y recaída.

Respuesta correcta: b

Las 6 etapas del cambio descritas por Prochaska y DiClemente son: Precontemplación, contemplación, determinación, acción, mantenimiento y recaída.

Referencias:

Miller, William R; Rollnick, Stephen. La entrevista motivacional. Preparar para el cambio de conductas adictivas. 1º ed. julio 2009. 8º impresión. febrero 2011. Paidós, Espasa libros.

12.Mujer de 48 años con antecedentes de alcoholismo y encefalopatía de Wernicke 2 años atrás. Es traida al Servicio de Urgencias por cuadro de tres días de compromiso de conciencia cuali-cuantitativo, vómitos y diarrea. Al ingreso se constata paciente confusa, inatenta, poco cooperadora. Al examen cognitivo destaca alteración de la atención y memoria episódica, con amnesia anterógrada y retrógrada. El resto de las funciones cognitivas estaban relativamente conservadas. Se observa confabulación durante el examen mental. En el examen físico neurológico se encontró oftalmoplejia y nistagmo bilateral. La tomografía computada de cerebro y los parámetros de laboratorio básicos eran normales. ¿En que patología pensaría y como actuaría?

a. Intoxicación etílica y hemorragia cerebral, avisar a neurología y neurocirugía de guardia.
b. Encefalopatía de Wernicke, administración de tiamina a dosis alta.
c. Encefalopatía de Wernicke, administración de vitamina B12.
d. Intoxicación etílica y por opioides.
e. Encefalopatía de Wernicke con posibilidad de una demencia de Korsakoff, inicio de tratamiento con tiamina a dosis alta.

Respuesta correcta: e

Debido a los antecedentes y la clínica descrita, pensaríamos en primer lugar como encefalopatía de Wernicke con posibilidad de una demencia de Korsakoff de base. Los vómitos y diarrea crónica podrían ser factores predisponentes. Se ha descrito EW en casos de estenosis pilórica, úlcera péptica, obstrucción intestinal, cólico biliar, enfermedad de Crohn, anorexia nerviosa, pancreatitis e hiperemesis gravídica (Larnaout 2001, Chiossi 2006).

La encefalopatía de Wernicke suele ser subaguda, secundaria al déficit de tiamina y puede aparecer en consumidores de gran cantidad de alcohol durante largos periodos de tiempo. Clínicamente, se caracteriza por la tríada clásica de ataxia, oftalmoplejia y confusión mental. La fisiopatología no se debe al efecto directo del alcohol sino al déficit de tiamina. El signo más habitual es la parálisis del sexto par craneal que se manifiesta por diplopía, estrabismo y nistagmo. Las alteraciones psíquicas constituyen la psicosis de Korsakoff , lo cual cierra el complejo Wernicke- Korsakoff. Pueden aparecer síntomas y signos similares al delirium tremens (por ejemplo alucinaciones y delirios), lo que obliga a hacer diagnóstico diferencial. Suele cursar con un estado confusional, con una importante afectación de la memoria de retención, con incapacidad para fijar nuevo conocimientos, confabulación, indiferencia y alteración del juicio de realidad. Suelen estar conservadas el resto de las funciones cognitivas, por lo que puede pasar desapercibido a la exploración inicial. El síndrome de Korsakoff puede aparecer después de una encefalopatía de Wernicke o también puede presentarse aisladamente de forma subaguda. Con tratamiento adecuado es reversible. Se trata de una urgencia médica que requiere tratamiento inmediato, el cual consiste en la administración parenteral de tiamina 100mg/día.

La respuesta a es falsa, en caso de una hemorragia cerebral observaríamos alteraciones en el TAC, además de ser un cuadro más agudo. Tampoco la clínica es compatible con intoxicación etílica.

Las respuestas b y c son falsas, sería correcto pensar en Wernicke pero dada la sintomatología y antecedentes deberíamos pensar también en Sd. Korsakoff.

La respuesta d es falsa. El cuadro descrito en el caso no corresponde con el de una intoxicación etílica ni por opiáceos.

Referencias:

Chinchilla, Alfonso; Correas, Javier; Quintero, Francisco Javier; Vega, Miguel. Manual de urgencias psiquiátricas. 2ª ed. 2010 Elsevier España.

13.Indique cual de las siguientes estructuras compone el circuito de recompensa en el sistema nervioso central:

a. Médula espinal.
b. Núcleo acumbens.
c. Área tegmental ventral.
d. A y b son ciertas.
e. B y c son ciertas.

Respuesta correcta: e

La dopamina ha sido reconocida desde hace mucho como el actor principal en la regulación del refuerzo y la recompensa. Específicamente, la vía mesolímbica desde el área tegmental ventral al núcleo acumbens parece ser crucial para la recompensa. Las actividades de recompensa natural, como grandes logros o disfrutar de una buena comida, pueden provocar un rápido y sólido aumento de dopamina en la vía mesolímbica. Las drogas de abuso también causan liberación de dopamina en la vía mesolímbica. De hecho, las drogas de abuso a menudo aumentan la dopamina de una manera más explosiva y placentera que lo que ocurre naturalmente. Desafortunadamente, a diferencia de un "subidón natural", la activación causada por drogas de abuso puede llegar a causar cambios en los circuitos de recompensa que están relacionados con un círculo vicioso de preocupación para obtener la droga, ansias por el consumo, adicción , dependencia y abstinencia. Esta conceptualización tiene similitudes con muchos trastornos impulsivos-compulsivos como el juego patológico. Es decir, los individuos con estos trastornos experimentan tensión y activación en la anticipación de la realización de la conducta y humor disfórico (pero no abstinencia fisiológica) cuando no pueden realizar la conducta. Además, el placer y gratificación que se experimenta inicialmente cuando se realiza la conducta parece disminuir con el tiempo, quizá requiriendo una "dosis" aumentada (por ejemplo apostar más dinero) para lograr los mismos efectos (como la tolerancia)

Referencias:

Stahl, Stephen M. Psicofarmacología Esencial de Stahl. Bases neurocientíficas y aplicaciones prácticas. 4ª ed. 2014 Aula médica formación en salud.

14.Señale el criterio de dependencia alcohólica que no está presente en la CIE-10.

a. Pérdida de control
b. Pasar la mayor parte del tiempo bebiendo o intentando conseguir alcohol.
c. Seguir bebiendo pese a las consecuencias del consumo.
d. Presencia de sintomatología de abstinencia.
e. Existencia de tolerancia.

Respuesta correcta: b

Tanto la clasificación CIE-10 como la DSM-IV incluyen entre sus criterios los relacionados con la tolerancia, sd. de abstinencia, pérdida de control, negligencia en actividades y el continuar bebiendo pese a las consecuencias. Sin embargo, el criterio de pasar la mayor parte del tiempo bebiendo, intentando conseguir alcohol o recuperándose de la intoxicación es incluido en el DSM-IV pero no en CIE-10.

Referencias:

Vallejo Ruiloba, J. Introducción a la psicopatología y la psiquiatría. 7ª ed. 2011 Elsevier España.

15.¿En general a partir de que niveles de alcoholemia puede aparecer el coma?

a. >100 mg/dl.
b. >200 mg/dl.
c. >300 mg/dl.
d. >600mg7dl.
e. Ninguna de las anteriores.

Respuesta correcta: c

La intoxicación étilica con una alcoholemia por encima de 300 mg/dl se considera de gravedad severa pudiendo aparecer manifestaciones clínicas como estupor con progresiva disminución de la respuesta a estímulos hacia su ausencia y coma, riesgo elevado de bronco aspiración y compromiso respiratorio.

Referencias:

Chinchilla, Alfonso; Correas, Javier; Quintero, Francisco Javier; Vega, Miguel. Manual de urgencias psiquiátricas. 2ª ed. 2010 Elsevier España.

16.Señale la respuesta falsa relacionada con la intoxicación etílica.

a. La muerte suele sobrevenir por parada respiratoria.
b. Durante la intoxicación pueden aparecer conductas de auto y heteroagresividad.
c. La presencia de hematoma subdural debe sospecharse en todo bebedor crónico con traumatismo craneoencefálico.
d. Diferentes factores pueden influir en la severidad de la intoxicación alcohólica aguda, entre los que destacan: cantidad y concentración de alcohol ingerido, peso corporal, tolerancia al alcohol y el tiempo de ingesta.
e. Es imprescindible la determinación de la alcoholemia ya que siempre se corresponde con la clínica.

Respuesta correcta: e

La determinación de la alcoholemia es importante pero no se correlaciona necesariamente con la clínica. Diferentes factores pueden influir en la severidad de la intoxicación alcohólica aguda, entre los que destacan: cantidad y concentración de alcohol ingerido, peso corporal, tolerancia al alcohol y el tiempo de ingesta. La sintomatología puede relacionarse con la concentración sanguínea de alcohol. En pacientes que no abusan del alcohol, los efectos de la intoxicación etílica son relativamente más predecibles. Por el contrario, los efectos en los individuos consumidores crónicos son impredecibles y pueden demostrar poca evidencia clínica de intoxicación aunque, sus concentraciones sanguíneas sean mayores a 400 mg/dL. Entre los pacientes que no abusan habitualmente, los signos clínicos más frecuentemente asociados con concentraciones sanguíneas específicas son los que se muestran en la tabla siguiente.

Principales manifestaciones clínicas en la intoxicación aguda alcohólica según la concentración sanguínea de alcohol

20-50 mg/dL (4,4-11 mmol/L)	Disminución de la coordinación motora fina
50-100 mg/dL (11-22 mmol/L	Alteración del juicio y la coordinación
100-150 mg/dL (22-33 mmol/L)	Ataxia, hiperreflexia, prolongación del tiempo de reacción, cambios en el humor, alteraciones en la conducta
150-250 mg/dL (33-55 mmol/L)	Letargia, disartria, hipotermia, amnesia, diplopia, náuseas y vómitos
300 mg/dL (66 mmol/L)	Coma en el bebedor no habituado
400 mg/dL (88 mmol/L)	Depresión respiratoria, coma, muerte

Referencias:

Francisco Pascual Pastor, Francisco; Guardia Serecigni, Josep; Pereiro Gómez, César; Bobes García, Julio. Alcoholismo. Guía de intervención en el trastorno por consumo de alcohol. Guías clínicas Socidrogalcohol basadas en la evidencia científica. 3ªed. 2013.

17.¿Cuál de los siguientes factores orientaría al médico a realizar la desintoxicación y prevención del síndrome de abstinencia a alcohol en régimen de ingreso?

a. Existencia de problema médico importante.
b. Cuando existen serios problemas sociales.
c. Ante la presencia de importantes trastornos psiquiátricos.
d. Historia previa de delirium tremens.
e. Todas las anteriores.

Respuesta correcta: e

Criterios para la realización del tratamiento a nivel hospitalario (Ferguson y cols., 1996; Wojnar y cols., 1999; Blondell y cols., 2002):

- Pacientes con comorbilidad orgánica aguda o crónica que requiera de tratamiento o puedan descompensarse.

- Pacientes con comorbilidad psiquiátrica que requiera de cuidados hospitalarios (trastorno bipolar, depresión con intentos de suicidio, psicosis).
- Pacientes que han presentado complicaciones durante otros episodios de deprivación a alcohol (convulsiones, delirium tremens, etc.).
- Pacientes con criterios de abuso de fármacos (benzodiacepinas, neurolépticos como la quetiapina, clometiazol, etc).
- Paciente polidrogodependientes.
- Pacientes que han fracasado en tratamientos ambulatorios previos.
- Pacientes alto riesgo de desarrollar síntomatología grave de deprivación por el alto consumo crónico y puntuaciones mayores de 15 en la escala CIWA-Ar.
- Pacientes con distocia social o sin apoyo familiar que van a carecer de un contexto y vigilancia adecuados a nivel ambulatorio.
- Pacientes embarazadas.
- Pacientes con inicio de síndrome de deprivación a alcohol que presentan sintomatología grave.

Referencias:

Francisco Pascual Pastor, Francisco; Guardia Serecigni, Josep; Pereiro Gómez, César; Bobes García, Julio. Alcoholismo. Guía de intervención en el trastorno por consumo de alcohol. Guías clínicas Socidrogalcohol basadas en la evidencia científica. 3ªed. 2013.

18. Un paciente acude a la consulta con la intención de abandonar el consumo de alcohol. Se trata de un varón de 46 años, que tiene una historia de más de 10 años de dependencia del alcohol. La función hepática está deteriorada (GOT: 230; GPT: 97;GGT: 345 y BB:2,4). ¿Cuál de los siguientes fármacos elegiría en primera opción para llevar a cabo la desintoxicación?

a. Lorazepam.
b. Diacepam.
c. Tiapride.
d. Clometiazol
e. Cualquiera de los anteriores.

Respuesta correcta: a

En pacientes ancianos o con insuficiencia hepática, o cuando deba evitarse una sedación excesiva, son de elección las benzodiacepinas de vida media corta, como el lorazepam a las menores dosis posibles. (Grado de recomendación A)

Referencias:

Francisco Pascual Pastor, Francisco; Guardia Serecigni, Josep; Pereiro Gómez, César; Bobes García, Julio. Alcoholismo. Guía de intervención en el trastorno por consumo de alcohol. Guías clínicas Socidrogalcohol basadas en la evidencia científica. 3ªed. 2013.

19.Señale la respuesta incorrecta sobre el clometiazol:

a. Aunque el clometiazol tiene mayor eficacia que el placebo en el tratamiento de la deprivación de alcohol, tiene mayor riesgo que las benzodiacepinas por menor tolerabilidad y mayor gravedad de las interacciones si se consume alcohol.
b. No presenta actividad anticonvulsiva a diferencia de las benzodiacepinas.
c. Presenta riesgo de abuso y dependencia.
d. No tiene metabolización hepática.
e. Presenta contraindicación en pacientes con patología respiratoria crónica.

Respuesta correcta: d

El clometiazol es un fármaco sedante que se ha utilizado para la prevención y tratamiento del síndrome de deprivación a alcohol. Presenta tolerancia cruzada con el alcohol, metabolización hepática, peligro de depresión respiratoria, riesgo de abuso y dependencia. No presenta actividad anticonvulsiva a diferencia de las benzodiacepinas. Se ha visto su eficacia en el tratamiento de la deprivación a alcohol, aunque con menor grado de evidencia que para las benzodiacepinas (Seifert y cols., 2004; Lucht y cols., 2003; Lange-Asschenfeldt y cols., 2003; Burroughs y cols., 1985). Existe comercializado por vía oral y la pauta de tratamiento debe ser individualizada, siendo la más frecuente el inicio con una dosis alta e ir disminuyendo diariamente hasta su retirada. Aunque en nuestro medio ha sido utilizado tanto a nivel ambulatorio como hospitalario, presenta contraindicaciones en pacientes con hepatopatías, patología respiratoria crónica, edades avanzadas, por lo que requiere de vigilancia estrecha.

Aunque el clometiazol tiene mayor eficacia que el placebo en el tratamiento de la deprivación de alcohol, tiene mayor riesgo que las benzodiacepinas por menor tolerabilidad y mayor gravedad de las interacciones si se consume alcohol. (Nivel de evidencia 1)

Referencias:

Francisco Pascual Pastor, Francisco; Guardia Serecigni, Josep; Pereiro Gómez, César; Bobes García, Julio. Alcoholismo. Guía de intervención en el trastorno por consumo de alcohol. Guías clínicas Socidrogalcohol basadas en la evidencia científica. 3ªed. 2013.

20.Indique la respuesta incorrecta sobre el disulfiram.

a. Inhibe la acetaldehidodeshidrogenasa.
b. El disulfiram se prescribe generalmente en dosis de 500 mg/día en dos tomas.
c. El disulfiram puede interaccionar con diferentes fármacos, principalmente provocando un incremento de la concentración plasmática de los mismos, debiéndose proceder al consecuente ajuste de dosis.
d. La reacción etanol-disulfiram se caracteriza por vasodilatación, rubefacción, hipotensión, palpitaciones, disnea, ansiedad, cefalea, náusea y vómitos.
e. Se ha descrito que el disulfiram también inhibe la dopamina β-hidroxilasa, incrementando los niveles de dopamina cerebral.

Respuesta correcta: b

El disulfiram se prescribe generalmente en dosis de 250 mg/día en una sola toma. Existe evidencia de que su administración debe ser supervisada (Berglund y cols., 2003) y dado que la inhibición de la acetaldehido-deshidrogenasa se prolonga en el tiempo, el fármaco puede administrarse concentrando las tomas en días alternos. Las presentaciones inyectables depot no han mostrado nunca evidencia de eficacia, ni se detectan niveles plasmáticos relevantes de disulfiram o sus metabolitos en los pacientes que han recibido dichos inyectables (Wilson, Davidson, y Blanchard, 1980). El tratamiento puede em- pezarse a las 24 horas de abstinencia y la duración del mismo suele estar entre 6-12 meses, aunque no existe evidencia al respecto.

Referencias:

Francisco Pascual Pastor, Francisco; Guardia Serecigni, Josep; Pereiro Gómez, César; Bobes García, Julio. Alcoholismo. Guía de intervención en el trastorno por consumo de alcohol. Guías clínicas Socidrogalcohol basadas en la evidencia científica. 3ªed. 2013.

21.¿Cuál de las siguientes se considera contraindicación absoluta para la toma de disulfiram?

a. Infarto agudo de miocardio.
b. Embarazo.
c. Esquizofrenia.
d. La a y la b son correctas.
e. Todas son correctas.

Respuesta correcta: e

Aunque el disulfiram puede comportar efectos secundarios relevantes, tales como polineuropatías, reacciones psicóticas e hipotensión, dichos efectos son dosis-dependientes, y con excepción de la somnolencia, en los ensayos clínicos su incidencia es similar a la del placebo. Mención especial merece la hepatitis idiosincrática asociada al disulfiram (1/25.000 casos), que no constituye una contraindicación absoluta en pacientes hepatópatas, donde debe evaluarse con precisión el balance riesgo-beneficio, dado que la persistencia en el consumo de alcohol tiene un innegable impacto hepático. Sí constituyen contraindicaciones absolutas los antecedentes de cardiopatía, psicosis o embarazo y se recomienda tener especial precaución en aquellos pacientes con cirrosis o insuficiencia hepática, bronquitis crónica, diabetes mellitus, hipotiroidismo, o epilepsia.

Referencias:

Francisco Pascual Pastor, Francisco; Guardia Serecigni, Josep; Pereiro Gómez, César; Bobes García, Julio. Alcoholismo. Guía de intervención en el trastorno por consumo de alcohol. Guías clínicas Socidrogalcohol basadas en la evidencia científica. 3ªed. 2013.

22.Señale la respuesta correcta sobre la utilización de naltrexona en dependencia a alcohol.

a. La naltrexona es un agonista opioide, que parece actuar a través del sistema opioide endógeno modulando la liberación de dopamina en las áreas de recompensa cerebrales.

b. La naltrexona se administra en dosis entre 200-300 mg en una sola toma cada 24 horas.

c. La naltrexona no es hepatotóxica por lo que puede utilizarse en pacientes con hepatopatía.

d. Debe tomarse en consideración que el paciente no siga tratamiento con fármacos opiáceos y que no presente una adicción activa a sustancias opiáceas.

e. No esta contraindicado en insuficiencia renal grave.

Respuesta correcta: d

La naltrexona es un antagonista opioide, que parece actuar a través del sistema opioide endógeno modulando la liberación de dopamina en las áreas de recompensa cerebrales (área tegmental ventral y Nucleus Accumbens) (Swift, 1995) (respuesta a falsa). Se administra en dosis de entre 50-100 mg en una sola toma cada 24 horas (respuesta b falsa). La naltrexona es hepatotóxica a dosis de 150 mg o superiores. Se recomienda no administrar naltrexona a pacientes hepatópatas (hepatitis agudas y hepatopatías crónicas severas), y es conveniente evaluar la función hepática al iniciar el tratamiento (respuesta c falsa). Al tratarse de un antagonista opiáceo debe tomarse en consideración que el paciente no siga tratamiento con fármacos opiáceos y que no presente una adicción activa a sustancias opiáceas (respuesta d verdadera) Está contraindicado si existe insuficiencia renal grave (respuesta e falsa) y no se recomienda durante la lactancia.

Referencias:

Francisco Pascual Pastor, Francisco; Guardia Serecigni, Josep; Pereiro Gómez, César; Bobes García, Julio. Alcoholismo. Guía de intervención en el trastorno por consumo de alcohol. Guías clínicas Socidrogalcohol basadas en la evidencia científica. 3ªed. 2013.

23.Señale la respuesta correcta con relación al acamprosato:

a. Provoca un aumento de la transmisión glutamatérgica.

b. Debe monitorizarse la función renal, y está contraindicado en pacientes con insuficiencia renal.

c. Es un fármaco con multitud de interacciones farmacológicas.

d. Se administra en dosis de 5 gramos diarios en una sola toma.

e. Todas son correctas.

Respuesta correcta: b

Aunque inicialmente se postuló que la acción *anticraving* del acamprosato era debida a su acción gabaérgica, actualmente se cree que actúa básicamente produciendo una reducción de la transmisión glutamatérgica, concretamente a nivel de los canales de calcio del receptor NMDA (Kennedy y cols., 2010). Acamprosato se administra en dosis de 2 gramos diarios repartidos en 3 tomas (2 cp cada 8h de 333 mg). Dado que los niveles plasmáticos estables se obtienen a los 5-7 días de iniciado el tratamiento, se ha recomendado el inicio del mismo coincidiendo con el período de desintoxicación, aunque no existe evidencia de los beneficios adicionales que dicha administración precoz puede aportar. El fármaco puede seguirse administrando aunque el paciente realice algún consumo alcohólico y la duración aconsejada del tratamiento es de 6 meses. Acamprosato tiene pocos efectos secundarios. Los más frecuentes son gastrointestinales, en forma de diarrea, y también puede provocar otro tipo de molestias gastrointestinales, prurito, mareo o cefalea. Mención especial merece la función renal. Dado que acamprosato se excreta en un 90% por vía renal y sin metabolizar, debe monitorizarse la función renal, y está contraindicado en pacientes con insuficiencia renal. Además, se debe tener precaución en aquellos pacientes con antecedentes de litiasis renal o hipercalcemia. Es un fármaco con pocas interacciones farmacológicas, aunque conviene destacar que la administración simultánea de naltrexona incrementa la absorción gástrica de acamprosato en un 35%.

Referencias:

Francisco Pascual Pastor, Francisco; Guardia Serecigni, Josep; Pereiro Gómez, César; Bobes García, Julio. Alcoholismo. Guía de intervención en el trastorno por consumo de alcohol. Guías clínicas Socidrogalcohol basadas en la evidencia científica. 3ªed. 2013.

24.El modelo motivacional de intervención se caracteriza sobre todo por...

a. Persuadir al enfermo.
b. Negociar con el enfermo.
c. Prometer al paciente un premio, si cambia.
d. Pasar rápidamente del diagnóstico a la prescripción.
e. Lograr sutilmente la obediencia del paciente.

Respuesta correcta: b

El abordaje motivacional es algo nuevo para muchos profesionales: no estamos acostumbrados a un abordaje que, aunque en cierto modo directivo, está centrado en el paciente, lo que implica negociar más que prescribir el cambio. Sin embargo el modelo informativo, persuasor y prescriptor no sirve en el mundo de las adicciones, donde el modelo motivacional se evidencia como mucho más rentable.

Referencias:

Francisco Pascual Pastor, Francisco; Guardia Serecigni, Josep; Pereiro Gómez, César; Bobes García, Julio. Alcoholismo. Guía de intervención en el trastorno por consumo de alcohol. Guías clínicas Socidrogalcohol basadas en la evidencia científica. 3ªed. 2013.

Miller, William R; Rollnick, Stephen. La entrevista motivacional. Preparar para el cambio de conductas adictivas. 1ª ed. julio 2009. 8ª impresión. febrero 2011. Paidós, Espasa libros.

25.Señale cual de los siguientes no es un principio básico de la entrevista motivacional:

a. Expresar empatía.
b. Desarrollar la discrepancia.

c. Evitar la argumentación.
d. Confrontar la resistencia.
e. Apoyar la autoeficacia.

Respuesta correcta: d

Los principios básicos son:

1. Expresar empatía y comprensión
2. Desarrollar la discrepancia (tomar conciencia de las consecuencias)
3. Evitar la argumentación (no discutir ni etiquetar)
4. No confrontar la resistencia (rodearla)
5. Apoyar la autoeficacia.

Referencias:

Francisco Pascual Pastor, Francisco; Guardia Serecigni, Josep; Pereiro Gómez, César; Bobes García, Julio. Alcoholismo. Guía de intervención en el trastorno por consumo de alcohol. Guías clínicas Socidrogalcohol basadas en la evidencia científica. 3ªed. 2013.

26.Varón de 50 años que ha sufrido un accidente de tráfico saliendo de un bar donde acababa de beber 3 copas. No cree que el alcohol pudiera haber afectado a su conducción. Tampoco se considera un bebedor excesivo y cree que solo la compañía de seguros puede estar interesada en atribuir el alcohol a su accidente. ¿En qué estadio del cambio se hallaría?

a. Pre-contemplación.
b. Contemplación.
c. Preparación para el cambio.
d. Acción.
e. Mantenimiento.

Respuesta correcta: a

Modelo transteórico por Prochaska y DiClemente (1983):

- Precontemplación: No se tiene intención de cambiar. No hay conciencia de un problema o se des- conocen las consecuencias a corto, medio o largo plazo de la conducta. Los *pros* de consumir superan a los *contras*.
- Contemplación: Consciencia de que existe un problema y se considera abandonar la conducta adictiva en los próximos meses, pero todavía no se ha desarrollado un compromiso firme de cambio. Consciencia de los *pros* de cambiar en comparación con los precontempladores, pero el peso relativo de los factores contrarios al cambio es aún muy elevado.
- Preparación o determinación: Pequeños cambios o pruebas en la conducta adictiva. Se habla de la posibilidad de cambiar. Intención y compromiso a realizar un esfuerzo mayor en un futuro próximo. Los *pros* de dejar el consumo superan a los *contras*.
- Actuación o acción: Se realizan cambios notorios, fácilmente observables, en la conducta adictiva. Etapa inestable por el alto riesgo de recaída o de rápida progresión a la etapa de mantenimiento.
- Mantenimiento del cambio: Se trabaja para consolidar los cambios realizados durante el estadio de acción. Se manejan principalmente estrategias para prevenir posibles recaídas.

Referencias:

Francisco Pascual Pastor, Francisco; Guardia Serecigni, Josep; Pereiro Gómez, César; Bobes García, Julio. Alcoholismo. Guía de intervención en el trastorno por consumo de alcohol. Guías clínicas Socidrogalcohol basadas en la evidencia científica. 3ªed. 2013.

27.En relación al plan de prevención de recaídas:

a. Es una de las técnicas de afrontamiento más ampliamente utilizadas dentro de los programas cognitivo-conductuales, en el tratamiento del alcoholismo.

b. La prevención de recaídas proporciona al paciente la capacidad de reconocer factores desencadenantes.

c. El tratamiento comprende el entrenamiento de diferentes áreas como el manejo de situaciones de alto riesgo.

d. Se realiza reestructuración cognitiva de los mitos relacionados con el consumo de alcohol así como entrenamiento en la identificación y manejo del craving.

e. Todas son correctas.

Respuesta correcta: e

El modelo de prevención de recaídas (Marlatt y Gordon, 1985) es una de las técnicas de afrontamiento más ampliamente utilizadas dentro de los programas cognitivo-conductuales, en el tratamiento del alcoholismo. La prevención de recaídas proporciona al paciente la capacidad de reconocer factores desencadenantes (lugares, personas y situaciones) y desarrolla estrategias alternativas de afrontamiento que ayudan a resistir los factores desencadenantes específicos, con el objetivo de evitar las recaídas en el consumo. El objetivo central de este procedimiento es enseñar habilidades para ayudar a los dependientes de alcohol a 1) identificar situaciones de alto riesgo (internas y externas) de consumo, 2) desarrollar estrategias y habilidades para evitar esas situaciones, si es posible, 3) y si evitar estas situaciones de alto riesgo no es posible, facilitar el aprendizaje de habilidades que les permita hacer frente a tales situaciones de alto riesgo sin el uso del alcohol. El tratamiento comprende el entrenamiento en diferentes áreas, como la identificación y definición de "disparadores", el manejo de situaciones de alto riesgo que son frecuentes sobre todo en el comienzo de la recuperación y el desarrollo de habilidades de análisis funcional, es decir, el análisis de los problemas de comportamiento, sus precursores, sus efectos y las formas futuras de afrontar esta secuencia de eventos. Se consideran ingredientes básicos de esta técnica el análisis funcional de abuso de sustancias, el entrenamiento en la identificación y manejo del *craving*, la reestructuración cognitiva de los mitos relacionados con el consumo del alcohol, la solución de problemas, la planificación ante casos de emergencia, el reconocimiento de situaciones y decisiones de riesgo, y habilidades de rechazo al alcohol, el análisis de los pensamientos relacionados con el uso del alcohol, la identificación y evaluación de situaciones de alto riesgo pasadas y futuras, el refuerzo y revisión de la práctica de nuevas habilidades fuera de las sesiones, y la práctica de habilidades dentro de la sesión (Foote, 2006).

Referencias:

Francisco Pascual Pastor, Francisco; Guardia Serecigni, Josep; Pereiro Gómez, César; Bobes García, Julio. Alcoholismo. Guía de intervención en el trastorno por consumo de alcohol. Guías clínicas Socidrogalcohol basadas en la evidencia científica. 3ªed. 2013.

28.En relación a las intervenciones psicológicas en alcoholismo señale la incorrecta:

a. El entrenamiento en habilidades sociales es un procedimiento cognitivo-conductual de amplio espectro que cuenta con gran arraigo en el tratamiento del alcoholismo.

b. Las técnicas de autocontrol enseñan a las personas a reducir su consumo de alcohol y resulta más adecuado para aquellas personas con una dependencia mas grave.

c. Las terapias cognitivas incluyen métodos que pretenden identificar y modificar pensamientos o creencias desadaptados y que contribuyen al problema del alcohol.

d. El abordaje de refuerzo comunitario es un enfoque terapéutico conductual, biopsicosocial, de amplio espectro centrado en el cambio de estilo de vida en personas que tienen un problema con el alcohol.

e. La terapia de conducta social y red de trabajo comprende una serie de estrategias para ayudar a los sujetos a construir redes sociales de apoyo que faciliten el cambio, en las que involucran al paciente y a los miembros de su red social, como amigos y familia.

Respuesta correcta: b

El entrenamiento en conductas de autocontrol se basa en las técnicas descritas por Miller y Muñoz (1976) (NICE, 2011). Las técnicas de autocontrol enseñan a las personas a reducir su consumo de alcohol y resulta más adecuado para aquellas personas con una dependencia mas leve (Ambrogne 2002; Edwards et al. 2003). Los pacientes aprenden a establecer limites, a manejar las situaciones de consumo, se foman en habilidades para rechazar el alcohol, y son entrenados para afrontar situaciones de alto riesgo de recaída.

Referencias:

Francisco Pascual Pastor, Francisco; Guardia Serecigni, Josep; Pereiro Gómez, César; Bobes García, Julio. Alcoholismo. Guía de intervención en el trastorno por consumo de alcohol. Guías clínicas Socidrogalcohol basadas en la evidencia científica. 3ªed. 2013.

29.En relación a las terapias centradas en la familia señale la incorrecta:

a. Las dinámicas familiares pueden apoyar y mantener los comportamientos desadaptados de uso de alcohol.

b. Se ha demostrado que los abordajes familiares consiguen aumentar la adherencia al tratamiento, disminuir el consumo de alcohol y otras sustancias post tratamiento, mejorar el funcionamiento familiar y mejorar la normalización de los pacientes en su incorporación social.

c. Las terapias familiares aplicadas en adolescentes con problemas de consumo de sustancias que cuentan con apoyo de evaluación son: la Terapia Familiar Multidimensional, la Terapia Familiar Breve estratégica y la Terapia Familiar Multisistémica.

d. La Terapia Estratégica Breve no se indica para las familias de adolescentes abusadores de drogas y alcohol con mayor nivel de desestructuración.

e. La terapia estratégica breve individual centrada en un miembro de la familia puede ser tan efectiva como cuando se incluye a toda la familia.

Respuesta correcta: d

La Terapia Estratégica Breve se indica especialmente para las familias de adolescentes abusadores de drogas y alcohol con mayor nivel de desestructuración (Grado de recomendación B)

Referencias:

Francisco Pascual Pastor, Francisco; Guardia Serecigni, Josep; Pereiro Gómez, César; Bobes García, Julio. Alcoholismo. Guía de intervención en el trastorno por consumo de alcohol. Guías clínicas Socidrogalcohol basadas en la evidencia científica. 3ªed. 2013.

30.Mujer de 50 años, consumidora habitual de 2 litros de vino al día que sufre molestias gástricas desde hace 2 meses. Su hijo lo atribuye al efecto irritante del vino pero ella considera que sus ardores son causa de estrés laboral. Cree que el vino no la perjudica, que no bebe en exceso y que lo que toma la ayuda a relajarse. ¿En qué estadio del cambio se encuentra?

a. Pre-contemplación.
b. Contemplación.
c. Preparación para el cambio.
d. Acción.
e. Mantenimiento.

Respuesta correcta: a

Modelo transteórico por Prochaska y DiClemente (1983):

- Precontemplación: No se tiene intención de cambiar. No hay conciencia de un problema o se des- conocen las consecuencias a corto, medio o largo plazo de la conducta. Los *pros* de consumir superan a los *contras*.
- Contemplación: Consciencia de que existe un problema y se considera abandonar la conducta adictiva en los próximos meses, pero todavía no se ha desarrollado un compromiso firme de cambio. Consciencia de los *pros* de cambiar en comparación con los precontempladores, pero el peso relativo de los factores contrarios al cambio es aún muy elevado.
- Preparación o determinación: Pequeños cambios o pruebas en la conducta adictiva. Se habla de la posibilidad de cambiar. Intención y compromiso a realizar un esfuerzo mayor en un futuro próximo. Los *pros* de dejar el consumo superan a los *contras*.
- Actuación o acción: Se realizan cambios notorios, fácilmente observables, en la conducta adictiva. Etapa inestable por el alto riesgo de recaída o de rápida progresión a la etapa de mantenimiento.
- Mantenimiento del cambio: Se trabaja para consolidar los cambios realizados durante el estadio de acción. Se manejan principalmente estrategias para prevenir posibles recaídas.

Referencias:

Francisco Pascual Pastor, Francisco; Guardia Serecigni, Josep; Pereiro Gómez, César; Bobes García, Julio. Alcoholismo. Guía de intervención en el trastorno por consumo de alcohol. Guías clínicas Socidrogalcohol basadas en la evidencia científica. 3ªed. 2013.

TEMA 10. .TRASTORNOS RELACIONADOS CON SUSTANCIAS: OTRAS DROGODEPENDENCIAS. PROGRAMAS PARA LA REDUCCIÓN DE DAÑOS EN DROGODEPENDENCIAS.

Constanza Vera Varela

1. Paciente varón de 45 años que se encuentra ingresado desde esta mañana en la unidad de traumatología por una fractura de húmero. Durante la tarde le comenta a la enfermera que consume heroína fumada a diario con varios intentos de desintoxicación sin poder lograrlo y ahora se encuentra algo nervioso. ¿Cuál de los siguientes síntomas no deberíamos encontrar en el paciente en caso que se tratase de una abstinencia a opiáceos?

a) sudoración
b) lagrimeo
c) rinorrea
d) miosis
e) piloerección

Respuesta correcta: d

El síndrome de abstinencia agudo aparece cuando se suprime bruscamente la administración del opiáceos en pacientes dependientes, pudiendo comenzar a manifestarse a partir de 4-8 horas después del último consumo y llegar a la máxima expresión durante el segundo o tercer día, desapareciendo entre el séptimo y el décimo. El cuadro clínico es inicialmente de afectación vegetativa, sudoración, lagrimeo, rinorrea, trastornos del sueño, midriasis, piloerección, temblores, distermia, anorexia, mialgias y dolor osteoarticular, junto con aumento de la ansiedad. La miosis es un síntoma característico de la intoxicación por opiáceos.

Referencias:

Palomo T., Jiménez-Arriero M. Manual de Psiquiatría. Madrid: ENE; 2009.

2. Paciente varón de 30 años que llega al servicio de urgencias por un cuadro de agitación psicomotriz que presenta euforia, náuseas, dilatación pupilar, sudoración, elevación de la tensión arterial y confusión. En caso de tratarse de una intoxicación, ¿qué sustancia podría ser la causante de los síntomas?

a) Hachís
b) Heroína
c) Cocaína
d) Lorazepam
e) Marihuana

Respuesta correcta: c

La intoxicación por cannabis cursa con risas inmotivadas, sedación, sensación de bienestar, alteraciones sensoperceptivas, enrojecimiento conjuntival, taquicardia leve, síntomas de desrealización y despersonalización. La intoxicación por opiáceos curso con depresión respiratoria, somnolencia, bradicardia y miosis. En el caso de las benzodiacepinas, la intoxicación curso con alteraciones cognitivas y motoras, lenguaje farfullante, labilidad emocional y agresividad. En este caso la respuesta correcta es la cocaína que incluye euforia, aumento de la actividad motora, taquicardia, midriasis, pudiendo aparecer síntomas ansiosos e ideas autorreferenciales y paranoides.

Referencias:

Palomo T., Jiménez-Arriero M. Manual de Psiquiatría. Madrid: ENE; 2009.

3. Un hombre de 35 años de edad que es encontrado por su hermano en el baño de su casa sin respuesta a la llamada, por lo que decide trasladarlo al servicio de urgencias. A su llegada se ve pálido, con cianosis peribucal y con una respiración de 3-5 por minuto. El hermano del paciente dice que pudo haber tomado algo para relajarse. La sustancia más probable que el paciente ha consumido es:

a) MDMA (3-4 metilen-dioxi-metanfetamina)
b) Opiáceo
c) Ketamina
d) Cocaína
e) Clonazepam

Respuesta correcta: b

En este caso la sustancia más probable sería un opiáceo, ya que en caso de sobredosis producen comúnmente profunda depresión respiratoria. El MDMA (3-4 metilen-dioxi-metanfetamina) es un estimulante del sistema nervioso central. La ketamina es un anestésico que produce poca depresión respiratoria, lo mismo que la cocaína. La benzodiacepinas por sí sola es poco probable que produzca esta magnitud de depresión respiratoria.

Referencias:

Palomo T., Jiménez-Arriero M. Manual de Psiquiatría. Madrid: ENE; 2009.

4. Los opiáceos actúan como los neurotransmisores liberados de las neuronas que parten desde el nucleus arcuato, se proyectan tanto al área tegmental ventral como al nucleus accumbens y liberan encefalina. En relación a los opiáceos:

a) Actúan como agonista de los receptores opiodes μ, δ y κ.
b) A dosis analgésicas y por encima de ellas, inducen euforia, su principal propiedad reforzadora.
c) La acción aguda de los opiáceos se puede revertir por antagonistas opiáceos sintéticos como la naloxona y la naltrexona.
d) La sobredosis puede inducir coma.
e) todas las anteriores.

Respuesta correcta: e

Los opiáceos exógenos en forma de analgésicos o drogas de abuso actúan como agonista de los receptores opioides μ, δ y κ, particularmente en los receptores μ. A dosis analgésicas y por encima de ellas, inducen euforia, su principal propiedad reforzadora. En sobredosis actúan como depresión de la respiración llegando a inducir coma. La acción aguda de los opiáceos se puede revertir por antagonistas opiáceos sintéticos como la naloxona y la naltrexona, que compiten como antagonista en los receptores opioides.

Referencias:

Vallejo Ruiloba J, Leal Cercós Carmen. Tratado de Psiquiatría. Volumen I. 2ª ed. Barcelona: Ars Médica; 2010.

5. La participación en un programa de desintoxicación de opioides debe ser voluntaria, garantizar la confidencialidad y establecer una alianza con el paciente. Es recomendable establecer un contrato terapéutico y si es posible se sustituirá la sustancia de adicción. En este caso:

a) La sustancia de adicción se sustituirá por una de semivida más corta.
b) Se debe sustituir por una sustancia que presente menores fluctuaciones en las concentraciones plasmáticas.
c) La metadona se administra vía intravenosa.
d) La semivida de la metadona es corta.
e) La desintoxicación es el término de un tratamiento por uso de sustancias.

Respuesta correcta: b

La aparición de síntomas de abstinencia dependen de las características de la sustancia, por esta razón siempre que sea posible se sustituirá por una de vida media más prolongada, para evitar fluctuaciones en las concentraciones plasmáticas. En la desintoxicación de la dependencia de heroína, la metadona es el tratamiento de elección, ya que puede administrar vía oral. El tratamiento de desintoxicación debe plantearse como el inicio de un programa más amplio e integrador que ayude al paciente a superar la dependencia.

Referencias:

Vallejo Ruiloba J, Leal Cercós Carmen. Tratado de Psiquiatría. Volumen I. 2ª ed. Barcelona: Ars Médica; 2010.

6. Los programas de mantenimiento con metadona constituyen una alternativa terapéutica para la dependencia de opioides. La metadona como tratamiento de sustitución se comenzó a utilizar a finales de 1950 en Canadá y en la década de 1960 en Estados Unidos. Se prescribió diariamente metadona intentando reducir el uso de drogas ilegales y conseguir una mejoría en el funcionamiento psicosocial. ¿Cuál de los siguientes es un criterio de inclusión en programas de mantenimiento con metadona?

a) Toxicomanías crónicas con fracasos repetidos de tratamientos.
b) Pacientes en lista de espera para tratamiento de desintoxicación.
c) Toxicómanas embarazadas

d) Pacientes toxicómanos con patología psiquiátrica.
e) Todas son correctas

Respuesta correcta: e

Algunos criterios de inclusión en Programas de mantenimiento de metadona son: pacientes que no consiguen la abstinencia que tras un periodo con metadona pueden conseguirla, toxicomanías crónicas con fracasos repetidos, pacientes con complicaciones orgánicas graves, embarazadas, pacientes con patología psiquiátrica, en lista de espera de desintoxicación.

Referencias:

Vallejo Ruiloba J, Leal Cercós Carmen. Tratado de Psiquiatría. Volumen I. 2ª ed. Barcelona: Ars Médica; 2010.

7. Dentro de los programas de deshabituación y de prevención de recaídas, los antagonistas opioides como la naltrexona constituye una alternativa en el tratamiento. La naltrexona es un antagonista que bloquea los efectos opiáceos por una unión competitiva a nivel de los receptores μ, κ y δ. ¿Cuál de las siguientes afirmaciones es cierta en relación a la naltrexona?

a) Una dosis de 50 mg bloquea la respuesta a la heroína durante 24 horas.
b) Su uso continuado produce tolerancia y dependencia.
c) No se metaboliza en el hígado.
d) No es necesario mantener un periodo de abstinencia previo.
e) No tiene acción a nivel hormonal.

Respuesta correcta: a

La naltrexona no produce tolerancia ni dependencia física incluso tras la administración continuada durante más de 9 meses. En un 95% de metaboliza en el hígado y para evitar síntomas de abstinencia previamente debe haber un periodo de abstinencia de 7 a 14 días. A nivel hormonal estimula la secreción de la hormonal luteinizante, foliculoestimulante, corticotropina y el cortisol. Una dosis diaria de 50 mg de naltrexona bloquea durante 24 horas los efectos de 25 mg de heroína.

Referencias:

Vallejo Ruiloba J, Leal Cercós Carmen. Tratado de Psiquiatría. Volumen I. 2ª ed. Barcelona: Ars Médica; 2010.

8. Paciente varón de 35 años con antecedente de dependencia a la heroína fumada en abstinencia desde hace 2 años. Refiere que en el último mes ha consumido en tres ocasiones mientras estaba con amigos. Se muestra motivado para mantener abstinencia pero reconoce problemas para frenar los deseos de consumo que desde la recaída con cada vez más frecuentes. Usted le propone iniciar tratamiento con naltrexona. ¿Qué debería considerar en este caso?

a) El objetivo es conseguir el bloqueo de los efectos reforzantes de la sustancia
b) La inducción sólo se puede iniciar con un periodo de abstinencia previo.
c) Es aconsejable realizar un test de naloxona
d) Se debe vigilar sintomatología abstinencial.
e) Todas son verdaderas

Respuesta correcta: e

La naltrexona es un antagonista opioide que tiene como objetivo bloquear los efectos del opiáceo exógeno que consume. La inducción sólo se debe iniciar en pacientes libres de consumo para evitar los síntomas de abstinencia que aparecerán a los 5 minutos de haber ingerido la naltrexona. Es aconsejable realizar un test de naloxona administrando una dosis única de 0.8 mg vía subcutánea y vigilar la aparición de síntomas de abstinencia.

Referencias:

Vallejo Ruiloba J, Leal Cercós Carmen. Tratado de Psiquiatría. Volumen I. 2ª ed. Barcelona: Ars Médica; 2010.

9. En el manejo de la dependencia de heroína, los programas de mantenimiento con antagonistas opioides constituyen una de las alternativas dentro del proceso de deshabituación y prevención de recaídas. ¿Cuál de los siguientes pacientes no cumple con los criterios de inclusión de un programa de mantenimiento con antagonistas?

a) Paciente con dependencia a la heroína desde hace 10 años.
b) Paciente en seguimiento en programa de mantenimiento con metadona estable desde hace 2 años.
c) Paciente con consumo de heroína esporádico sin criterios de dependencia.
d) Paciente con antecedente de consumo de heroína, en abstinencia desde hace un año y que ha recaído recientemente.
e) Paciente con antecedente de consumo de heroína, en abstinencia desde hace 5 años y que ha recaído recientemente.

Respuesta correcta: a

Los criterios de inclusión en programas de mantenimiento con antagonistas se puede concretar en 6 grupos: paciente con dependencia a la heroína de menos de 18 meses; pacientes que han estado abstinentes coincidiendo con su estancia hospitalaria o comunidad terapéutica; profesionales sanitarios; pacientes procedentes de programas de mantenimiento con metadona que están muy estabilizados; pacientes con consumo de heroína esporádico sin dependencia y pacientes que se han mantenido abstinentes durante más de 6 meses y que han recaído recientemente.

Referencias:

Vallejo Ruiloba J, Leal Cercós Carmen. Tratado de Psiquiatría. Volumen I. 2ª ed. Barcelona: Ars Médica; 2010.

10. La cocaína es un psicoestimulante que puede producir efectos euforizantes, aumenta el nivel de atención y produce sensación de mayor rendimiento físico y mental. El consumo de cocaína ha aumentado a nivel mundial y la forma de administración varía. ¿Cuál de las siguientes afirmaciones es incorrecta?

a) La vía intravenosa produce un efecto rápido con un pico máximo a los 10 a 15 minutos.
b) El consumo intravenoso de cocaína asociada a heroína se denomina comúnmente speedball.
c) La forma de abuso más frecuente son la cocaína fumada o esnifada.
d) Si bien una mayoría de los pacientes que consumen cocaína realizan un consumo simultáneo de alcohol, esta asociación no suele ser peligrosa.
e) Los efectos del crack, derivado de la cocaína, se inician a los 5 segundos del consumo.

Respuesta correcta: d

La vía intravenosa de la cocaína conduce a un pico máximo a los 10 a 15 minutos y una duración de 30 a 45 minutos. El consumo asociado a heroína se denomina speedball con lo que se busca potenciar los efectos de ambas y evitar el efecto rebote de la cocaína. La forma de abuso más frecuente son la cocaína fumada o esnifada. Los efectos del crack, se inician a los 5 segundos del consumo, son intensos y con una duración entre 5 a 10 minutos lo que lleva a una rápida dependencia. La respuesta incorrecta es la d), ya que el consumo de cocaína asociado a alcohol produce un metabolito que eleva el riesgo de toxicidad y muerte por cocaína.

Referencias:

Vallejo Ruiloba J, Leal Cercós Carmen. Tratado de Psiquiatría. Volumen I. 2ª ed. Barcelona: Ars Médica; 2010.

11. El tratamiento de la dependencia de opiáceos se incluyen cambios ambientales, intervenciones psicosociales y tratamiento farmacológico. Los programas de mantenimiento están orientados a reducir los problemas y riesgos asociados al uso de heroína. ¿Cuál de los siguientes fármacos se utiliza como tratamiento farmacológico de mantenimiento en dependencia de heroína?

a) Metadona
b) Buprenorfina
c) Buprenorfina/naloxona
d) Todas son falsas
e) Todas son verdaderas

Respuesta correcta: e

Los programas de mantenimiento con agonistas opiáceos constituyen una alternativa terapéutica para la reducción de riesgos asociados. Dentro de los fármacos utilizados está la metadona, buprenorfina y buprenorfina/naloxona. La metadona tiene propiedades parecidas a la morfina con una acción prolongada. La buprenorfina es un agonista opioide parcial μ y un antagonista κ de acción más prolongada que la metadona. Se ha visto su eficacia también en combinación con la naloxona que es un antagonista opioide en terapia de mantenimiento.

Referencias:

Vallejo Ruiloba J, Leal Cercós Carmen. Tratado de Psiquiatría. Volumen I. 2ª ed. Barcelona: Ars Médica; 2010.

12. La desintoxicación por opioides se puede realizar de forma gradual o abrupta, en régimen ambulatorio o de ingreso. El método a elegir va a depender de la intensidad de la dependencia, la gravedad, el apoyo sociofamiliar y la motivación del paciente. ¿Cuál de los siguientes fármacos no se utiliza en el proceso de desintoxicación?

a) Clonidina
b) Metadona
c) Buprenorfina
d) Naltrexona
e) Todos estos fármacos se utilizan en desintoxicación.

Respuesta correcta: d

La clonidina es un agonista adrenérgico que reduce el síndrome de abstinencia en intensidad al disminuir la actividad noradrenérgica del sistema nervioso central. La metadona y la buprenorfina son agonistas opioides que permiten la desintoxicación por la tolerancia cruzada que existe mediante la administración de otro opioide del mismo grupo a dosis progresivamente decrecientes. La naltrexona es un antagonista, activo por vía oral, que bloquea los receptores opioides, compite con los agonistas y previene los efectos reforzantes. Se utiliza en los programas de deshabituación.

Referencias:

Vallejo Ruiloba J, Leal Cercós Carmen. Tratado de Psiquiatría. Volumen I. 2ª ed. Barcelona: Ars Médica; 2010.

13. Un tratamiento en un programa libre de drogas es un proceso de duración variable que persigue la mejora y el cambio es su estilo de vida; que comienza por el reconocimiento del problema, la necesidad de un cambio y la aceptación de ayuda externa. Su objetivo es la abstinencia, la extinción de la conducta adictiva, prevención del uso de sustancias, reestructuración personal, familiar y social, cambio en el estilo de vida y cuidado de la salud. ¿Cuáles de los siguientes perfiles de paciente no cumple con los criterios para ser candidatos a esta terapia?

a) Paciente varón de 30 años con consumo habitual de cocaína.
b) Paciente mujer de 45 años con consumo reciente de heroína inhalada con buena apoyo familiar.
c) Paciente de 23 años con consumo de diario de cocaína con motivación a la abstinencia.
d) Paciente varón de 50 años ex adicto a drogas vía parenteral en programa de mantenimiento con metadona en abstinencia desde hace 7 años.
e) Paciente mujer de 47 años, en seguimiento irregular en el centro de atención a drogodependientes, con varios fracasos terapéuticos.

Respuesta correcta: e

Son candidatos a programas libres de drogas aquellos pacientes diagnosticados de abuso o dependencia de sustancias: usuarios diagnosticados de abuso o dependencia de sustancias distintas de opiáceos, personas con consumo de opiáceos sin criterios de dependencia con apoyo sociofamiliar, pacientes con alta motivación a la abstinencia, pacientes con una evolución favorable en otros programas como paso previo al alta. No se plantea esta alternativa de tratamiento en pacientes con regular motivación y varios fracasos terapéuticos.

Referencias:

Chinchilla Moreno A. Tratado de terapéutica psiquiátrica. Primera edición. NGP. 2010.

14. El LSD (dietilamida del ácido lisérgico) es una sustancia alucinógena que provoca alteraciones en la sensopercepción, sobre todo visual, cambios psicológicos, conductuales y efectos somáticos. Dentro de las complicaciones somáticas descritas, ¿cuál de las siguientes afirmaciones es falsa?

a) Convulsiones
b) No se han descrito malformaciones congénitas con su consumo durante el embarazo.
c) Hipertemia
d) Déficit cerebrales focales residuales
e) Estado de coma, aunque no se ha demostrado mortalidad directa relacionada.

Respuesta correcta: b

Tras el consumo de LSD se han descrito convulsiones, hipertermia, déficit cerebrales residuales por vasoespasmo, rabdomiolisis y casos de coma aunque no se ha demostrado mortalidad directa relacionada con el consumo. Se han descrito malformaciones congénitas con su consumo durante el embarazo como anoftalmia, aplasia labial y malformaciones cerebrales.

Referencias:

Vallejo Ruiloba J, Leal Cercós Carmen. Tratado de Psiquiatría. Volumen I. 2º ed. Barcelona: Ars Médica; 2010.

15. Paciente de 26 años que acude al centro de salud mental por alucinaciones. Refiere ser consumidor habitual de LSD (dietilamida del ácido lisérgico) hasta hace un mes en que deja el consumo y comienza a presentar momentos en los que ve halos alrededor de los objetos, figuras que cambian de tamaño e intensificación de los colores. ¿Qué afirmación es incorrecta?

a) Podría tratarse de un trastorno perceptivo persistente (flashbacks) pero debido al tiempo en que ha permanecido en abstinencia se descarta.
a) Se debe descartar alguna enfermedad médica que expliquen la presencia de estos síntomas
b) Se puede iniciar dosis bajas de benzodiacepinas.

c) Plantear un antipsicótico si persiste sintomatología.
d) Todas son verdaderas

Respuesta correcta: a

El trastorno perceptivo persistente por alucinógenos (flashbacks) consiste en la reexperimentación días o meses después del cese del consumo de los síntomas perceptivos que se experimentaron durante la intoxicación. Se debe descartar patología médica (lesiones anatómicas, epilepsias visuales, entre otras). Durante el episodio agudo se puede precisar de dosis bajas de benzodiacepinas y de antipsicóticos en caso de que persista la sintomatología.

Referencias:

Kaplan H. I., Sadock B. J. Sinopsis de Psiquiatría. 10a edición. Madrid: Panamericana - Williams & Wilkins, 2012.

16. Los análisis de orina nos ayudan a confirmar el posible uso de sustancias, con un período de detección limitado tras el consumo. ¿A cuál de las siguientes sustancias no le corresponde su verdadero período de detección en orina?

a) Heroína - 4 semanas
b) Cannabis – 3 días a 4 semanas
c) Metadona – 3 días
d) Anfetaminas - 48 horas
e) Benzodiacepinas – 3 días

Respuesta correcta: a

La heroína tiene un período de detección en orina de 36 a 72 horas.

Referencias:

Kaplan H. I., Sadock B. J. Sinopsis de Psiquiatría. 10a edición. Madrid: Panamericana - Williams & Wilkins, 2012.

17. El consumo desadaptativo de una sustancia conlleva a un deterioro o malestar clínicamente significativos. Dentro de los criterios para el diagnóstico de la dependencia de sustancias (DSM-IV-TR), ¿cuál de las siguientes afirmaciones es falsa?

a) Necesidad de cantidades marcadamente crecientes de la sustancia para conseguir la intoxicación o el efecto deseado.
b) Síndrome de abstinencia
c) Síntomas se manifiestan en algún momento en un período de tiempo de 6 meses.
d) Reducción importante de actividades sociales.
e) Deseo persistente o esfuerzos infructuosos de controlar o interrumpir el consumo.

Respuesta correcta: c

Los síntomas para el diagnóstico de dependencia de sustancias se deben presentar en algún momento de un período continuado de 12 meses y estos son: tolerancia, abstinencia, consumo de cantidades mayores o durante un período de tiempo más largo de lo que inicialmente pretendía, deseo persistente o esfuerzos infructuosos por dejar el consumo, se emplea mucho tiempo en actividades relacionadas con la obtención de la sustancia, reducción de actividades sociales, continúa el consumo a pesar de tener conciencia de problemas psicológicos o físicos secundarios.

Referencias:

Kaplan H. I., Sadock B. J. Sinopsis de Psiquiatría. 10a edición. Madrid: Panamericana - Williams & Wilkins, 2012.

18. Paciente de 18 años que llega al servicio de urgencias con aumento del apetito, deterioro de la coordinación, ansiedad, sequedad de boca y taquicardia. Su madre sospecha de consumo de tóxicos. ¿A qué sustancia se deben los síntomas que presenta el paciente?

a) Intoxicación por anfetaminas
b) Intoxicación por cafeína
c) Intoxicación por cocaína
d) Intoxicación por cannabis
e) Intoxicación por Dietilamida del ácido lisérgico

Respuesta correcta: d

En la intoxicación por anfetaminas el paciente presenta taquicardia o bradicardia, dilatación pupilar, tensión arterial aumentada o disminuida, sudoración o escalofríos, naúsas o vómitos, pérdida de peso demostrable, agitación o retraso psicomotriz, debilidad muscular y respiratoria, patologías cardíacas, confusión, crisis comiciales, distonías, coma. La intoxicación por cafeína se manifiesta con mayor inquietud, nerviosismo, excitación, insomnio, taquicardia, sensación de infatigabilidad. La intoxicación por cocaína muy parecida a la por anfetaminas. El Dietilamida del ácido lisérgico (LSD) es un alucinógeno que en caso de intoxicación presenta intensificación subjetiva de las percepciones, despersonalización, desrealización, ilusiones, alucinaciones. La intoxicación por cannabis presenta cambios desadaptativos con deterioro de la coordinación, euforia, ansiedad, sensación de que el tiempo transcurre lentamente, inyección conjuntival, aumento del apetito, sequedad de boca, taquicardia.

Referencias:

Kaplan H. I., Sadock B. J. Sinopsis de Psiquiatría. 10a edición. Madrid: Panamericana - Williams & Wilkins, 2012.

19. Paciente varón de 36 años, que presenta un consumo a diario de cocaína esnifada, acude al servicio de urgencias por fatiga, sueños vívidos, hipersomnia, disminución del apetito y retraso psicomotriz. Refiere que no consume cocaína desde ayer por la noche. ¿Cuál de los síntomas manifestados por el paciente no es frecuente en una abstinencia por cocaína?

a) Fatiga

b) Sueños vívidos
c) Hipersomnia
d) Disminución del apetito
e) Retraso psicomotriz

Respuesta correcta: d

La interrupción del consumo prolongado de cocaína produce un estado de ánimo disfórico asociado a fatiga, sueños vívidos y desagradables, insomnio o hipersomnia, aumento del apetito, retraso o agitación psicomotriz.

Referencias:

Kaplan H. I., Sadock B. J. Sinopsis de Psiquiatría. 10a edición. Madrid: Panamericana - Williams & Wilkins, 2012.

20. Paciente varón de 27 años que acude al servicio de urgencias presentado euforia, ansiedad, espasmos musculares y vómitos. Un amigo que lo acompaña refiere que ha consumido GHB (gamma-hidroxibutirato) hace unas horas. ¿Cuál de las siguientes actuaciones en el servicio de urgencias no corresponde?

a) Estar atentos a una posible crisis convulsiva.
b) Observar síntomas de dificultad respiratoria.
c) Sospechar de una posible intoxicación por alcohol agregada.
d) Vigilar la tensión arterial
e) Todas son verdaderas.

Respuesta correcta: e

El GHB (gamma-hidroxibutirato), es un metabolito activo del ácido gamma-aminobutírico GABA. Es un hipnótico sedante benzodiacepínico con efectos euforizantes ingeridos comúnmente con alcohol. Es líquido y se consume vía oral. A dosis bajas produce relajación y desinhibición. A dosis altas produce bradicardia, agitación, vómitos, hipotermia, mioclonus, amnesia, con menos frecuencia convulsiones, dificultades respiratoria y coma.

Referencias:

Vallejo Ruiloba J, Leal Cercós Carmen. Tratado de Psiquiatría. Volumen I. 2ª ed. Barcelona: Ars Médica; 2010.

21. Paciente mujer de 21 años que es trasladada al servicio de urgencias por deshidratación. Refiere que ha estado en un festival de música consumiendo unas pastillas que al parecer eran MDMA (3-4 metilen-dioxi-metanfetamina). Relata que durante estos días se ha sentido muy bien, ha hechos varios amigos, se ha sentido con mucha energía y conectada con el entorno hasta hace unas horas en que ha comenzado ha sentir los latidos cardíacos mucho más frecuentes y una sensación de calor por lo que ha decidido acudir al servicio de urgencias. A su llegada se encuentra confusa, presenta hipertemia y rigidez muscular. ¿Cuál de las siguientes opciones es verdadera respecto al manejo en el servicio de urgencias?

a) Utilización de medidas físicas para disminuir la temperatura corporal
b) Hidratación oral o intravenosa
c) Contactar con unidad de cuidados intensivos
d) Dentro del tratamiento farmacológico se puede utilizar dantroleno, bromocriptina o neurolépticos.
e) Todas son verdaderas

Respuesta correcta: e

La complicación física más grave en los pacientes con consumo de MDMA es la deshidratación y el "golpe de calor". Se debe sospechar el diagnóstico y adoptar medidas para disminuir el calor corporal, asegurar la hidratación, realizar un diagnóstico diferencial y derivar a una unidad de cuidados intensivos. El tratamiento farmacológico se podría equiparar al síndrome neuroléptico maligno, se puede utilizar dantroleno, bromocriptina, benzodiacepinas, anticonvulsivantes y neurolépticos.

Referencias:

Vallejo Ruiloba J, Leal Cercós Carmen. Tratado de Psiquiatría. Volumen I. 2ª ed. Barcelona: Ars Médica; 2010.

22. La metanfetamina, derivado anfetamínico, fue sintetizada por primera vez en 1919. Es un estimulador del sistema nervioso central que se consume más comúnmente vía oral y algunos de sus derivados se administran vía fumada, esnifada o inyectada. Una vez en la sangre se distribuye por el resto del organismo. En relación a la metabolización de la metanfetamina, ¿cuál de las siguientes afirmaciones es correcta?

a) No tiene metabolismo hepático
b) Su eliminación es renal
c) Atraviesa con dificultad la barrera hematoencefálica.
d) Todas son falsas
e) Todas son verdaderas

Respuesta correcta: b

La metanfetamina, una vez en la sangre se distribuye por el resto del organismo, atravesando fácilmente la barrera hematoencefálica. El metabolismo es mayormente hepático, su eliminación es renal.

Referencias:

Vallejo Ruiloba J, Leal Cercós Carmen. Tratado de Psiquiatría. Volumen I. 2ª ed. Barcelona: Ars Médica; 2010.

23. Paciente varón de 24 años con consumo de speed desde hace 2 años, en un inicio de forma lúdica, llegando a tener un patrón de dependencia en la actualidad. Relata que en el último mes presenta ansiedad e ideas autorreferenciales por lo que ha decido dejar el

consumo y solicitar ayuda. Se muestra motivado para la abstinencia ya que se encuentra preocupado por las repercusiones crónicas que le podría causar su dependencia. En cuando al tratamiento farmacológico, ¿qué fármaco podría proponer?

a) Selegilina
b) Hidergina
c) Vitamina E
d) Todas son falsas
e) Todas son verdaderas

Respuesta correcta: e

Actualmente el único tratamiento recomendado para la dependencia a metanfetaminas es la abstinencia, aunque se ha propuesto la posibilidad de programas de mantenimiento con anfetaminas. Desde el NIDA (National Institute of Druga Abuse) han sugerido alternativas experimentales como selegilina, hidergina, vitamina E.

Referencias:

Vallejo Ruiloba J, Leal Cercós Carmen. Tratado de Psiquiatría. Volumen I. 2ª ed. Barcelona: Ars Médica; 2010.

24. Paciente varón de 33 años que acude a cita con su urólogo porque está intentando tener un hijo con su pareja, pero pese a intentarlo desde hace varios meses no han podido. Refiere que es consumidor de cannabis desde los 20 años, con un consumo actual de 2 gramos de hachís. Su médico de cabecera lo ha derivado para estudio. ¿Cuál de las siguientes alteraciones podríamos encontrar en este paciente?

a) Alteraciones a nivel hipofisiario.
b) Aumento de la movilidad de espermatoides.
c) Aumento de la secreción de hormonas sexuales.
d) Aumento del número de espermatoides.
e) Aumento de la secreción de testosterona.

Respuesta correcta: a

Dentro de las complicaciones somáticas del consumo de cannabis podemos encontrar que el THC produce alteraciones hipofisiarias, con una disminución de la secreción de hormonas sexuales, reducción de la secreción de testosterona, del número y la movilidad de los espermatozoides.

Referencias:

Vallejo Ruiloba J, Leal Cercós Carmen. Tratado de Psiquiatría. Volumen I. 2ª ed. Barcelona: Ars Médica; 2010.

25. Paciente mujer de 24 años con un consumo diario de marihuana desde los 18 años. Niega consumo de otros tóxicos. Actualmente se encuentra embarazada de 30 semanas. Refiere que

en ocasiones se ha planteado dejar el consumo pero no tiene claro qué repercusiones tendrá para su hijo si lo mantiene. En relación al consumo de cannabis en el embarazo, ¿Cuál de las siguientes afirmaciones es falsa?

a) El THC atraviesa la barrera placentaria.
b) El recién nacido puede tener bajo peso al nacer.
c) No hay paso a la leche materna.
d) Durante la infancia puede presentar alteraciones en las funciones cognitivas.
e) El niño puede presentar alteraciones de las neuronas dopaminérgicas.

Respuesta correcta: c

El THC se acumula en la leche materna, por lo que no se recomienda lactancia materna en pacientes consumidoras. Atraviesa la barrera placentaria. El recién nacido puede tener bajo peso al nacer, siendo un efecto dosis dependiente. Se han descrito alteraciones de las neuronas dopaminérgicas y alteraciones en las funciones cognitivas durante la infancia.

Referencias:

Vallejo Ruiloba J, Leal Cercós Carmen. Tratado de Psiquiatría. Volumen I. 2ª ed. Barcelona: Ars Médica; 2010.

26. Paciente varón de 50 años que acude al ambulatorio derivado por cardiología por tabaquismo. Relata que hace un mes estuvo ingresado por un infarto cardiaco que lo ha hecho replantearse sus hábitos de vida. Además del tratamiento farmacológico, ha iniciado una dieta y se ha planteado dejar de fumar. Refiere que actualmente fuma 20 cigarrillos al día. Usted decide pasarle el Test de Fargerström. ¿En relación a esta prueba, cuál de las siguientes afirmaciones es falsa?

a) Es un test que evalúa la dependencia a la nicotina.
b) Dentro de los ítems a evaluar no está considerado el número de cigarrillos al día
c) Según la puntuación se clasifica en dependencia baja, moderada o grave
d) Sirve de guía para dosificar el tratamiento farmacológico
e) Evalúa cuánto tarda en fumar el primer cigarrillo cuando se despierta.

Respuesta correcta: b

El Test de Fargerström, mide la dependencia a la nicotina y sirve de guía para dosificar el tratamiento farmacológico. Según la puntuación en las 6 preguntas que tiene, se clasifica en dependencia baja (0-3), moderada (4-6) y grave (mayor de 6). Mide el tiempo que trascurre desde que se despierta hasta que se fuma el primer cigarrillo y el número de cigarrillos que se consumen durante el día.

Referencias:

Vallejo Ruiloba J, Leal Cercós Carmen. Tratado de Psiquiatría. Volumen I. 2ª ed. Barcelona: Ars Médica; 2010.

27. Paciente varón de 47 años con antecedente de hábito tabáquico desde los 16 años, actualmente fuma 40 cigarrillos al día. Hace un año que presenta síntomas respiratorios por lo que acudió al neumólogo, siendo diagnosticado de enfermedad pulmonar obstructiva crónica. Su médico le ha recomendado dejar de fumar. Refiere que lo ha intentado en varias ocasiones pero no lo ha logrado. Quiere dejar de fumar de forma progresiva ya que las veces anteriores se han pautado parches pero ha vuelto a fumar en unos días. Usted se plantea la posibilidad de iniciar tratamiento farmacológico con bupropión, ¿qué consideración debería tener?

a) Al momento de iniciar el tratamiento debe dejar de fumar
b) No está indicado en paciente con antecedente o riesgo de epilepsia
c) Si no existe una depresión concomitante no es eficaz.
d) Su efecto se debe a que es un inhibidor selectivo de la recaptación de serotonina
e) Todas son falsas

Respuesta correcta: b

El bupropión es un agente dopaminérgico mesolímbico que se puede instaurar sin que el paciente haya dejado de fumar. Se fija una fecha para el cese del consumo de tabaco que generalmente es a la segunda semana de tratamiento. Es eficaz aunque no existe una depresión concomitante. Sus principales efectos adversos son sequedad de boca, insomnio, inquietud, náuseas y vómitos. Está contraindicado en pacientes con antecedente o riesgo de epilepsia o bulimia. El tratamiento dura entre 7 y 12 semanas.

Referencias:

Vallejo Ruiloba J, Leal Cercós Carmen. Tratado de Psiquiatría. Volumen I. 2ª ed. Barcelona: Ars Médica; 2010.

28. Paciente mujer de 43 años que acude al centro de salud mental para dejar de fumar. Relata inicio del consumo hace 20 años y consumo actual de 20 cigarrillos al día con aumento de la dosis en momentos de ansiedad. Refiere que está en tratamiento por un hipotiroidismo y recientemente le han diagnosticado de hipertensión arterial, pero aún no inicia tratamiento. ¿Qué opción no plantearía en esta paciente?

a) Evaluar la dependencia a la nicotina
b) Intervenciones psicoeducativas
c) Entrenamiento en habilidades y resolución de problemas
d) Parche de nicotina
e) Todas con verdaderas

Respuesta correcta: d

Antes de iniciar el tratamiento se debe medir el grado de dependencia de la nicotina. El tratamiento consiste en técnicas psicoterapeúticas con programas de tratamiento farmacológico. Los abordajes recomendados son las intervenciones psicoeducativas, el apoyo y el entrenamiento en habilidades y resolución de problemas. El tratamiento con preparados a base de nicotina está contraindicado en hipertensión arterial no tratada y enfermedades cardiológicas no compensadas.

Referencias:

Vallejo Ruiloba J, Leal Cercós Carmen. Tratado de Psiquiatría. Volumen I. 2ª ed. Barcelona: Ars Médica; 2010.

29. Paciente mujer de 32 años que acudió hace 5 años al servicio de urgencias por una crisis de ansiedad. En aquel momento le pautaron alprazolam y sertralina. Relata que por afectos adversos suspendió el antidepresivo a los pocos días, continuando el consumo de benzodiacepinas en dosis progresivas para controlar la ansiedad. Actualmente toma 10 mg de alprazolam al día y quiere dejarlo. ¿Qué opción terapéutica no le plantearía a la paciente?

a) Indagar sobre síntomas de abstinencia.
b) Administrar dosis decrecientes de diazepam
c) Preguntar sobre sintomatología ansiosa y plantearse iniciar un antidepresivo
d) Valorar si existe consumo concomitante de otras sustancias.
e) Indicarle que la benzodiacepinas que toma es de vida media larga, por lo que es poco probable que presente síntomas abstinenciales.

Respuesta correcta: e

En este caso debemos indagar en un comienzo sobre la sintomatología ansiosa y realizar una diferenciación entre ansiedad y síntomas de dependencia o abstinencia. Recabar información del patrón de consumo y su concomitancia con otras sustancias. La desintoxicación se realiza administrando dosis decrecientes de benzodiacepinas de vida media larga y antes de interrumpir el consumo es aconsejable valorar el instaurar un antidepresivo para cobertura ansiolítica. El alprazolam tiene una vida media corta por lo que pueden inducir abstinencia más rápida e intensamente que una benzodiacepinas de vida media larga.

Referencias:

Vallejo Ruiloba J, Leal Cercós Carmen. Tratado de Psiquiatría. Volumen I. 2ª ed. Barcelona: Ars Médica; 2010.

30. Paciente de 21 años que acude al centro de salud mental porque desde hace un año comenzó a jugar en las máquinas tragaperras. Relata que desde entonces se gasta gran parte de su sueldo, tiene deudas y, como consecuencia, problemas con su familia. En relación al juego patológico, ¿cuál de las siguientes afirmaciones es verdadera?

a) La edad de inicio en varones suele ser en torno a los 40 años.
b) No es frecuente que presenten comorbilidad con otra patología psiquiátrica.
c) Podría existir una disfunción dopaminérgica relacionada con los mecanismos de refuerzo.
d) Aunque la edad de inicio en las mujeres es más precoz que en los varones, no tienden a desarrollar el trastorno con rapidez.
e) No existen estudios que avalen la eficacia de terapias psicológicas.

Respuesta correcta: c

La edad de inicio en varones suele ser en la adolescencia o adultos jóvenes, siendo en las

mujeres más tardío aunque con una tendencia a desarrollar el trastorno con mayor rapidez. Existe una alta frecuencia de comorbilidad psiquiátrica, en particular con abuso de sustancias y trastornos de personalidad. En relación al tratamiento, con los estudios realizados hasta ahora, la combinación de la terapia cognitivo conductual asociado a un tratamiento farmacológico parecería ser lo más efectivo.
Dentro de los neurotransmisores implicados, existiría una disfunción dopaminérgica con un incremento en las vías relacionadas con los mecanismos de refuerzo.

Referencias:

Vallejo Ruiloba J, Leal Cercós Carmen. Tratado de Psiquiatría. Volumen I. 2ª ed. Barcelona: Ars Médica; 2010.

TEMA 11. PATOLOGÍA DUAL: TRASTORNOS PSÍQUICOS EN LAS ADICCIONES. EVALUACIÓN Y OPCIONES TERAPÉUTICAS.

Alba Sedano Capdevila

1. En cuanto al diagnóstico de patología dual señale la cierta:

a) La comorbilidad entre el consumo de alcohol u otras sustancias y otros trastornos psiquiátricos es escasa.

b) El 20% de los pacientes con un diagnóstico de trastorno psiquiátrico coexiste con un trastorno por uso de sustancias.

c) Casi el 10% de los pacientes diagnosticados de trastorno por consumo de sustancias reciben también, en algún momento de su vida, otro diagnóstico detrastorno psiquiátrico.

d) Casi el 40% de los pacientes con un diagnóstico de trastornos por abuso de alcohol presenta un diagnóstico comórbido con otro trastorno psiquiátrico.

e) Lo que conocemos como patología dual es relativamente reciente no siendo contemplado hasta la edición del DSM-IV en 1994

Respuesta correcta: d

Este tipo específico de comorbilidad parece presentar una elevada prevalencia por lo que el interés científico ha aumentado. Pese a la estrecha conexión entre comorbilidades, la história real de la patología dual es relativamente reciente y sus inicios hay que buscarlos en la publicación del DSM-III en 1980.

En casi el 40% de los pacientes con diagnóstico de t. por abuso de alcohol y en más del 50 % de los diagnosticados de trastorno por consumo de otras drogas, recibe también, en algún momento de su vida un diagnóstico de otro tipo de T. Psiquiátrico.

2. Juan Carlos es un chico de 35 años que el 11 de marzo de 2004 (11M) se encontraba esperando el tren para ir a la universidad en Atocha. En los atentados presentó múltiples quemaduras de segundo grado que precisaron curas durante varias semanas. En aquel momento Juan Carlos prefirió seguir haciendo su vida normal negándose a realizar seguimiento psicológico como alguno de sus amigos. Terminó dejando la carrera tras varios años suspendiendo. Soltero, vive con sus padres. Por las noches tiene pesadillas varias ocasiones al mes en que revive lo sucedido en el andén. Tampoco ha vuelto a coger ningún tren. Trabaja como reponedor en un supermercado. Sus padres están preocupados porque desde hace más de 5 años al llegar a casa del trabajo se encierra a beber un litro de cerveza en su habitación mientras juega con el ordenador. Luego cenando bebe otra cerveza con su padre. Saben que ve el televisor hasta altas horas de la madrugada en su habitación. Respecto a Juan Carlos señale la opción más correcta:

a) Antes de hacer ningún tipo de abordaje psicoterapéutico Juan Carlos debería dejar de beber.

b) El trastorno de estrés postraumático aumenta la posibilidad de abuso de sustancias como una forma de automedicar aquellos síntomas como la ansiedad, la hipervigilancia o los pensamientos intrusivos y aliviar la sensación de frialdad afectiva y evitación social.

c) El consumo de alcohol provoca una hiperactivación de los sistemas de neurotransmisión serotoninérgico.

d) La ansiedad no se ve influenciada por el consumo de alcohol.

e) Probablemente interrumpir el consumo de alcohol sería suficiente para mejorar la calidad del sueño de Juan Carlos.

Respuesta correcta: b

La ansiedad constituye un síntoma habitual en los pacientes con abuso de sustancias tanto en los contextos de consumo como en los estados de abstinencia.

Los efectos producidos por el alcohol son los que usan los pacientes como forma de automedicar sus síntomas. En este caso podemos hablar de un diagnóstico de TEPT en el que el paciente ha podido encontrar en el consumo crónico de alcohol alivio de la ansiedad y sensación de evasión frente a fenómenos de reexperimentación que todavía sigue padeciendo en sueños. En este paciente la actitud correcta sería el abordaje psicoterapéutico bilateral enfocándonos tanto en el consumo de alcohol como en el abordaje del TEPT.

Desde la prespectiva bioquímica, el consumo de alcohol provoca un déficit en el funcionamiento de los sistemas de neurotransmisión serotoninérgico, dopaminérgico y opioide.

3. Amanda tiene 42 años y trabaja en una biblioteca desde hace 20 años. Está divorciada desde hace más de 10 años y tiene un hijo mayor de edad que este año se ha ido de Erasmus a Finlandia. Siempre ha sido una mujer muy activa y ha tenido una vida social muy completa realizando múltiples actividades, sobretodo le encantaba el teatro y cantar en el coro. Hace dos años a su hermana pequeña le diagnosticaron cáncer de mama y estuvo cuidando de ella el año que duró la enfermedad. Tras su muerte Amanda no ha vuelto a retomar sus actividades.

Desde hace 9 meses, y tras irse su hijo a Finlandia, sólo sale de casa por las tardes para ir a trabajar. Por las mañanas se levanta temprano y, tras el café, se toma una copa de vino "para relajarse" mientras intenta leer. Desde hace meses no logra concentrarse en la lectura. Esto le pone nerviosa por lo que suele tomarse otra copa de vino hasta que se duerme en el sofá. Tras quedarse dormida, se ducha para espabilarse e ir a trabajar. Últimamente al mirarse al espejo ve que tiene mal aspecto y, aunque con la gente de su trabajo siempre se ha sentido cómoda, decide tomar una copa de vino más para estar más alegre y que se le quiten las pocas ganas que tiene de estar con gente. No ha faltado ni un solo día a trabajar y por la noche, cuando llega a casa cansada, se siente sola por lo que toma lo que queda de la botella de vino para intentar dormir cuanto antes. Señale la respuesta correcta:

a) La paciente no ha faltado ni un día a trabajar y mantiene su cuidado personal por lo que no es una paciente grave. Se debería recomendar disminuír el consumo de alcohol para mejorar la concentración durante la lectura.

b) El consumo de alcohol de forma aguda causa ansiedad, motivo por el cual los pacientes lo consumen como automedicación.

c) Con la abstinencia del alcohol desaparecen siempre los síntomas depresivos.

d) Es una paciente con un nivel de funcionamiento aceptable, mantiene el rendimiento laboral y lleva poco tiempo consumiendo alcohol. No es necesario realizar ninguna prueba complementaria.

e) En los trastornos afectivos los pacientes pueden buscar en el alcohol su efecto euforizante.

Respuesta correcta: e

El consumo de alcohol puede usarse por los pacientes como automedicación en pacientes con trastornos afectivos (sobretodo depresión mayor) por su efecto euforizante. Un consumo de forma crónica ocasiona efectos disfóricos empeorando la ansiedad, irritabilidad y tristeza. Asimismo, los síntomas depresivos son habituales durante el síndrome de abstinencia a diversas drogas, como el alcohol, los opiáceos o los psicoestimulantes.

Es bastante frecuente que los pacientes con patología dual presenten también algún problema de salud de tipo orgánico, por lo que, nunca debemos dejar de lado la realización de pruebas complementarias poniendo especial atención en función hepática, renal y hormonas tiroideas.

4. En cuanto al diagnóstico comórbido de trastorno de la personalidad y el consumo de sustancias señale la falsa:

a) La prevalencia del consumo de sustancias en los pacientes diagnosticados de trastorno de la personalidad es mucho mayor que en la población general, siendo la tasa de prevalencia media no ponderada del 56%.

b) Múltiples estudios prospectivos confirman que en la mayoría de sujetos el trastorno mental es previo al uso de sustancias.

c) Es de destacar que en el trastorno histriónico de la personalidad el comienzo del uso de sustancias es muy precoz, antes de los 25 años.

d) En los estudios se destaca la comorbilidad de consumo de sustancias con el trastorno antisocial y borderline seguidos del evitativo y del paranoide.

e) En los pacientes borderline el uso de sustancias es más frecuente en los varones, mientras que en las mujeres predominan los trastornos de la conducta alimentaria.

Respuesta correcta: c

Es en el trastorno antisocial donde el consumo de alcohol cobra relevancia en edades más tempranas.

5. Señale de mayor a menor el orden correcto de sustancias más habitualmente consumidas en pacientes esquizofrénicos.

a) Cannabis-alcohol-psicoestimulantes-tabaco y opiáceos.
b) Alcohol-tabaco-cannabis-psicoestimulantes y opiáceos.
c) Tabaco-alcohol-cannabis-opiáceos y psicoestimulantes.
d) Tabaco-alcohol-cannabis-psicoestimulantes y opiáceos.
e) Alcohol-cannabis-tabaco-opiáceos y psicoestimulantes.

Respuesta correcta: d

En los análisis específicos de las diferentes drogas de abuso, la sustancia más habitualmente consumida por parte de los esquizofrénicos es el tabaco(70%), seguido del alcohol (47%), el cannabis(42%), los psicoestimulantes (25%) y los opioides (4%).

6. Juan es un hombre de 66 años jubilado desde hace 14 meses. Desde los 22 años de edad ha sido celador en un hospital, la mayor parte del tiempo en el turno de noche. Siempre ha dormido "al revés" que su familia y desde que se ha jubilado su esposa está muy pendiente

de sus horas de sueño obligándole a irse juntos a la cama porque si no Juan se acostaba a altas horas de la madrugada viendo fútbol en la televisión. Por la noche Juan se encontraba más activo por lo que para relajarse y que le entrara "la modorra" empezó tomándose un vino después de la cena porque sabía que con el vino de después de comer se ha echado siempre bien la siesta. Empezó sentándole bien y conseguía dormir a la misma hora que su esposa. Tras unas semanas volvió a no hacerle efecto. Decidió para eso tomar 2 copas en la cena con lo que volvió a conseguir coger el sueño pronto. Su esposa no le dejaba beber más por lo que, a escondidas, si creía que no va a dormir, tomaba un licor de hierbas para no dar vueltas en la cama. La semana pasada y, tras la última analítica, a Juan le han recomendado interrumpir totalmente el consumo de alcohol por tener el colesterol alto. Tanto él como su mujer se han dado cuenta que ahora le es imposible dormir sin beber nada y que cuando no toma ni una copa por las noches está muy nervioso. Señale la cierta:

a) El consumo de sustancias no influye en el ciclo del sueño.
b) Las sustancias más frecuentemente asociadas a los trastornos del sueño son el alcohol, las anfetaminas, la cafeína, la cocaína y los sedantes-hipnóticos. Estas sustancias durante el período de abstinencia no influyen en el ciclo normal.
c) Durante la intoxicación aguda de alcohol genera somnolencia con un sueño reparador.
d) La abstinencia de alcohol produce somnolencia.
e) En la abstinencia de alcohol son frecuentes las dificultades para la continuidad del sueño.

Respuesta correcta: e

Las sustancias no solo alteran el sueño en los estados de intoxicación sino también durante la abstinencia de las mismas a excepción de la cafeína. En el alcohol la afectación del sueño se sucede tanto durante la intoxicación como en la abstinencia. Durante la intoxicación aguda se produce una somnolencia en primer lugar, pero luego el sujeto experimenta un aumento de las horas de vigilia y sueños posteriores no reparadores con producciones oníricas vividas. En abstinencia son frecuentes las dificultades para la continuidad del sueño.

7. Madre de adolescente de 17 años que acude a consulta sola porque su hijo no ha querido venir. Se muestra preocupada por su hijo porque, aunque nunca fue un buen estudiante, desde hace 3 años ha dejado casi por completo de estudiar. Además cada vez sale más días de fiesta con los amigos y ha decidido acudir a consulta porque desde hace un tiempo cree que puede estar tomando drogas. Lo ha notado porque su hijo presenta un sueño muy irregular. Los fines de semana apenas pasa por casa y sabe que no duerme, como mucho un par de horas por las tardes antes de volverse a arreglar para salir con sus amigos. Pero entre semana, sobretodo lunes, martes y miércoles duerme todo el día siéndole difícil a ella despertarle para que tan siquiera coma. ¿Qué tipo de drogas puede estar tomando el paciente durante el fin de semana?

a) Cannabis
b) Alcohol
c) Heroína+alcohol
d) Anfetaminas
e) Cannabis+ alcohol

Respuesta correcta: d

Los trastornos del sueño inducidos por anfetaminas o cocaína se caracterizan por la presencia de insomnio durante la intoxicación y de hipersomnia durante la abstinencia.

8. Varón de 44 años con patrón de consumo de alcohol diario de 2 L cerveza/día en tratamiento para desintoxicación que desde que se encuentra en abstinencia (5 días) presenta dificultades para mantener el sueño. Señale la opción falsa.

a) En la comorbilidad entre consumo de sustancias y trastornos del sueño hay una dificultad añadida debido a los riesgos de dependencia que generan sedantes e hipnóticos en sujetos con adicción.
b) El insomnio mejorará únicamente con la abstinencia del alcohol.
c) Hay estudios que evidencian que el uso de gabapentina en pacientes con abstinencia alcohólica disminuyen las alteraciones del sueño propias de la abstinencia.
d) Los trastornos del sueño se encuentran comúnmente relacionados con el consumo de sustancias.
e) El manejo clínico o no del insomnio influye significativamente en el curso y pronóstico del proceso de desintoxicación de la sustancia.

Respuesta correcta: b

En todo proceso de desintoxicación se deben controlar los posibles problemas del sueño desde los comienzos de los tratamientos. De ello dependerá parte del éxito del proceso

9. Varón de 25 años con diagnóstico de esquizofrenia paranoide ingresado desde hace 13 días en la unidad de hospitalización breve. Éste es su quinto ingreso desde los 18 años en que se le diagnosticó la enfermedad junto a un consumo perjudicial de cannabis. Al principio los ingresos eran motivados por abandono de tratamiento. En este último el paciente asegura haber tomado el tratamiento y su familia así lo corrobora. Actualmente fuma 6 porros al día, refiere que no lo puede dejar, que es lo único que le calma, más que las pastillas. Su hermano mayor también fue diagnosticado de Esquizofrenia y consumo de cannabis ocasional a los 19 años. Abandonó el consumo de cannabis y ha recibido tratamiento con antipsicótico oral. No precisó más ingresos y ha conseguido finalizar el grado de empresariales. Señale la respuesta verdadera:

a) En nuestro paciente es imprescindible una medicación inyectable.
b) El pronóstico del paciente es similar al de su hermano.
c) En este paciente es importante optimar de forma individualizada el tratamiento abordando de forma concomitante el consumo de cannabis así como los síntomas psicóticos.
d) Es poco probable que el paciente reingrese de nuevo.
e) Se puede asegurar que si el paciente abandona el consumo de cannabis no presentará más recaídas pudiéndose evaluar a posteriori la necesidad de tratamiento.

Respuesta correcta: c

Los pacientes con patología dual se caracterizan por ser pacientes generalmente jóvenes, con continuos ingresos y altas de los centros psiquiátricos. En su gran mayoría presentan una falta de cumplimentación terapéutica, rechazo a los programas asistenciales comunitarios y resistencia a los tratamientos convencionales. [57-58 p30]

10. Varón de 58 años diagnosticado de Esquizofrenia Paranoide desde los 21 años. Actualmente no presenta sintomatología activa predominando el contacto defectual. Vive en un piso terapéutico y es independiente para sus actividades básicas. Acude con regularidad a todas sus citas y nos refiere cumplir el tratamiento. Hoy nos hemos fijado en sus dedos y vemos que están amarillentos. Al preguntarle refiere fumar 2 paquetes/día desde hace más de 10 años. Señale la respuesta falsa.

a) Los estudios orientan a que el consumo de tabaco en pacientes diagnosticados de psicosis en fases crónicas puede usarse como forma de automedicación para manejar síntomas ansiosos o depresivos.
b) La nicotina mejora algunos procesos cognoscitivos como la atención y la memoria que se encuentran deteriorados en personas con esquizofrenia.
c) EL fumar puede mejorar la sintomatología negativa pero no influye en efectos como el parkinsonismo secundario a fármacos.
d) Factores que influyen sobre el tabaquismo en los pacientes esquizofrénicos son: el aburrimiento, la institucionalización prolongada y el pobre control de los impulsos.
e) El consumo habitual de nicotina es otro factor a considerar en el momento de elegir tratamiento farmacológico y las dosis a manejar.

Respuesta correcta: c

Los efectos potenciadores de la nicotina en la vía dopaminérgica subcortical ayuda a explicar la reducción del parkinsonismo. Este efecto antiparkinsoniano viene apoyado por las evidencias que sugieren que el parche transdérmico de nicotina reduce la bradicinesia asociada con el tratamiento de haloperidol.

11. Diana es una mujer de 29 años que acude a urgencias acompañada por su pareja. Viene muy angustiada porque lleva varios días sin dormir. Está convencida que algo malo va a ocurrirle, cree que alguien la va a agredir pero no sabe quién es. Se siente insegura y cree que la persiguen aunque no ha visto a nadie. Hoy, desde que se ha levantado y ha salido a la calle todo el mundo la mira y no sabe porque. Siente mucho miedo. Nunca antes había ido al psiquiatra pero su novio refiere que llevaba tiempo recomendándole que pidiera ayuda. Siempre ha sido una mujer muy competitiva e inquieta. Trabaja como asistente de bolsa y está sometida a mucha presión. Tiene frecuentes crisis de ansiedad y oscilaciones en el ánimo desde hace dos años. Inmediatamente refiere que su novia también consume cocaína. Este consumo era esporádico desde los 19 pero desde hace menos de dos años ocurre todos los fines de semana. Como el ya no toma hay noches que cuando llega a casa se encuentra que Diana ha consumido sola “dice que le ayuda a calmar la ansiedad y a estar más centrada”. En cuanto al tratamiento de esta paciente señala la verdadera:

a) Será necesario la toma de antipsicóticos de forma indefinida.
b) En cuanto se retire el agente causal, en este caso la cocaína, podrá retirarse el tratamiento.
c) Los antipsicóticos de primera generación han demostrado ser más eficaces en el tratamiento de las psicosis inducidas por cocaína y metanfetamina.

d) Si no ha consumido cocaína en las últimas 24 horas es poco probable que esta sea la responsable de la génesis del cuadro.

e) Hay correlación pronostica entre padecer síntomas de paranoia durante las intoxicaciones y el riesgo de padecer psicosis frente a los consumidores que durante las intoxicaciones no presentan dichos síntomas.

Respuesta correcta: e

Los trastornos psicóticos inducidos por psicoestimulantes como anfetamina o la cocaína presentan características clínicas similares. En cuanto a la aparición de paranoia inducida por cocaína no se debe únicamente al hecho de superar un cierto umbral, ni en lo que a cantidad de sustancia consumida se refiere ni en relación al tiempo que se lleva consumiendo. Se ha descrito que existen elevados niveles de ansiedad y excitación en los dependientes de cocaína con mayor propensión a desarrollar paranoia. Los pacientes que experimentan paranoia durante la intoxicación cocaínica pueden tener más riesgo de desarrollar psicosis que los que consumiendo cocaína, no lo experimentan.

Los nuevos antipsicóticos son una alternativa igual de eficaz que los clásicos pero con la ventaja de un mejor perfil de tolerabilidad. En cuanto a la duración del tratamiento es preciso individualizar cada caso en función de la respuesta al tratamiento. Debe elegirse la como opción terapéutica más adecuada al perfil del pacientes prestando especial cuidado a fármacos como las benzodiazepinas con un alto perfil adictivo.

12. En pacientes con diagnóstico de esquizofrenia y consumo de cannabis señale la respuesta falsa.

a) Los pacientes con consumo de cannabis tienen mayor incidencia de efectos secundarios a fármacos como síntomas extrapiramidales.

b) EL tratamiento debe ser multidisciplinar incluyendo terapia individual y familiar.

c) Es importante la disponibilidad de recursos de rehabilitación y recursos sociales así como acceso a servicios residenciales a largo plazo y recursos vocacionales.

d) Para el tratamiento es imperativo la abstinencia total de cannabis.

e) El tratamiento debe tener una perspectiva a largo plazo por frecuentes recaídas. La continuidad de cuidados se asocia con un menor riesgo de reingresos.

Respuesta correcta: d

El objetivo prioritario será siempre la abstinencia total pero, en la práctica clínica, con frecuencia es complicado alcanzar esta meta por lo que muchas veces habrá que adoptar una estrategia de disminución de daños.

13. Los pacientes con psicosis crónica y consumo concomitante de cocaína u otro estimulante presentan particulares clínicas que es necesario conocer antes de elegir un tratamiento adecuado. De las siguientes respuestas señale la falsa:

a) Pese a que todavía no hay ensayos clínicos en pacientes duales, el uso del topiramato como coadyuvante en pacientes con esquizofrenia y como tratamiento de elección en pacientes con dependencia a cocaína hace que sea un fármaco a tener en cuenta en pacientes con esquizofrenia paranoide y consumo de cocaína comórbido.

b) Las benzodiazepinas son fármacos que por su perfil ansiolítico resultan de primera elección en los pacientes con esquizofrenia paranoide al inicio de su etapa de abstinencia a cocaína.

c) El disulfiram a dosis supraterapéuticas podría desencadenar la aparición de síntomas psicóticos pero en las dosis habitualmente recomendadas (250-500mg) parece un fármaco seguro en pacientes psicóticos duales demostrando mejor respuesta al tratamiento entre hombres que entre mujeres.

d) Estudios preclínicos con animales asocian el uso de Antipsicóticos de primera generación con aumento de la autoadministración de psicoestimulantes como la cocaína y las anfetaminas.

e) En pacientes con consumo de cocaína o en tratamiento con metadona debe prestarse mayor atención al uso de antipsicóticos de primera generación por las alteraciones en intervalo QT y Torsade de Pointes que ambas situaciones provocan.

Respuesta correcta: b

Los pacientes con trastornos psicóticos y trastorno de abuso de sustancias comórbido presentan un riesgo aumentado de desarrollar abuso de benzodiazepinas. Por ello las benzodiazepinas deben ser usadas con precaución e incluso evitadas en pacientes psicóticos duales.

14. Paciente de 35 años diagnosticado de Esquizofrenia Paranoide y consumo perjudicial de cannabis ingresado el día de ayer tras descompensación de psicopatología de base refiriendo ser espiado por la policía con micrófonos en la casa y mediante un complot perpetrado también por su familia. Ha abandonado su tratamiento de base habiendo dejado de ir a ponerse su dosis inyectable de zuclopentixol bimensual desde hace 3 meses. Señale la respuesta correcta a la hora de elegir reintroducción farmacológica en la UHB:

a) En estudios con varios antipsicóticos de segunda generación se ha demostrado mayor eficacia sobre el manejo de síntomas positivos y negativos de los pacientes psicóticos crónicos con abuso comórbido de psicoestimulantes.

b) Los antipsicóticos de segunda generación han demostrado la misma eficacia que los clásicos pero como mejor perfil de tolerabilidad.

c) Los pacientes duales toleran mejor los efectos secundarios de los neurolépticos.

d) El consumo de cocaína en pacientes con esquizofrenia no influye en la eficacia farmacológica del antipsicótico elegido.

e) El tratamiento con antipsicóticos y su perfil farmacológico ayuda al paciente con consumo de cocaína a presentar menor deseo de consumo.

Respuesta correcta: a

Tanto estudios con amisulpiride, aripiprazol, olanzapina quetiapina, ziprasidona como risperidona han mostrado mayor eficacia sobre AP clásicos tanto en el manejo de síntomas positivos, negativos como en el manejo de las ganas compulsivas o craving y en el consumo de pacientes con esquizofrenia y abuso o dependencia de cocaína u otros estimulantes. Por otro lado los pacientes duales presentan mayor dificultad para tolerar los AP convencionales teniendo un curso muy inestable cuando consumen.

15. Nicolás es un paciente de 53 años con diagnóstico de esquizofrenia paranoide a los 19 años. Se inició en el consumo regular de heroína a los 18. En situación de calle desde los 20 años ha tenido varios ingresos hasta tener un seguimiento regular por un psiquiatra y ser tutelado por la comunidad de Madrid. En la actualidad se encuentra en el programa de administración de metadona y toma su tratamiento con risperidona 6 mg de forma regular. Reconoce consumos esporádicos de heroína con una frecuencia de 1-2 ocasiones al año. Lleva 15 años estable y sin ingresos, pernoctando en un albergue con buena relación con otros usuarios y profesionales. Pese a que su tratamiento es supervisado desde hace una semana los trabajadores del albergue en el que vive le ven más aislado, hablando solo y negándose a comer la comida que se le ofrece. En cuanto a la descompensación de los síntomas psicóticos que padece Nicolás señale la falsa:

a) Aunque los tóxicos en orina sean negativos hay que sospechar un consumo de cannabis.
b) La opción más segura es que haya que ajustar el tratamiento por pérdida de eficacia.
c) Igual que conocer el cumplimiento terapéutico, en este paciente sería importante indagar si el paciente ha suspendido de forma brusca el tratamiento con metadona.
d) Deberíamos plantearnos el cambio a un antipsicótico inyectable de entrada porque este perfil de pacientes son mal cumplidores.
e) En este punto sería importante reducir la dosis de metadona que se le administra al paciente.

Respuesta correcta: c

Es frecuente encontrar un episodio psicótico en un heroinómano que desarrolla un síndrome de abstinencia, ya sea espontáneamente o en desintoxicaciones regladas. Lo habitual es encontrar un brote agudo de la enfermedad esquizofrénica en pacientes en los que ha sido retirada la metadona con la que se estaba tratando.

16. En cuanto al trastorno bipolar y el consumo de alcohol señale la respuesta falsa:

a) Los estudios realizados hasta la fecha señalan que los sujetos diagnosticados de Trastorno bipolar presentan alrededor de 5 veces más riesgo de tener un trastorno de abuso/ dependencia por alcohol que los pacientes que no tienen este trastorno afectivo.
b) La co-ocurrencia de ambos trastornos empeora el pronóstico
c) El abuso de alcohol suele darse más en los episodios depresivos que en los de manía.
d) En las descompensaciones del trastorno bipolar que requieren ingreso hay que explorar el consumo de alcohol para cubrir durante el ingreso un posible síndrome de abstinencia.
e) Cuando las descompensaciones son de tipo maníaco, para reconocer si son inducidas por tóxicos será útil ver la evolución en función de la retirada del tóxico.

Respuesta correcta: c

El abuso de alcohol suele producirse más frecuentemente en los episodios de manía que en los depresivos. Aun así se ha de conocer que también puede haber un abuso del consumo durante las fases depresivas e incluso durante las fases de eutimia.

17. En los pacientes con trastorno bipolar y esquizoafectivo debe explorarse de forma exhaustiva el consumo de tóxicos. A continuación señale la respuesta correcta:

a) Hay un límite claro en la cantidad de consumo necesaria para empeorar el curso espontáneo de la enfermedad.

b) Si la historia adictiva es previa y en el momento actual el paciente se encuentra abstinente desde hace tiempo, la evolución de las descompensaciones se iguala a pacientes con trastornos afectivos sin comorbilidades de abuso de sustancias.

c) EN los pacientes bipolares con consumo de alcohol existe un detrimento de las funciones ejecutivas, respecto a los no consumidores.

d) El riesgo de suicidio en pacientes con consumo de alcohol y trastornos afectivos no está incrementado.

e) En los pacientes con trastorno bipolar los porcentajes de recuperación se consigue en las primeras etapas del control tanto de los síntomas afectivos como del consumo.

Respuesta correcta: c

Los mayores porcentajes de recuperación se consiguen a los 3 y diez años de seguimiento sugiriendo que la recuperación progresa más en a largo plazo que en las primeras etapas. La recuperación de los episodios en pacientes con TB y consumo de alcohol presentan recuperaciones más lentas en las descompensaciones tanto si el consumo está activo como si la historia de adicciones es previa. No existe un límite en la cantidad de consumo necesario para empeorar el curso de la enfermedad.

18. A pesar de la alta prevalencia existe escasa investigación sobre el tratamiento específico para los pacientes con psicosis afectivas duales. Sobre el tratamiento de estos pacientes señale la respuesta falsa.

a) La inducción lenta de la lamotrigina ha demostrado ser útil en el consumo y el craving de cocaína aunque sin efecto significativo en el abuso.

b) Los antipsicóticos atípicos pueden constituir una ventaja frente a los típicos por su menor efecto sobre el sistema dopaminérgico actuando también en vías serotoninérgicas, histaminérgicas y noradrenergicas.

c) Las terapias cognitivas, conductuales y psicoeducativas han demostrado ser efectivas en la profilaxis de nuevas recurrencias en pacientes con TB.

d) En pacientes duales el litio es efectivo en reducir el consumo y mejorar los síntomas del humor presentando mejor respuesta a éste que a otros estabilizadores del ánimo.

e) Los pacientes con TB tipo I son tratados en la red de salud mental en cambio los tipo II o ciclotímicos acuden más a centros de la red de drogodependencias.

Respuesta correcta: d

El litio es efectivo en reducción de consumo pero los pacientes que abusan de sustancias presentan peor respuesta a este en comparación a otros estabilizadores. Esto es debido a que los pacientes bipolares duales tienen predisposición a padecer episodios mixtos y ciclación rápida teniendo estas características mejor respuesta a fármacos de perfil anticonvulsivante.

19. Acude a primera consulta un paciente de 40 años derivado de atención primaria por sintomatología depresiva. A la exploración se recoge clínica de ánimo bajo con apatoabulia y anhedonia con insomnio de conciliación sin ideas de suicidio asociadas. Presenta también un consumo de alcohol que a los 20 años era en forma de atracones en contexto recreativo y desde hace 5 años es de patrón diario de 1.5L de vino. El paciente reconoce de forma espontánea que este consumo es perjudicial y que le gustaría abandonarlo pero que las veces que lo ha intentado no ha tenido éxito. Señale la respuesta correcta:

a) La literatura no demuestra que los antidepresivos tengan un efecto claramente beneficioso en pacientes con depresión y TUS.

b) En este paciente, al igual que en todos los pacientes con síntomas depresivos duales sería aconsejable iniciar, de entrada un tratamiento antidepresivo.

c) Hay evidencia que los antidepresivos inducen una resolución más rápida del trastorno afectivo inducido por uso de sustancias que la derivada de la propia abstinencia.

d) Los síntomas más comunes de la abstinencia de sustancias (ansiedad, agitación, sedación, náuseas, cefalea) son síntomas que también se pueden producir al iniciar tratamientos serotoninérgicos.

e) Los antidepresivos están contraindicados en todos los casos hasta la resolución del proceso de desintoxicación.

Respuesta correcta: d

Se debe tener una actitud expectante antes de iniciar un tratamiento antidepresivo en pacientes duales hasta finalizar el tratamiento de desintoxicación. No obstante si la clínica depresiva es severa y se presentan pocos síntomas de remisión en los primeros días de abstinencia, sobretodo en pacientes con factores de riesgo sugestivos de padecer un trastorno del humor primario (historia familiar positiva, episodios previos...) la intervención psicofarmacológica temprana está justificada.

20. Medicina interna solicita valoración de mujer de 52 años que en el día de ayer realizó sobreingesta medicamentosa de benzodiazepinas acompañada de un litro de vino con fines autolíticos. Como antecedentes personales la paciente presenta un diagnóstico de trastorno adaptativo tras fallecimiento de un hijo. Su marido nos informa que la paciente no ha respondido al tratamiento farmacológico que inició hace 2 años y que poco a poco "ha estado más deprimida" describiendo abandono de cualquier tipo de actividad y relación social con abandono de autocuidado. Además en los últimos meses cuando él llega a casa del trabajo ve botellas de vino vacías y a su mujer dormida ya a las 21 h. Señale la respuesta correcta.

a) Entre los varones, los síntomas afectivos anteceden al consumo de alcohol.

b) En las mujeres el consumo de alcohol antecede a los síntomas depresivos.

c) No hay diferencias entre sexos y la consecución del consumo de alcohol versus la sintomatología afectiva.

d) De los trastornos afectivos, la depresión unipolar es el que más se asocia a un mayor riesgo de dependencia alcohólica entre varones.

e) En las mujeres, la presencia de depresión mayor incrementa el riesgo para abuso y dependencia de alcohol.

Respuesta correcta: e

Los datos epidemiológicos indican diferencias basadas en género. Entre varones el abuso de alcohol ocurre antes que los trastornos afectivos siendo esto al revés en las mujeres. De los trastornos afectivos, es el trastorno bipolar el que más se asocia a un mayor riesgo de dependencia alcohólica.

21. En los pacientes dependientes de alcohol que realizan tentativas de suicidio se han relacionado los siguientes factores de riesgo excepto uno:

a) Los episodios de intoxicaciones
b) Los síntomas depresivos
c) Rasgos de personalidad tipo obsesivo
d) El aislamiento social
e) Existencia de tentativas previas

Respuesta correcta: c

Los rasgos de personalidad en pacientes dependientes de alcohol asociados a tentativas de suicidio son los rasgos antisociales de personalidad.

22. En cuanto al diagnóstico comórbido de TDAH y consumo de sustancias en el paciente dual señale la falsa:

a) Se ha hallado que hasta el 52% de pacientes diagnosticados de TDAH en la infancia presentaban un Trastorno de uso de sustancias a lo largo de la vida frente al 27% del resto de la población.
b) Una vez en la edad adulta la probabilidad de desarrollar un trastorno por uso de sustancias es inferior si no se ha desarrollado en la infancia.
c) El consumo de tabaco en la población con diagnóstico de TDAH es sustancialmente mayor entre adultos con TDAH en comparación con la población general.
d) Se ha observado que los pacientes con un TDAH asociado a un TUS tienen mayor riesgo de presentar otra comorbilidad psiquiátrica, especialmente trastornos del humor y ansiedad, respecto a los pacientes que presentan una sola condición y a los pacientes del grupo control.
e) Respecto al tipo de tóxicos consumidos por los adultos con TDAH no se han observado diferencias respecto a la población general, siendo la droga más común la marihuana, seguida de cocaína y estimulantes

Respuesta correcta: b

La persistencia del diagnóstico de TDAH más allá de la adolescencia también parece jugar un papel importante en el desarrollo de TUS, dado que el riesgo de desarrollar una drogodependencia parece ser mayor en aquellos pacientes con TDAH en los que el trastorno se mantiene en la edad adulta.

23. En pacientes con diagnóstico comórbido de TDAH y trastorno por abuso de sustancias el manejo terapéutico puede generar controversias. De los siguientes supuestos, señale la opción correcta:

a) El tratamiento con estimulantes durante la infancia muestra un claro papel en la génesis de un trastorno por abuso de sustancias en la adolescencia y la edad adulta.
b) Con el tratamiento con atomoxetina los resultados de los estudios realizados han arrojado una mejoría de la sintomatología TDAH y del consumo de alcohol.
c) En las recomendaciones de tratamiento de los pacientes con TDAH y abuso de sustancias se recomienda estabilizar primero la drogodependencia y posteriormente iniciar un tratamiento para el TDAH.
d) Los autores recomiendan que si se opta por fármacos estimulantes es preferible el uso de los estimulantes de liberación inmediata frente a los de liberación prolongada.
e) En pacientes con comorbilidad TDAH y consumo de sustancias fármacos con acción dopaminérgica deben ser considerados como segundo escalón de tratamiento.

Respuesta correcta: c

El tratamiento con estimulantes durante la infancia ejerce un papel protector para evitar el consumo de tóxicos en la adolescencia y en la edad adulta. Los autores recomiendan iniciar tratamiento farmacológico con fármacos antidepresivos noradrenergicos o dopaminergicos como bupropion. Si no existe mejoría suficiente puede sustituirse los anteriores por nuevas opciones de tratamiento como estimulantes de liberación prolongada y no estimulantes como atomoxetina.

Ante el uso de estimulantes en pacientes TDAH con consumo de sustancias es preferible el uso de fármacos estimulantes de liberación prolongada.

La atomoxetina no ha evidenciado controlar el consumo de alcohol en pacientes TDAH.

24. Adolescente varón de 16 años que acude a consultas externas acompañado por su madre. La demanda principal de la madre (el paciente no cree que hiciera falta venir) es que su hijo desde hace dos meses presenta, fundamentalmente por la noche, episodios de irritabilidad alternados con llanto con sensación de muerte inminente, sudoración y taquicardias. El paciente lo atribuye a que el bachillerato le está costando mucho sacárselo y su madre es la que refiere que ha encontrado marihuana en la habitación de su hijo. El paciente termina reconociendo un consumo diario de 1-2 porros en el instituto y otro antes de subir a casa a cenar. Reconoce que ha intentado reducir este consumo pero sabe que le tranquiliza. En cuanto a la patología dual del adolescente seleccione la respuesta falsa:

a) El abordaje secuencial aporta más beneficios que el abordaje bimodal.
b) En los adolescentes con patología dual es más frecuente que el abuso o dependencia no se limite a una sustancia sino que haya una historia de policonsumo.
c) La intervención de la familia constituye un pilar muy importante en el tratamiento.
d) La intervención deberá ser considerada desde diferentes estrategias (médicas, psicofarmacológicas, psicoterapéuticas, psicosociales) y en diferentes formatos (individual, grupal, familiar, comunitario)
e) En adolescentes con consumo de tóxicos la comorbilidad con trastornos psiquiátricos será la norma. Nos encontraremos por tanto en la mayoría de ocasiones ante una situación de patología dual con las consiguientes implicaciones.

Respuesta correcta: a

En adolescentes el abordaje terapéutico debe ser paralelo no existiendo evidencias de que el abordaje secuencial aporte más beneficios y sí, en cambio, de lo contrario.

25. En cuanto a la conducta suicida y los pacientes con patología dual señale la respuesta correcta:

a) Tras la depresión mayor, las drogodependencias constituyen la segunda causa más frecuente de conductas suicidas.

b) Los pacientes con rasgos anacásticos y consumo de alcohol tienen mayor riesgo de conducta suicida que los pacientes con rasgos disociales y consumo de alcohol.

c) Las mujeres con consumo perjudicial de alcohol y con otros trastornos psiquiátricos comórbidos son el grupo de riesgo suicida mayor.

d) Las conductas suicidas son frecuentes también en los pacientes ingresados en unidades de hospitalización cuando hay asociado un consumo de sustancias

e) En una asistencia a urgencias debe tratar de informar al paciente dual adolescente y a su familia que en la urgencia no se puede hacer nada por él y que deben acudir a dispositivos ambulatorios.

Respuesta correcta: d

En las drogodependencias el riesgo suicida se multiplica por 86, seguido de la depresión mayor en que se multiplica por 21. Los rasgos más asociados a un consumo de alcohol y suicidio son los rasgos disociales de la personalidad. El grupo principal de riesgo suicida son varones jóvenes con trastornos psiquiátricos comórbidos y consumo de alcohol. La gravedad que entraña la patología dual en el adolescente tiene que hacer que desde una primera asistencia en la urgencia se puede dar la mejor oportunidad de intervención y orientación correctas en muchos casos.

26. El abordaje farmacológico en el paciente dual es una parte importante del manejo terapéutico. En cuanto a este abordaje hay que tener en cuenta varias cuestiones. De las siguientes señale la falsa:

a) El hecho de que un paciente presente una comorbilidad no implica que necesite dos tratamientos sino que es preciso establecer la relación entre los distintos trastornos comórbidos y el impacto que cada uno pueda tener sobre el empeoramiento o mejora del otro.

b) En ocasiones el paciente necesita el empleo de varios fármacos con propiedades psicoactivas donde las interacciones psicofarmacológicas suelen ser habituales.

c) No es infrecuente que varios grupos farmacológicos utilizados para tratar síntomas tienen efectos sobre el consumo de sustancias por lo que a veces un solo fármaco puede actuar en ambos procesos

d) La prescripción, en nuestro entorno, de benzodiazepinas, antidepresivos y antipsicóticos en pacientes con trastorno por uso de sustancias con o sin mortalidad resulta algo frecuente.

e) El manejo farmacológico de pacientes duales se encuentra protocolizado en guías con evidencias claras de la efectividad de fármacos de uso común también en pacientes con consumo comórbido de sustancias.

Respuesta correcta: e

El manejo psicofarmacológico de pacientes duales no está libre de incertidumbres. Fármacos o grupos de fármacos que en la literatura científica de psiquiatría aparecen con evidencias claras de su efectividad en diferentes patologías psiquiátricas, no lo parecen tanto cuando se trata de pacientes comórbidos con trastorno de uso de sustancias.

27. Paciente varón de 35 años ingresado en la unidad de agudos tras un segundo episodio psicótico desde que fuera diagnosticado de esquizofrenia paranoide a los 28 años. A su vez presenta un consumo regular de cocaína que, pese al manejo multidisciplinar con el que ha sido tratado, persiste activo desde los 27 años con intervalos de abstinencia de meses para posteriores recaídas asociadas a empeoramiento de los síntomas psicóticos requiriendo como en este momento de ingresos hospitalarios. En estos pacientes a la hora de elegir un tratamiento farmacológico señale la cierta:

a) La clozapina es el fármaco más ampliamente estudiado con gran eficacia clínica en pacientes con patología dual y sintomatología psicótica. Esto ha hecho que sea el fármaco de primera línea en el tratamiento.

b) El uso de fármacos inyectables en pacientes duales no es recomendable por interferir en la autonomía del paciente, necesaria para el éxito de la abstinencia de tóxicos.

c) En pacientes consumidores de cocaína, el uso de AP clásicos a dosis altas se ha asociado, a largo plazo, a un incremento del efecto reforzador de la cocaína.

d) Los antipsicóticos clásicos son los fármacos de primera elección en los pacientes duales que, por definición, son pacientes complejos que precisan de fármacos efectivos.

e) No hay evidencias del efecto de AP de segunda generación en cuanto a la reducción del consumo en pacientes con esquizofrenia y consumo de alcohol, cocaína y opiáceos.

Respuesta correcta: c

La clozapina muestra gran eficacia en pacientes con esquizofrenia y consumo de sustancias pero el riesgo de agranulocitosis y la obligación del control hemático semanal hace que en la clínica se opte por otros antipsicóticos atípicos. Los fármacos inyectables son una buena opción en pacientes con incumplimiento farmacológico, característica frecuente en los pacientes con patología dual. Existen cada vez más evidencias del impacto positivo de los antipsicóticos atípicos en la reducción del consumo de alcohol, cocaína y opiáceos siendo los fármacos de primera elección para el control de los síntomas psicóticos.

28. En cuanto al tratamiento de pacientes en los que se presenta un diagnóstico comórbido de depresión y consumo de sustancias señale la opción falsa:

a) Los fármacos de elección para el tratamiento de la sintomatología afectiva en consumidores serán aquellos que por su posología, tolerancia, efectos secundarios interacciones y menor riesgo de sobredosis permitan un mejor cumplimiento.

b) Los ISRS pueden considerarse de primera elección a dosis efectivas y por un período mínimo de 6 semanas, manteniendo el tratamiento como mínimo 6 meses.

c) Los IMAOS siempre que no se asocien con ISRS son fármacos con perfil adecuado para el manejo específico de pacientes con diagnóstico de depresión y consumo de sustancias.

d) El bupropion estaría relativamente contraindicado por su efecto proconvulsivante.

e) Si optamos por un ISRS y a las seis semanas no hay mejoría se recomienda asociarlo a mirtazapina o cambio a venlafaxina, duloxetina y cambio a tricíclicos si con los anteriores no hay mejoría.

Respuesta correcta: c

Los IMAOS tendrían una contraindicación absoluta por elevado riesgo de toxicidad en caso de consumo de sustancias.

29. El manejo de los trastornos de ansiedad en pacientes con un consumo perjudicial de tóxicos debe ser individualizado acorde a las necesidades y características de cada paciente. Acerca del tratamiento ansiolítico en el paciente consumidor elija la respuesta correcta:

a) Las benzodiazepinas deben usarse con prudencia y durante un tiempo no superior a doce semanas siendo especialmente eficaces las de vida meda corta como el alprazolam.

b) Dado el riesgo de abuso se recomienda como fármacos de primera elección los ISRS así como los fármacos duales.

c) En pacientes con comorbilidad con consumo de tóxicos no resulta aconsejable la combinación de un ISRS junto con mirtazapina por la interacción y efectos adversos junto con los tóxicos.

d) Los antipsicóticos atípicos, con perfil sedativo, a dosis menores de las habituales no resultan fármacos de elección en pacientes con ansiedad y consumo de sustancias.

e) Para diagnosticar al paciente de trastorno de ansiedad no es necesario que haya una interrupción del consumo o un mantenimiento de la abstinencia.

Respuesta correcta: b

Con el fin de establecer el diagnóstico de ansiedad es conveniente esperar un mínimo de 2 semanas de abstinencia o de mantenimiento sin consumos. Las benzodiazepinas deben ser usadas con mucha precaución en pacientes con antecedentes de consumo de sustancias. De elegirlas como tratamiento es preferible la utilización de benzodiazepinas de vida larga. La combinación de ISRS junto a mirtazapina obtiene el respaldo en la práctica clínica por los efectos ansiolíticos e inductores del sueño de la mirtazapina y su utilización como alternativa a las benzodiazepinas. Los antipsicóticos atípicos, con perfil sedativo, a dosis menores de las habituales han demostrado ser eficaces en pacientes con ansiedad y consumo de sustancias.

30. Hay que tener en cuenta que el consumo de sustancias es prevalente entre los pacientes diagnosticados de trastorno disocial de la personalidad. En estos pacientes el tratamiento debe ser considerado como algo a largo plazo con un proceso terapéutico lento y frustrante. Señale la opción falsa en cuanto al tratamiento de este tipo de pacientes :

a) No existe un tratamiento específico en pacientes con trastorno de la personalidad comórbido con trastorno por uso de sustancias; sin embargo, la mayoría de autores proponen de primera elección el tratamiento psicoterapéutico.

b) Los psicofármacos son utilizados para el manejo de síntomas específicos como la impulsividad, agresividad, inestabilidad emocional y la desorganización cognitiva.

c) Son buenas opciones terapéuticas los ISRS o los antipsicóticos atípicos si se detectan síntomas como la impulsividad.

d) Cuando ambos trastornos coexisten es prioritario incidir sobre el tratamiento por uso de sustancias bien por un tratamiento sustitutivo o por un tratamiento encaminado a la reducción del consumo.

e) Fármacos como los eutimizantes están contraindicados por la necesidad en su mayoría de mantenerse dentro de unos niveles terapéuticos.

Respuesta correcta: e

Tanto los ISRS en caso de detectar sintomatología ansiosodepresiva como el uso de antipsicóticos a dosis bajas y eutimizantes para el control de las conductas impulsivas y la labilidad emocional son estrategias farmacológicas adecuadas para el manejo del paciente con diagnóstico de trastorno disocial de personalidad comórbido con abuso de sustancias.

BIBLIOGRAFÍA:

1. *Haro G, Bobes J, Casas M, Didia J, Rubio G. Tratado sobre patología dual reintegrado en la salud mental. 1º ed. MRA ediciones*
2. *Palomo T, Jiménez-Arriero M.A, Férnandez Liria A, Gomez Beneyto M, Vallejo Ruiloba J. Manual de Psiquiatria. Madrid. Grupo ENE Publicidad S.A.*

TEMA 12. SALUD MENTAL Y ATENCIÓN PRIMARIA, MODELOS DE COLABORACIÓN

Silvia Vallejo Oñate

1. El incremento de servicios ofrecidos desde atención primaria va dirigido a todo lo siguiente, exceptuando una:

   a) identificar y valorar los casos
   b) realizar psicoterapia no reglada
   c) formación de grupos psicoeducativos
   d) potenciación de la red social
   e) aplicación de técnicas cognitivo conductuales.

Respuesta correcta: e

El incremento se los servicios ofrecidos desde atención primaria va dirigido a potenciar la capacidad de los profesionales para identificar y valorar los casos, pero también la posibilidad de intervención, formalizándose modalidades terapéuticas como la psicoterapia no reglada, los grupos psicoeducativos y la potenciación de la red social.

Referencias:

Manual del Residente de Psiquiatría. Grupo ENE Life Publicidad S.A., 2009. Capítulo 94, El Trabajo en Atención Primaria.

2. Señale la afirmación correcta respecto a la patología psiquiátrica en Atención Primaria:

   a) Se estima que la prevalencia y diagnóstico de la depresión en AP está en torno al 16 %, estando la hipertensión en torno al 6%.
   b) Entre los trastornos de ansiedad las crisis de pánico son el trastorno más frecuente en nuestro medio, con una prevalencia de hasta el 10% entre la población que acude a atención primaria.
   c) Los pacientes con trastornos por somatización utilizan los recursos de atención primaria el doble que los enfermos de medicina general
   d) Cualquier paciente con un trastorno psiquiátrico no diagnosticado realiza una sobreutilización de recursos que repercute de modo directo en el gasto sanitario general
   e) El 70 % de los trastornos afectivos se suicidan, y la mitad de ellos buscaron asistencia en atención primaria el mes previo

Respuesta correcta: d

La prevalencia de la depresión en AP está en torno al 16%, pero sólo se diagnostica el 50 % desde atención primaria. El 15 % de los trastornos afectivos se suicidan, y la mitad de estos pacientes buscaron asistencia en atención primaria en el mes previo a su muerte. Entre los trastornos de ansiedad el más frecuente en nuestro medio es el trastorno de ansiedad generalizada, con una prevalencia de hasta el 10 % entre la población que acude a AP. Los pacientes con trastorno por somatización utilizan los recursos de atención primaria nueve veces más que los enfermos de medicina general.

Referencias:

Manual del Residente de Psiquiatría. Grupo ENE Life Publicidad S.A., 2009. Capítulo 94, El Trabajo en Atención Primaria.

3. Señale cual no es una barrera para el diagnóstico y tratamiento de los trastornos psiquiátricos desde atención primaria:

   a) Los cuadros médicos concurrentes
   b) El entorno y la disposición de la consulta como espació físico de los Centros de Salud
   c) La creencia del paciente de que la derivación a salud mental conlleva al abandono por parte de atención primaria.
   d) Falta de tiempo para hacer una derivación o diagnóstico preciso durante una consulta
   e) Miedo del médico a sentirse incómodo y estigmatizar al paciente.

Respuesta correcta: b

La entrevista, diagnóstico y tratamiento de los trastornos psiquiátricos desde atención primaria reviste una serie de dificultades debidas, por un lado, a la disposición particular de los servicios de atención primaria (encuadre, tiempo) como la heterogeneidad del profesional que se enfrenta al trastorno mental y la situación y tópicos que traen consigo los pacientes a la consulta.

Referencias:

Manual del Residente de Psiquiatría. Grupo ENE Life Publicidad S.A., 2009. Capítulo 94, El Trabajo en Atención Primaria.

4. Señale cual no es uno de los objetivos relevantes de una entrevista clínica en atención primaria:

   a) Ser asertivo y flexible, modificando la estructura u objetivos fijados en función de los datos que vayan apareciendo
   b) Detectar actitudes y sentimientos del paciente hacia la enfermedad
   c) Sacar conclusiones y ofrecer soluciones y consejos lo antes posible
   d) Considerar los factores etiológicos en cada caso y ofrecer información al paciente
   e) Valorar los antecedentes psiquiátricos del paciente y de su familia.

Respuesta correcta: c

La evaluación del paciente con trastorno psiquiátrico va a depender fundamentalmente de la entrevista clínica. La entrevista clínica en atención primaria tiene lugar sobre todo bajo presión de tiempo, por añadido los pacientes acuden con síntomas que no tienen ganas de revelar. Todos los mencionados son objetivos importantes de la entrevista, exceptuando la c, que es uno de los errores que pueden cometerse, el ofrecer soluciones y consejos antes de tiempo, ya que el paciente, que habitualmente lleva preocupado un tiempo por su problema antes de trasladarlo al médico, puede sentirse despreciado ante una solución tan repentina.

Referencias:

Manual del Residente de Psiquiatría. Grupo ENE Life Publicidad S.A., 2009. Capítulo 94, El Trabajo en Atención Primaria.

5. Señale la respuesta incorrecta respecto a los criterios de derivación hacia salud mental desde atención primaria:

   a) Ideación o intento suicida
   b) Psicosis
   c) Estados emocionales intensos que incapacitan al paciente para realizar actividades simples
   d) Primer episodio depresivo leve
   e) Trastorno de personalidad

Respuesta correcta: d

Todos ellos son criterios de derivación exceptuando el primer episodio depresivo leve. Sí sería criterio de derivación los trastornos depresivos severos o resistentes al tratamiento.

Referencias:

Manual del Residente de Psiquiatría. Grupo ENE Life Publicidad S.A., 2009. Capítulo 94, El Trabajo en Atención Primaria.

6. La derivación urgente desde Atención Primaria al servicio de salud mental de un paciente con ideación suicida se realizará en los siguientes casos, excepto uno.

   a) Presencia de enfermedad mental grave
   b) Antecedente de conducta suicida en el pasado
   c) Expresión de intencionalidad suicida
   d) Situación socio familiar de riesgo o falta de soporte
   e) En caso de duda sobre la gravedad de la ideación o riesgo de intento inmediato.

Respuesta correcta: b

La derivación a salud mental es urgente en todos estos casos exceptuando el b, sí siendo criterio de derivación urgente la presencia de conducta suicida grave reciente.

Referencias:

National Collaborating Centre for Mental Health. Self-harm. The short-term physical and psychological management and secondary prevention of selfharm in primary and secondary care. London: National Institute for Clinical Excellence; 2004. Informe No.: 16.
Organización Mundial de la Salud. Prevención del suicidio: un instrumento para médicos generalistas. Ginebra: Organización Mundial de la Salud, Departamento de Salud Mental y Toxicología; 2000 [citado 10 may 2010]. Disponible en: http://www.who.int/publications/list/prevention_sucide_ medecins/es/index.html

7. Entre los objetivos para potenciar y mejorar la coordinación entre Atención Primaria y los Servicios de Salud Mental, señalar la afirmación incorrecta:

   a) Establecer la figura del consultor en los Centros de Salud, un personal sanitario especializado en Atención primaria para favorecer la coordinación así como asesoramiento en casos clínicos
   b) Facilitar el desarrollo de la gestión por procesos integrados entre Salud Mental y Atención Primaria.
   c) Facilitar las vías de transmisión de la información clínica entre ambos niveles asistenciales
   d) Implantación de actividades de prevención y promoción de salud mental destinadas a las llamadas patologías menores.

Respuesta correcta: a

El objetivo es establecer la intervención de forma estable de un consultor perteneciente al servicio de salud mental en los Centros de Atención Primaria para potencias la colaboración entre ambos niveles. Para el asesoramiento en casos clínicos, desarrollo de actividades de formación continuada, implantación de actividades de prevención y promoción de la salud mental etc..

Referencias:

Plan Estratégico de Salud Mental 2010-2014. Consejería de Sanidad de la Comunidad de Madrid.

8. Respecto al Trastorno Mental Grave señale la afirmación verdadera:

   a) Puede afectar a las personas de forma persistente, alterando o limitando el desarrollo de sus capacidades de funcionamiento social; se define únicamente de acuerdo a ejes diagnósticos.
   b) Su prevalencia estimada es del 5-7% de la población y absorbe el 20 % de los recursos asistenciales de salud mental.
   c) La tasa de mortalidad por suicido ajustada para la edad y el sexo de las personas que padecen un trastorno esquizofrénico es dos veces mayor que la de la población general.

d) Los modelos de provisión de servicios asistenciales que han demostrado mayor efectividad en la literatura científica son básicamente el tratamiento asertivo comunitario y los sistemas de gestión de casos.
e) La figura del Coordinador de Cuidados es un médico especializado en Atención Primaria que mantiene permanente contacto con el paciente y con su familia durante todo el proceso de su tratamiento, realizando intervenciones domiciliarias cuando sea necesario.

Respuesta correcta: d

Los coordinadores de Cuidados pueden ser enfermeras especializadas en Salud Mental, trabajadores sociales o terapeutas ocupacionales, en función de las necesidades del paciente.
El Trastorno Mental Grave se define de acuerdo a ejes diagnósticos, pero también de discapacidad y de duración de la enfermedad. Datos registrados en la Región Europea sitúan, para la mayoría de países la prevalencia estimada de trastorno mental grave entre el 0,6-1% de la población que, sin embargo absorbe el 50 % de los recursos asistenciales. La tasa de mortalidad ajustada para edad y sexo de personas con un trastorno esquizofrénico es nueve veces mayor que la de la población general.

Plan Estratégico de Salud Mental 2010-2014. Consejería de Sanidad de la Comunidad de Madrid.

9. La Enfermería en Salud Mental tiene un papel fundamental para todas estas acciones exceptuando una:

a) Controlar la adherencia al tratamiento
b) Conectar y realizar la coordinación con los recursos sociales y comunitarios
c) Realizar psicoeducación dirigida al paciente y/o su familia
d) Detectar precozmente las posibles recaídas de la enfermedad e informar inmediatamente al médico psiquiatra responsable del paciente
e) Realizar el seguimiento de la evolución clínica del paciente conjuntamente con el médico psiquiatra.

Respuesta correcta: b

La coordinación con los recursos sociales y comunitarios en los que se pretende ingresar al paciente es un papel de los trabajadores sociales.

Referencias:

Plan Estratégico de Salud Mental 2010-2014. Consejería de Sanidad de la Comunidad de Madrid.

10. En las personas sordas se ha constatado:

a) Mayor probabilidad de ser diagnosticadas de trastornos de personalidad o trastornos adaptativos o de comportamiento
b) Igual probabilidad de padecer síndromes orgánicos
c) Igual probabilidad de sufrir esquizofrenia que las personas oyentes
d) Mayor probabilidad de padecer un trastorno de tipo paranoide
e) A y c son correctas.

Respuesta correcta: e

Una comunicación poco eficaz es una circunstancia de riesgo cuando hablamos de salud, y especialmente cuando se trata de salud mental, donde el diagnóstico y el tratamiento se basan en el lenguaje. Existe una necesidad de ser derivadas hacia una atención especializada en el área de Salud Mental. Tienen una mayor probabilidad de ser diagnosticadas de trastornos de personalidad, adaptativos o del comportamiento así como de padecer síndromes orgánicos. La probabilidad para esquizofrenia, trastornos de tipo paranoide, depresión o trastornos neuróticos es igual que para la población oyente.

Referencias:

Plan Estratégico de Salud Mental 2010-2014. Consejería de Sanidad de la Comunidad de Madrid.

11. El Sistema Sanitario no puede responder adecuadamente a las necesidades sanitarias del los pacientes con Trastorno del Espectro Autista por la siguientes razones, señalar la incorrecta:

a) Pueden no decir que tienen dolor, aunque tengan lenguaje
b) Tienen dificultades para localizar el origen del dolor o malestar
c) El impacto de la patología orgánica en los TEA es más problemático a pesar de que su detección y diagnóstico sea más fácil ya que se derivan de los mismos problemas sistémicos de base que provocan el autismo (como las alteraciones metabólicas o enzimáticas)
d) Tienen especiales dificultades en la salida de su entorno habitual pudiendo tener alteraciones comportamentales graves en relación con los cambios
e) Son necesarias revisiones más frecuentes, la realización de más pruebas objetivas y una valoración menos centrada en datos subjetivos.

Respuesta correcta: c

Los TEA se asocian en ocasiones con patología orgánica subyacente relacionada con el propio autismo (síndromes genéticos, alteraciones metabólicas, etc.) Además de ello, cualquier patología que afecta a la población general puede también afectar a estas personas. Su impacto sin embargo es más problemático en los pacientes con TEA que en la población general, su detección y diagnóstico es más difícil, y su tratamiento puede exigir adaptaciones a las características de esta población.

Referencias:

Plan Estratégico de Salud Mental 2010-2014. Consejería de Sanidad de la Comunidad de Madrid.

12. En algunos estudios se ha encontrado que el 28,1% de las mujeres que acuden a los Servicios de Salud Mental , el 48,6 % de las que acuden a Atención Primaria y el 20 % de las atendidas en Urgencias hospitalarias sufren maltrato. Señalar cuál no es un indicador de sospecha de maltrato:

    a) Mujer que evidencia ansiedad , actitud deprimida o triste, ingesta crónica de tranquilizantes o consumo excesivo de alcohol.
    b) Mujer procedente de otro país con miedo a continuar con la asistencia a las citas programadas
    c) Pareja que nunca acompaña a la mujer a las citas, y cuando lo hace no interviene a lo largo de la entrevista, manteniéndose al margen
    d) Objeciones y dificultades o dolor ante el examen pélvico
    e) Rechazo a métodos anticonceptivos que requieran la cooperación de la pareja.

Respuesta correcta: c

Las actitudes o comportamientos de la pareja que pueden ayudar a detectar una situación de maltrato incluyen el no dejar nunca sola a la mujer, no dejarla hablar durante la entrevista interrumpiendo continuamente, la pone en evidencia en la consulta, manifiesta una actitud paternalista, controla su teléfono, proyecta en ella los problemas que tiene, solicita o intenta acceder al historial clínico de ella...

Referencias:

Guía de Apoyo en Atención Especializada para abordar la violencia de pareja hacia las mujeres. Servicio Madrileño de Salud y Agencia Laín Entralgo.

13. En que fase del proceso de violencia basado en el modelo de teórico de cambio de Prochaska y di Clemente se encuentra una mujer que se dispone a comunicar lo que le ocurre en la consulta:

    a) Fase precontemplativa
    b) Fase de preparación
    c) Fase contemplativa
    d) Fase de acción
    e) Fase de mantenimiento.

Respuesta correcta: c

En la fase contemplativa la mujer empieza a tomar conciencia de que existe una situación abusiva y analiza los pros y contras respecto del posible cambio que aún no está dispuesta a hacer. Puede establecerse una fase de ocultación o de revelación, en la que se dispone a comunicar lo que le ocurre.

Referencias:

Guía de Apoyo en Atención Especializada para abordar la violencia de pareja hacia las mujeres. Servicio Madrileño de Salud y Agencia Laín Entralgo.

14. Respecto al uso racional de psicofármacos señale la afirmación incorrecta:

    a) En el análisis por adscripción del prescriptor se observa que en general el porcentaje de prescripción de genéricos es el doble en médicos de Atención Primaria respecto a la prescripción en receta de genéricos de los médicos psiquiatras
    b) El techo de prescripción de envases genéricos está en función de la disponibilidad de los mismos por grupo terapéutico, siendo alto en antipsicóticos y bajo en ansiolíticos, antidepresivos e hipnóticos.
    c) Los psicofármacos son medicamentos que todos ellos requieren una prescripción médica antes de su dispensación, engloban a los ansiolíticos, antidepresivos, antipsicóticos, hipnóticos y sedantes, y estabilizadores del ánimo.
    d) El indicador de tasa de prescripción por 1000 habitantes / día (DHD) ayuda a analizar la evolución en el tiempo o la comparación entre diferentes áreas o países.
    e) El uso racional no sólo incluye el proceso de prescripción adecuado , sino también la inexistencia de error en la cadena de utilización de medicamentos.

Respuesta correcta: b

La OMS definió en 1989 el uso racional de medicamentos como el que se produce cuando los pacientes reciben la medicación adecuada a sus necesidades clínicas, en la dosis correspondiente a sus requisitos individuales, durante un período de tiempo adecuado y al menor coste para el paciente y la comunidad. En cuanto al porcentaje de utilización de genéricos, el techo de prescripción de envases genéricos está en función de disponibilidad de los mismos por grupo terapéutico, siendo alto en ansiolíticos, antidepresivos e hipnóticos y bajo en antipsicóticos. Observándose variaciones importantes entre diferentes áreas.

Referencias:

Plan Estratégico de Salud Mental 2010-2014. Consejería de Sanidad de la Comunidad de Madrid.

15. Cuál no es un criterio de derivación urgente desde atención primaria al hospital de referencia:

    a) Episodio de agitación psicomotriz
    b) Trastorno psicótico agudo
    c) Trastorno de conducta alimentaria con un IMC de 15
    d) Ideación y/o planificación autolítica
    e) Episodio maniaco

Respuesta correcta: c

Se considera criterio de derivación urgente paciente con trastorno de conducta alimentaria y riesgo vital, por ejemplo un IMC menor o igual a 13,5, especialmente si la pérdida ponderal ha sido rápida. En el resto de casos se considera indicado proceder a la derivación del paciente al servicio de urgencias del hospital de referencia para valoración del cuadro, descartar posible patología orgánica subyacente y valoración psiquiátrica e ingreso si procede.

Referencias:

Plan Estratégico de Salud Mental 2010-2014. Consejería de Sanidad de la Comunidad de Madrid.

16. Cuál no es un criterio de derivación preferente al Centro de Salud Mental:

a) Alucinosis y síndromes paranoides vinculados al alcoholismo
b) Episodio depresivo grave, con riesgo autolítico, ideación delirante, alteración importante de los ritmos biológicos, aislamiento marcado, abandono de autocuidado...
c) Depresión posparto
d) Síndrome de dependencia al alcohol
e) Situación de violencia familiar.

Respuesta correcta: d

Sólo si la dependencia al alcohol presenta una situación de riesgo en la que se considere de alto beneficio en la adherencia del paciente se realizará la derivación de forma preferente.

Referencias:

Plan Estratégico de Salud Mental 2010-2014. Consejería de Sanidad de la Comunidad de Madrid.

17. Señalar cual no es un factor de riesgo psicopatológico durante la concepción y el embarazo:

a) Embarazo en la adolescencia
b) Hijos no deseados
c) Monoparentalidad
d) Enfermedad grave de la madre o el feto
e) Muertes de hermanos o familiares directos

Respuesta correcta: c

La monoparentalidad es un aspecto relevante a tener en cuenta durante el embarazo no siendo en sí mismo un factor de riesgo psicopatológico. Se consideran factores de riesgo: embarazo en la adolescencia, hijo concebido en violaciones, hijos no deseados, muertes de hermanos o familiares directos, embarazo de riesgo clínico (enfermedad grave de la madre o el feto, conductas de riesgo prenatal como uso de alcohol, drogas, problemas laborales o ambientales o consecuencias de medidas diagnosticas y/o terapéuticas)

Referencias:

Programa de prevención en Salud Mental en atención primaria. Grupo de salud mental del PAPPS. Aten. Primaria. 2007.

18. En casos una vez valorada la mujer embarazada debe remitirse a salud mental:

    a) Si se detectan conflictos de rechazo ante la nueva situación
    b) Aparición de un trastorno afectivo
    c) Inestabilidad de la pareja.
    d) Existencia de un factor de riesgo
    e) A y b son correctas

Respuesta correcta: e

Ante una mujer embarazada deben siempre explorarse las circunstancias en que se ha producido el embarazo y detectar factores de riesgo para salud mental. Debe remitirse a Salud Mental si se detectan conflictos de rechazo ante la nueva situación, trastornos afectivos actuales, antecedentes de enfermedad psiquiátrica con síntomas presentes o sentimiento de culpa ante un embarazo no deseado; cuando coexisten más de dos factores de riesgo y si se manifiesta un trastorno mental en la madre.

Referencias:

Programa de prevención en Salud Mental en atención primaria. Grupo de salud mental del PAPPS. Aten. Primaria. 2007.

19. Cuál no se considera un factor de riesgo a la hora de realizar una detección precoz de los trastornos de la conducta alimentaria:

    a) Adolescencia y sexo femenino
    b) Antecedentes familiares de obesidad
    c) Homosexualidad en varones
    d) Dependencia excesiva, inmadurez y aislamiento
    e) Trastornos de la vinculación en la infancia

Respuesta correcta: e

Todos ellos excepto el último se consideran factores de riesgo, junto a la práctica de determinados deportes o actividades, problemas médicos crónicos que afecten a la autoimagen, conflictividad familiar y acontecimientos vitales estresantes en los últimos años. Los trastornos de la vinculación son un factor psicológico a considerar como causa de retraso escolar.

Referencias:

Programa de prevención en Salud Mental en atención primaria. Grupo de salud mental del PAPPS. Aten. Primaria. 2007.

20. Respecto a los factores de riesgo y prevención del suicidio:

a) El sentimiento de desesperanza es más importante que la depresión en sí.
b) Si se sospecha potencial suicida en la consulta debe aclararse y preguntar bien acerca del tema preguntando acerca de la intención y la planificación
c) No debe confiarse en una inesperada mejoría
d) Los trastornos de personalidad son un factor de riesgo de suicidio
e) Todas son ciertas

Respuesta correcta: e

El suicido se asocia en la mayoría de los casos con la enfermedad mental. La principal medida preventiva en atención primaria parece ser la capacitación de los profesionales en el abordaje diagnóstico y psicoterapéutico de la entrevista clínica. La depresión es el trastorno psíquico con mayor riesgo de suicidio. El sentimiento de desesperanza es incluso más importante que la depresión en sí.

Es importante realizar entrevistas abiertas y tranquilas, aclarando bien el tema si se sospecha potencial suicida, preguntando acerca de la intención y planificación. No deben despreciarse las amenazas, pero tampoco hay que confiar en la súbita e inesperada mejoría ya que puede estar producida por el alivio que siente el paciente al haber tomado la determinación suicida.

Entre los factores de riesgo: depresión, abuso de alcohol y otras drogas, esquizofrenia, trastornos de personalidad, trastornos de angustia y crisis de pánico, enfermedad somática crónica, vivir solo, desempleo, estado civil soltero/separado/viudo, la falta de apoyo social, antecedentes personales o familiares de intentos de suicidio.

Referencias:

Programa de prevención en Salud Mental en atención primaria. Grupo de salud mental del PAPPS. Aten. Primaria. 2007.

TEMA 13. PSICOTERAPIA INDIVIDUAL: RELACIÓN TERAPÉUTICA, MODELOS, TÉCNICAS. HABILIDADES BÁSICAS DEL PSICOTERAPEUTA.

Elsa Arrúa Duarte

1- Fernando es un hombre de 55 años, que desde hace 3 meses viene presentando ánimo bajo, disminución del apetito (ha perdido unos 4 kg), problemas para dormir, se despierta a las 5 de la mañana y posteriormente le cuesta volver a conciliar el sueño. Los amigos le invitan a salir y últimamente sale con una excusa para evitarlos cuando antes disfrutaba de estas salidas; dice "es que por ahora no tengo ganas". Refiere además que padece de problemas en la columna y que muchas veces el dolor es muy intenso. Por el motivo que acude a tu consulta, es que desde hace 2 semanas está presentando de manera intermitente ideas de muerte, que le generan mucha angustia, dice estar muy preocupado por esta situación ya que tiene una hija adolescente de quien se hace cargo. Piensa que con una psicoterapia además de la medicación que está tomando puede mejorar. Según el cuadro psicopatológico que presenta el paciente, que tipo de terapia psicoterapéutica sería la más indicada, teniendo en cuenta su eficacia según la literatura científica.

a) Psicoterapia cognitivo conductual
b) Psicoterapia Psicodinámica
c) Psicoterapia basada en Mindfulness
d) Terapia interpersonal (TIP)
e) Psicoterapia Gestáltica

Respuesta correcta: d

La terapia interpersonal (TIP) es una modalidad de psicoterapia breve creada por Gerald Klerman y sus colaboradores en los años 70. Se han comparado exhaustivamente la TIP (terapia interpersonal) tanto con otras psicoterapias como fármacos, fundamentalmente antidepresivos, con excelente resultados. La TIP constituye una alternativa muy útil o un complemento a la farmacoterapia en depresiones, incluso graves sin síntomas psicóticos. Es especialmente beneficiosos en depresiones, incluso graves sin síntomas psicóticos. Es especialmente beneficiosa en pacientes que no desean o no pueden tomar fármacos y también en los que no responden a ellos.

Referencias:

Tomás Palomo y Miguel Ángel Jiménez Arriero. Manual de Psiquiatría: Psicoterapias dinámicas e interpersonales. Madrid. 2009

María Diéguez, Francisco González y Alberto Fernández Liria. Terapia interpersonal. Editorial Sintesis. Madrid. 2012

2- En relación a la terapia interpersonal (TIP), cuál de las siguientes afirmaciones es falsa.

a) Los siguientes aspectos son abordados en las sesiones iniciales: Afrontar la depresión, relacionar la depresión con el contexto interpersonal, identificar las áreas-problemas principales y explicar los conceptos de la terapia y el contrato terapéutico

b) Durante las sesiones intermedias, el trabajo se centra en las áreas problemas (Duelo, disputas interpersonales, transiciones de rol y déficit interpersonales).
c) La tarea central en las sesiones finales es la terminación. Se aprovecha el momento para reforzar el sentimiento de autonomía en el paciente.
d) La depresión es la única indicación de la TIP.
e) La terapia interpersonal (TIP) es una modalidad de psicoterapia breve creada por Gerald Klerman y sus colaboradores en los años 70.

Respuesta correcta: d

Entre las aplicaciones ya desarrolladas de la TIP centradas en la depresión; están además del tratamiento agudo de la depresión mayor ambulatoria además del tratamiento aguda de la depresión ambulatoria, así como la prevención de recaídas depresivas (TIP-M o TIP de mantenimiento dirigida a reducir la vulnerabilidad a nuevas recaídas, la TIP dirigida a pacientes distimicos, la TIP de formato grupal para depresivos hospitalizados o la TIP en la depresión posparto.
Fuera del ámbito de lo depresivo; podemos encontrar aplicaciones de la TIP en el estrés postraumático, dirigidas al malestar de pacientes hospitalizados por enfermedad médica, a los trastornos bipolares, a los trastornos de conducta alimentaria, el uso de drogas e incluso insomnio.

Referencias:

Tomás Palomo y Miguel Ángel Jiménez Arriero. Manual de Psiquiatría: Psicoterapias dinámicas e interpersonales. Madrid. 2009

María Diéguez, Francisco González y Alberto Fernández Liria. Terapia interpersonal. Editorial Sintesis. Madrid. 2012

3- Una paciente le comenta que ha comenzado un tratamiento psicológico, para ayudarle a resolver una serie de problemas personales que han ocasionado un estado de ánimo depresivo. Dice que el psicólogo le pide que registre en que ocasiones se ha encontrado peor, que hizo y que pensó en esos momentos, y cómo se sintió después, según parece , aprovecha estos registros para proponer alternativas más saludables durante las sesiones de terapia. Parce claro que está recibiendo tratamiento psicoterapéutico:

a) Terapia Psicodinámico
b) Terapia sistémica familiar
c) Terapia Cognitivo-conductual
d) Terapia Humanista
e) Psicodrama

Respuesta correcta: c

De las terapias cognitivo conductual (TCC) en nuestro medio, la más utilizada es la terapia cognitiva de Beck, por estar compuesta de técnicas conductuales y cognitivas, por disponer de un completo manual de tratamiento en donde se describe la misma, por su eficacia a nivel clínico, y por su buen funcionamiento con los pacientes en nuestro medio. Incluye una serie de técnicas conductuales como: (autorregistros, programación de actividades, asignación de tareas graduales, entrenamiento asertivo) y cognitivas como:

detección de pensamientos automáticos negativos, reestructuración cognitiva y entrenamiento en solución de problemas) donde el objetivo inicial es mejorar los síntomas conductuales y cognitivos para luego centrarse en los esquemas o supuestos subyacentes que mantiene la depresión.

Referencias:

Tomás Palomo y Miguel Ángel Jiménez Arriero. Manual de Psiquiatría: Psicoterapias dinámicas e interpersonales. Madrid. 2009

4- Acude a tu consulta una paciente de 19 años que presenta dificultad para control de los impulsos, autolesiones frecuentes como forma de reducir la ansiedad, inestabilidad emocional, consumo de riesgo de sustancias y dificultades en las relaciones interpersonales. Desea iniciar una terapia psicológica, según la literatura cual de las siguientes terapias cognitivas ha demostrado mayor eficacia para el tratamiento del trastorno que presenta la paciente.

a) Terapia interpersonal (TIP)
b) Terapia cognitiva de Beck
c) Terapia cognitivo dialéctica de Linehan
d) Terapia de desensibilización sistemática
e) Entrevista motivacional de Miller

Respuesta correcta: c

En este caso la paciente presenta claramente un TP Limite, la TC dialéctica de Linehan ha mostrado ser el más eficaz. Esta terapia incluye entrenamiento en habilidades conductuales, manejo de contingencias, modificación cognitiva y exposición a indicios emocionales.

Referencias:

Tomás Palomo y Miguel Ángel Jiménez Arriero. Manual de Psiquiatría: Psicoterapias dinámicas e interpersonales. Madrid. 2009

5- Un estudiante de ingeniería reconoce tener mucho miedo de las arañas desde que era niño; por este motivo se siente incómodo cuando visita una zona rural o sale al campo, y ha llegado a rechazar viajes a un país tropical, ante la posibilidad de encontrarse con insectos. Dice que su hermano menor y su madre lo pasan muy mal cuando tienen que volar, pero reconoce otros problemas psiquiátricos en la familia. ¿Qué tratamiento resultaría más eficaz si desea superar su problema?

a) Psicoterapia psicoanalítica
b) Terapia interpersonal

c) Terapia cognitiva-conductual
d) Terapia sistémica familiar
e) Terapia gestáltica

Respuesta correcta: c

Dentro de los trastornos de ansiedad las TCC (terapia cognitivo-conductual) tienen un papel destacado por su eficacia en varios de ellos. Las técnicas de desensibilización sistemática; puede implementarse en vivo o de manera imaginaria (a través de la realidad virtual). La ventaja de este último procedimiento es que se puede llevar a cabo en consulta sin necesidad de realizar exposición en vivo en lugares fura de la misma.

Referencias:

Tomás Palomo y Miguel Ángel Jiménez Arriero. Manual de Psiquiatría: Psicoterapias dinámicas e interpersonales. Madrid. 2009

6- Una de las siguientes características no forman parte de los aspectos básicos de las teorías dinámicas o psicoanalíticas.

a) El valor único de la experiencia subjetiva y el pasado como prólogo.
b) La transferencia y la contratransferencia.
c) El autorregistro, la detección de pensamientos automáticos negativos.
d) El determinismo psíquico y resistencia.
e) El inconsciente

Respuesta correcta: c

El autorregistro y la detección de pensamientos automáticos negativos forman parte de las técnicas utilizadas en la TCC (terapia cognitivo conductual).
El resto de los aspectos señalados en las respuestas a, b, d y e; son considerados aspectos básicos de las teorías dinámicas o psicoanalíticas. Mencionaremos brevemente cada uno de ellos.
- El valor único de la experiencia subjetiva: A diferencia del psiquiatra descriptivo, el terapeuta psicoanalítico aborda a cada paciente intentando establecer lo que hay en él de único y le diferencia de los demás, como resultado de una historia vital propia y exclusiva
- El pasado como prólogo: Las experiencias de la infancia y la juventud son determinantes cruciales de la personalidad adulta.
- La trasferencia: La transferencia es la función mediante la cual un sujeto transfiere, de manera inconsciente, y revive, en sus vínculos nuevos, sus antiguos sentimientos. Este concepto nuclear del psicoanálisis constituye una de las aportaciones más geniales de Freud (hacia 1920).
- La contratransferencia: El conjunto de reacciones, actitudes fantasías sean o no conscientes, que experimenta el analista en relación con sus pacientes – determinadas por sus propias relaciones de objeto primarias – y que puede o no utilizar para una mejor comprensión de la situación psicoterapéutica.

- Resistencia: El término define el deseo del paciente de preservar el statuquo y oponerse a los esfuerzos del terapeuta para lograr la introspección y el cambio.

Referencias:

Tomás Palomo y Miguel Ángel Jiménez Arriero. Manual de Psiquiatría: Psicoterapias dinámicas e interpersonales. Madrid. 2009

7- De las siguientes afirmaciones relacionada a los aspectos básicos de la de las teorías dinámicas o psicoanalíticas, cuál de ellas es la que mejor define a la Trasferencia:

a) El término define el deseo del paciente de preservar el statuquo y oponerse a los esfuerzos del terapeuta para lograr la introspección y el cambio.
b) El término define a como un sujeto transfiere, de manera inconsciente, y revive, en sus vínculos nuevos, sus antiguos sentimientos.
c) El término define como las experiencias de la infancia y la juventud son determinantes cruciales de la personalidad adulta.
d) El término define como un conjunto de reacciones, actitudes fantasías sean o no conscientes, que experimenta el analista en relación con sus paciente.
e) El terapeuta psicoanalítico aborda a cada paciente intentando establecer lo que hay en él de único y le diferencia de los demás, como resultado de una historia vital propia y exclusiva.

Respuesta correcta: b

De los aspectos básicos de las teorías dinámicas o psicoanalíticas:

La trasferencia: Es la función mediante la cual un sujeto transfiere, de manera inconsciente, y revive, en sus vínculos nuevos, sus antiguos sentimientos. La transferencia fue descrita por el psicoanalista austríaco Sigmund Freud (hacia 1920). Preocupado por saber cómo tratar a sus pacientes histéricos, Freud utilizó la hipnosis para que pudieran recordar. Buscando revivir esas emociones desagradables que se encontraban en el origen de su trastorno, se dio cuenta de la importancia de la relación con sus pacientes. Es importante identificar los fenómenos transferenciales y trabajar en la consulta la pauta problema con toda su carga afectiva; además de proporcionar una experiencia diferente al responder el terapeuta a las acciones del paciente de un modo diferente al que normalmente induce en las personas con las que se relaciona en su vida cotidiana. Si el terapeuta no es capaz de vencer estas dificultades, puede estar indicado un cambio de terapeuta.

La contratransferencia: El conjunto de reacciones, actitudes fantasías sean o no conscientes, que experimenta el analista en relación con sus pacientes – determinadas por sus propias relaciones de objeto primarias – y que puede o no utilizar para una mejor comprensión de la situación psicoterapéutica. El terapeuta debe ser capaz de reconocer estos fenómenos y reconducir su modo de actuar en estos casos, si esto no es posible está indicado cambio de terapeuta.

Resistencia: El término define el deseo del paciente de preservar el statuquo y oponerse a los esfuerzos del terapeuta para lograr la introspección y el cambio. Suele aparecer cuando se enfrentan temas que desafían las necesidades de seguridad, aceptación social e integridad personal (p. ej. evitación del sufrimiento). En este caso se indica enlentecer o cambiar el ritmo del proceso, buscar nuevas vías o abordajes para el cambio, confrontar la resistencia de forma directa o indirecta, ayudar al paciente a entender cuál es su propósito y volver a su favor la fuerza que la mueve.

El pasado como prólogo: Las experiencias de la infancia y la juventud son determinantes cruciales de la personalidad adulta.

El valor único de la experiencia subjetiva: A diferencia del psiquiatra descriptivo, el terapeuta psicoanalítico aborda a cada paciente intentando establecer lo que hay en él de único y le diferencia de los demás, como resultado de una historia vital propia y exclusiva

Referencias:

Tomás Palomo y Miguel Ángel Jiménez Arriero. Manual de Psiquiatría: Psicoterapias dinámicas e interpersonales. Madrid. 2009

Fernández Liria A, Rodríguez Vega B. Habilidades de entrevista para psicoterapeutas: Con ejercicios del profesor. 3a ed. Bilbao: Ed. Desclée de Brouwer.2006.

8- De las siguientes afirmaciones en relación a la terapia cognitivo conductual, marque la falsa.

a) Uno de los procedimientos que está presente en la mayoría de las TCC (terapia cognitivo conductual) es la exposición, la cual se utiliza para las fobias, el trastorno de ansiedad generalizada (TAG), la agorafobia, el trastorno obsesivo compulsivo (TOC), y el trastorno por estrés postraumático.
b) La exposición ha mostrado ser eficaz en el trastorno de pánico, pero no así en la agorafobia.
c) Las técnicas de desensibilización sistemática; puede implementarse en vivo o de manera imaginaria (a través de la realidad virtual).
d) En el TOC el tratamiento de elección, y muy eficaz, es la exposición en vivo con prevención de la respuesta.
e) En la terapia racional de Ellis, los pacientes se van a centrar en el análisis se las racionalidad de sus creencias.

Respuesta correcta: b

Todas las respuestas son verdaderas, excepto la b: "La exposición ha mostrado ser eficaz en el trastorno de pánico, pero no así en la agorafobia". En la agorafobia la exposición es la técnica de elección, sin embargo para los ataques de pánico es necesario utilizar adicionalmente otras técnicas. Así las técnicas psicológicas que se han mostrado eficaces incluyen los siguientes componentes: exposición a las situaciones temidas, exposición a las sensaciones corporales, identificación y modificación de las interpretaciones corporales erróneas, entrenamiento n la respiración para la controlar la hiperventilación y la reestructuración cognitiva.

Referencias:

Tomás Palomo y Miguel Ángel Jiménez Arriero. Manual de Psiquiatría: Psicoterapias dinámicas e interpersonales. Madrid. 2009

9- Horacio es un paciente de 36 años, que acude a la consulta por que quiere dejar de fumar. Fuma desde los 15 años, actualmente hasta 40 cigarrillos/día, niega consumo de otros tóxicos, si hace referencia que es una persona muy nerviosa, al igual que su madre y su hermano. Actualmente no recibe ningún tratamiento ni psicológico ni psicofarmacológico. ¿Qué terapia psicológica según su mayor eficacia evidenciada en este trastorno, le indicarías?

a) Terapia interpersonal
b) Terapia cognitiva-conductual
c) Terapia sistémica familiar
d) Psicoterapia psicoanalítica
e) Terapia Gestáltica

Respuesta correcta: b

Terapia cognitiva-conductual (TCC) en dependencia a la nicotina, sigue siendo de primera línea de elección. Las recomendaciones actuales es utilizar un tratamiento que incluya técnicas motivacionales (contratos, autorregistros etc,), técnicas de abandono (p. ej., desvanecimiento de nicotina, control de estímulos) y técnicas de prevención de recaída (p. ej., entrenamiento en manejo de la ansiedad y de ira, entrenamiento en solución de problemas, afrontamiento de situaciones de riesgo, etc.).

Referencias:

Tomás Palomo y Miguel Ángel Jiménez Arriero. Manual de Psiquiatría: Psicoterapias dinámicas e interpersonales. Madrid. 2009

10- Se denomina Transferencia a.

a) La energía que una paciente emplea en mantener la homeostasis y dificultar el progreso terapéutico.
b) El vínculo emocional que liga a una persona con su pareja afectiva
c) La superación de conflictos emocionales a través de ensayo y error
d) Las emociones, fantasías, deseos que el paciente coloca sobre el terapeuta relacionado con sus experiencias vinculares con figuras importantes de su vida.
e) Es una situación fruto de un error técnico del terapeuta, que se puede evitar si se realiza un encuadre adecuado

Respuesta correcta: d

De los aspectos básicos de las teorías dinámicas o psicoanalíticas:
La trasferencia: Es la función mediante la cual un sujeto transfiere, de manera inconsciente, y revive, en sus vínculos nuevos, sus antiguos sentimientos. La transferencia fue descrita por el psicoanalista austríaco Sigmund Freud (hacia 1920). Preocupado por saber cómo tratar a sus pacientes histéricos, Freud utilizó la hipnosis para que pudieran recordar. Buscando revivir esas emociones desagradables que se encontraban en el origen de su trastorno, se dio cuenta de la importancia de la relación con sus pacientes. Es importante identificar los fenómenos transferenciales y trabajar en la consulta la pauta problema con toda su carga afectiva; además de proporcionar una experiencia diferente al responder el terapeuta a las acciones del

paciente de un modo diferente al que normalmente induce en las personas con las que se relaciona en su vida cotidiana. Si el terapeuta no es capaz de vencer estas dificultades, puede estar indicado un cambio de terapeuta.

Referencias:

Tomás Palomo y Miguel Ángel Jiménez Arriero. Manual de Psiquiatría: Psicoterapias dinámicas e interpersonales. Madrid. 2009

Fernández Liria A, Rodríguez Vega B. Habilidades de entrevista para psicoterapeutas: Con ejercicios del profesor. 3a ed. Bilbao: Ed. Desclée de Brouwer.2006.

11- Se entiende por Contratransferencia:

a) Es una situación fruto de un error técnico del terapeuta, que se puede evitar si se realiza un encuadre adecuado.
b) Es secundaria a análisis personal insuficiente de un terapeuta inexperto.
c) Es el proceso por el cual el terapeuta experimenta su relación con el paciente en términos de sus propias pautas y se siente impulsado a responder en función de las mismas y no en consideración de su papel como psicoterapeuta.
d) Es inevitable pero siempre supone un problema en la relación terapéutica.
e) Las emociones, fantasías, deseos que el paciente coloca sobre el terapeuta relacionado con sus experiencias vinculares con figuras importantes de su vida.

Respuesta correcta: c

De los aspectos básicos de las teorías dinámicas o psicoanalíticas:

La contratransferencia: El conjunto de reacciones, actitudes fantasías sean o no conscientes, que experimenta el analista en relación con sus pacientes – determinadas por sus propias relaciones de objeto primarias – y que puede o no utilizar para una mejor comprensión de la situación psicoterapéutica. El terapeuta debe ser capaz de reconocer estos fenómenos y reconducir su modo de actuar en estos casos, si esto no es posible está indicado cambio de terapeuta.

Referencias:

Tomás Palomo y Miguel Ángel Jiménez Arriero. Manual de Psiquiatría: Psicoterapias dinámicas e interpersonales. Madrid. 2009

Fernández Liria A, Rodríguez Vega B. Habilidades de entrevista para psicoterapeutas: Con ejercicios del profesor. 3a ed. Bilbao: Ed. Desclée de Brouwer.2006.

12- Indique que intervención no es objetivo de las tareas que constituyen el trabajo de Duelo según Worden:

a) Facilitar la aceptación de la realidad de la pérdida
b) Facilitar la expresión y el manejo de los sentimientos ligados a la pérdida
c) Facilitar el distanciamiento emocional, para evitar el sufrimiento.
d) Facilitar una despedida y la posibilidad de vuelta a encontrar sentido y posibilidad de satisfacción en la vida.

e) Facilitar la resolución de los problemas prácticos suscitados por la falta de aquello perdido.

Respuesta correcta: c

Los objetivos de la intervención consistirán en facilitar que las cuatro tareas que constituyen el trabajo de duelo, según Worden puedan ser llevadas a cabo.
1. Facilitar la aceptación de la realidad de la pérdida
2. Facilitar la expresión y el manejo de los sentimientos ligados a ella
3. Facilitar la resolución de los problemas prácticos suscitados por la falta de aquello perdido
4. Facilitar una despedida y la posibilidad de vuelta a encontrar sentido y posibilidad de satisfacción en la vida.

El duelo es el proceso por el que quien lo realiza es capaz de reconstruir su mundo (y, por tanto a sí mismo) sin el objeto perdido. Se trata de dotar de un nuevo sentido a los elementos con los que el sujeto (en una operación que es del orden de la narración) debe construir su realidad. Este proceso integra cuatro elementos que se corresponden con las tareas enunciadas por Worden:
1) Construir un mundo sin el objeto perdido.
2) Dar sentido a los sentimientos asociados a la pérdida e integrarlos en la propia biografía
3) Encontrar la forma de resolver prácticamente aquellas tareas para cuya ejecución nos valíamos del objeto perdido y
4) Ser capaces de experimentar afectos semejantes a los que anteriormente se orientaban al objeto perdido hacia otros objetos, lo que, precisamente, supone no la reorientación de un afecto que queda vacante, sino la construcción de un nuevo mundo, que es un mundo sin el objeto perdido, pero que es capaz de albergar objetos dignos de ser amados.

Referencias:

Worden J.W. Grief Counselling and Grief Therapy. A Handbook for the Mental Health Practitioner. (Third Ed). Springer. New York. 2000).
Fernández Liria A, Rodríguez Vega B. Habilidades de entrevista para psicoterapeutas: Con ejercicios del profesor. 3a ed. Bilbao: Ed. Desclée de Brouwer.2006.

13- Entre los objetivos de la Psicoterapia de apoyo, que afirmación es falsa.
a) Reforzar las funciones del Ego
b) Aumentar las habilidades adaptativas
c) Disminuir el nivel de ansiedad, conseguir que el paciente se sienta mejor
d) Aumentar el autoestima
e) Constituir una relación de apoyo, independiente de una formulación del caso.

Respuesta correcta: e

La psicoterapia de apoyo: Es la modalidad psicoterapéutica más utilizada en psiquiatría. Se trata de una intervención que aspira a ayudar a sobrellevar lo mejor posible la cotidianidad, adaptándose al medio y a las circunstancias vitales, sin pretender cambiar la estructura psíquica del paciente, ni desvelar conflictos inconscientes.

A diferencia de una simple relación de apoyo, implica una formulación del caso, se hace uso de unas herramientas, y hay unos objetivos: 1) Disminuir la ansiedad, conseguir en que el paciente se sienta mejor. 2) Aumentar la autoestima. 3) Reforzar las funciones del Ego (sobre todo en pacientes gravemente trastornados); y
4) Mejorar habilidades adaptativas (objetivo básico en pacientes relativamente sanos, en crisis).

Su origen está en el psicoanálisis, pero hoy en día se utiliza desde muchos enfoques teóricos diferentes. Dentro de las psicoterapias psicoanalíticamente orientadas, en realidad ambos son extremos de una gama de terapias con más o menos componentes expresivos y apoyadores. En la práctica, la psicoterapia es para la mayoría de los pacientes una mezcla entre componentes de apoyo y expresivos (Luborski 1969).

Referencias:

Pinsker H. Introducción a la Psicoterapia de Apoyo. Bilbao: Ed. Desclée de Brouwer. 2002.

14- En términos generales la efectividad de la Psicoterapia viene determinada por los siguientes factores, excepto:

a) Motivación por parte del paciente.
b) Compromiso por parte del terapeuta
c) Duración mínima de la psicoterapia de 12 meses
d) Una buena alianza terapéutica entre paciente y terapeuta.

Respuesta correcta: c

La Psicoterapia es un proceso de comunicación interpersonal entre un profesional experto (terapeuta) y un sujeto necesitado de ayuda por problemas de salud mental (paciente) que tiene como objeto producir cambios para mejorar la salud mental del segundo, por lo que es fundamental la motivación por parte del paciente a participar del proceso terapéutico, el compromiso del terapeuta, así como la asegurarse una buena alianza terapéutica entre paciente y terapeuta. La psicoterapia se presenta como una opción para el manejo y tratamiento de los trastornos mentales y los problemas de salud mental siempre que esté indicada.

Referencias:

Fernández Liria A, Rodríguez Vega B. Habilidades de entrevista para psicoterapeutas: Con ejercicios del profesor. 3a ed. Bilbao: Ed. Desclée de Brouwer.2006.

15- En relación a la Psicoterapia. Marque la afirmación falsa.

a) La psicoterapia consiste en transformar y expandir por medios lingüísticos, las narrativas de una persona, aquellas historias que todos sostenemos y que dan sentido a nuestra existencia dentro de la familia y la sociedad.
b) La entrevista con actitud psicoterapéutica centra su atención en la relación con el paciente.

c) La entrevista se desarrolla a través de una conversación que da acceso a una experiencia relacional, que puede permitir transformar la narrativa inicial del paciente por otra.
d) En psicoterapia la motivación del paciente no juega un papel importante, si se realiza un contrato terapéutico.
e) Trabajar en una buena alianza terapéutica entre paciente y terapeuta puede contribuir al éxito de una Terapia.

Respuesta correcta: d

"Existen otras muchas definiciones de psicoterapia, así como múltiples corrientes psicoterapéuticas. Sin embargo, hay un punto en común entre todas ellas, que es un requisito para que se lleve a cabo esta práctica: el paciente ha de considerarse implicado en el problema presentado, ya sea en el origen, en el mantenimiento o en las posibilidades para solucionarlo" (Fernández Liria y Rodríguez Vega, 1997).

Referencias:

Fernández Liria A, Rodríguez Vega B. Habilidades de entrevista para psicoterapeutas: Con ejercicios del profesor. 3a ed. Bilbao: Ed. Desclée de Brouwer.2006.
Fernández Liria A, Rodríguez Vega B. La práctica de la Psicoterapia. La construcción de narrativas terapéuticas. Bilbao: Ed. Desclée de Brouwer. 2001.
Rodríguez Vega B, Fernández Liria A. De la metáfora del sistema a la narrativa: la evolución del modelo sistémico. Psiquiatría pública. 1997.

16- De las habilidades básicas del terapeuta; marque la afirmación FALSA en relación COMUNICACIÓN NO VERBAL

a) La manera en que se expresa un mensaje socialmente es mucho más importante que las palabras que se usan.
b) La comunicación no verbal, y por tanto la comunicación en general es inevitable, no es posible no comunicar.
c) Los mensajes no verbales son recibidos a menudo de forma consciente.
d) De lo que percibimos cuando nos comunicamos las 2/3 partes es comunicación no verbal.
e) Ante la inconsistencia entre un mensaje verbal –no verbal, predomina el mensaje no verbal

Respuesta correcta: c

Los mensajes no verbales son recibidos a menudo de forma no consciente, automática.

Referencias:

Fernández Liria A, Rodríguez Vega B. Habilidades de entrevista para psicoterapeutas: Con ejercicios del profesor. 3a ed. Bilbao: Ed. Desclée de Brouwer.2006.

Fernández Liria A, Rodríguez Vega B. La práctica de la Psicoterapia. La construcción de narrativas terapéuticas. Bilbao: Ed. Desclée de Brouwer. 2001.
Rodríguez Vega B, Fernández Liria A. De la metáfora del sistema a la narrativa: la evolución del modelo sistémico. Psiquiatría pública. 1997.

17- Las terapias basadas en Mindfulness, son consideradas parte de las Terapias Cognitivas de:

a) Primera Ola
b) Segunda Ola
c) Tercera Ola
d) Cuarta Ola
e) Quinta Ola

Respuesta correcta: c

Terapias cognitivas.
Primera Ola de TC (años 50)

- J. B Watson y B.F Skinner (condicionamiento operante)
- Principios de condicionamiento y del aprendizaje
- Modificación y mejora de la conducta humana

Segunda Ola de TC (años 70): Importancia de las variables cognitivas en el tratamiento de los problemas emocionales y del comportamiento.

- Terapia Cognitiva de Beck para la depresión.
- Terapia Racional Emotiva de Ellis.

Tercera Ola de TC: (año 1990)

- Terapias basadas en Mindfulnes (basada en la atención plena):
  MBSR: Reducción de estrés basado en Mindfulness de Kabat-Zinn
  MBCT: Terapia cognitiva basada en Mindfulness de Segal
  MBRP: Prevención de recaídas basada en Mindfulness de Bowen
- Terapias con foco atencional:
  MCT: Terapia metacognitiva de Wells

- Terapias con foco en la activación motivacional:
  B.A: Activación conductual de Martel
  MI: Entrevista motivacional de Miller
- Terapias con foco en las relaciones:
  IBCT: Terapia conductual integrativa de pareja de Christensen
  FAP: Psicoterapia analítica funcional de Kohnlenberg y Tsai
- Enfoque integrativos:
  DBT: Terapia dialéctica conductual de Linehan
  ACT: Terapia de aceptación y compromiso de Hayes

Referencias:

Fernández Liria A, Rodríguez Vega B. Habilidades de entrevista para psicoterapeutas: Con ejercicios del profesor. 3a ed. Bilbao: Ed. Desclée de Brouwer.2006.

Fernández Liria A, Rodríguez Vega B. La práctica de la Psicoterapia. La construcción de narrativas terapéuticas. Bilbao: Ed. Desclée de Brouwer. 2001.

18- De las habilidades básicas del terapeuta (facilitación de la actividad narrativa y generación de narrativas alternativas), que concepto NO corresponde con el enunciado:

a) Parafrasear: enunciado que repite, con palabras del entrevistador, el contenido cognitivo del paciente.
b) Reflejo empático: es ponerse en lugar del paciente en todo momento.
c) Recapitulación: es una síntesis de algo comunicado previamente por el paciente, a través de una intervención más larga o intercalada. Se compone de una o más paráfrasis o reflejos empáticos, generalmente
d) Clarificación: Pregunta o enunciado que intenta promover la elaboración sobre los contenidos de los que estaba hablando el paciente.
e) Información: Pretende facilitar al paciente la identificación de las opciones de que dispone, el tener conocimiento de los elementos que le permiten evaluar las razones para escoger entre una y otra, o cuestionar concepciones erróneas sobre la naturaleza de las mismas

Respuesta correcta: b

Reflejo empático: aptitud, actitud e intervención empática (escucha y respuesta).

Referencias:

Fernández Liria A, Rodríguez Vega B. Habilidades de entrevista para psicoterapeutas: Con ejercicios del profesor. 3a ed. Bilbao: Ed. Desclée de Brouwer.2006.
Fernández Liria A, Rodríguez Vega B. La práctica de la Psicoterapia. La construcción de narrativas terapéuticas. Bilbao: Ed. Desclée de Brouwer. 2001.

19- Del siguiente enunciado cual NO es una actitud básica del terapeuta:

a) Empatía
b) Genuidad
c) Actitud paternalista
d) Suspensión del juicio
e) Escucha activa

Respuesta correcta: c

Actitudes básicas del terapeuta:
. Empatía: capacidad de sentir la experiencia emocional de otra persona. Es una dimensión muy importante de la experiencia humana y nos capacita para el desarrollo de la mentalización.

. Genuinidad: ser uno mismo, colaborando con el paciente, y contribuyendo a reducir la distancia emocional. Puede hacerse mediante lo no verbal, con congruencia, espontaneidad, apertura y el buen manejo de la autorrevelación.

. Suspensión del juicio: no podemos ser neutrales ya que al llevarlo a cabo se produce un distanciamiento emocional. Tampoco se pueden incluir en la terapia los valores culturales o sociológicos propios del terapeuta que pudieran generar problemas en la comprensión y ayuda del paciente.

La actitud paternalista NO forma parte de las Actitudes básicas del terapeuta: En la que el terapeuta cree tener todas las respuestas a los problemas del paciente "ha mejorado porque ha seguido mis consejos" o "no mejora porque no los sigue". Esta posición del terapeuta puede generar una actitud pasiva en el paciente o bien provocar enfado al verse despojado del control de su propia vida.

Referencias:

Fernández Liria A, Rodríguez Vega B. Habilidades de entrevista para psicoterapeutas: Con ejercicios del profesor. 3a ed. Bilbao: Ed. Desclée de Brouwer.2006.

Fernández Liria A, Rodríguez Vega B. La práctica de la Psicoterapia. La construcción de narrativas terapéuticas. Bilbao: Ed. Desclée de Brouwer. 2001.

20- Derivan a tu consulta a un menor de 10 años que ha estado ingresado en Pediatría por descompensación diabética relacionado a abandono de la administración de insulina, tras valoración de Psiquiatría de enlace sospechan de la presencia de clínica depresiva. Si este fuera el caso, que tratamiento psicoterapéutico estaría indicado?

a) Terapia sistémica familiar
b) Terapia cognitivo conductual
c) Terapia Psicodinámica
d) Terapia Gestáltica
e) Psicodrama

Respuesta correcta: b

El modelo de psicoterapia más extensamente evaluado y utilizado es el cognitivo-conductual, aunque la terapia interpersonal también ha demostrado una eficacia superior al placebo.

La terapia cognitivo-conductual se fundamenta en la modificación, mediante la combinación sistemática de técnicas cognitivas y conductuales, de ciertas conductas disfuncionales, pensamientos negativos distorsionados asociados a situaciones específicas y actitudes desadaptativas, que estarían relacionadas con la génesis de la sintomatología depresiva. Los mejores resultados se han obtenido con terapias directivas (guiadas por un protocolo) y limitadas en el tiempo (generalmente se recomienda una duración media de 12 a 16 semanas).

En los casos más leves de depresión, la terapia cognitivo-conductual sería el tratamiento de primera elección. Cuando la sintomatología es más grave el tratamiento de elección es la terapia combinada (psicoterapia/farmacológico).

La evidencia científica de la eficacia de la terapia cognitivo-conductual en el tratamiento de la depresión ha sido ampliamente corroborada en múltiples estudios. No así el resto de las terapias.

Referencias:

Carballo Belloso JJ, Figueroa Quintana A, García Martín I, Soutullo Esperón C, Zalsman G. Trastornos depresivos. En: Soutullo Esperón C, Mardomingo Sanz MJ, editores. Manual de Psiquiatría del niño y el Adolescente. Madrid: Panamericana; 2010. p. 145-66.

21- En relación a las técnicas en intervención en crisis; cual es la respuesta correcta.

a) Silla vacía
b) Orientación anticipatoria
c) Imaginería y técnicas de visualización
d) Todas son correctas
e) Ninguna

Respuesta correcta: d

ALGUNAS DE LAS TECNICAS EN INTERVENCION EN CRISIS:

- Afecto inducido: Después de relajarse, se repasa con todo detalle el incidente traumático alentando la libre expresión de emociones, y ayudando a clarificar los sentimientos relacionados con el incidente.
- Imaginería y técnicas de visualización: Se refiere a la utilización de imágenes mentales o de la fantasía por ejemplo para una desensibilizacion sistemática etc. Con la imaginería positiva se puede mejorar la autoestima, e incluso en base a la autoimagen idealizada de Suskind (1970), se utiliza la nueva autoimagen positiva como base para iniciar nuevos comportamientos, los cuales son congruentes con esta nueva autoimagen
- Relajación muscular profunda: Se trata de una técnica desarrollada por Jacobson (1974) e implica el entrenamiento en el contraste tensión relajación de grupos musculares.
- Provocación de ira: Se trata de provocar la ira del paciente hacia el terapeuta (llegando a propósito tarde, no haciendo caso...), y a continuación adoptar una actitud apoyadora. Se usa sobre todo con pacientes gravemente deprimidos, en un intento de movilizarle y superar la pasividad patológica.
- Reestructuración cognoscitiva: Se dirige a la clarificación y cambio de patrones de pensamiento del paciente. La meta es ayudar a los pacientes a desarrollar la capacidad para evaluar los incidentes de una forma más realista.
- Silla vacía: Es una de las técnicas de la terapia Gestalt desarrollada por Fritz Perls. Se utiliza para ayudar a los pacientes a esclarecer sentimientos, actitudes y creencias, y para conciliar polaridades conflictivas. El paciente representa a la otra persona, la otra polaridad etc. en la silla vacía y se entrega a un dialogo con ella, y luego cambiándose de sitio se contesta a si mismo...
- Terapia racional emotiva: Desarrollada por Ellis (1962) cuya teoría básica era que la excitación emocional y el comportamiento inadaptados son intervenidos por la interpretación de uno mismo respecto de las situaciones. La terapia exitosa consiste en la eliminación de los pensamientos irracionales, con el consecuente alivio de los síntomas.
- Orientación anticipatoria: El terapeuta ayuda al paciente a anticipar determinados acontecimientos externos o internos y a preparar al individuo en crisis para tales

sucesos. De esa manera puede planear y movilizar estrategias efectivas de afrontamiento por adelantado.

- Modelamiento: Se expone al paciente a observar a otros individuos que realizan el comportamiento objetivo. El modelamiento puede realizarse en vivo, simbólicamente (p. ej. con videos)...
- Meditación o yoga: Varias técnicas han sido recomendadas con fines terapéuticos. Una de las más estudiadas es la Vipassana. No sólo es una técnica de relajación corporal y mental, sino que ayuda a conectar con nuestras emociones, sensaciones y darnos cuenta de qué nos pasa y qué necesitamos.
- Implosión (inundación): Se basa en el supuesto de que cualquier temor puede extinguirse al proveer al paciente de la experiencia de que un resultado esperado y altamente temido no acontece.

Referencias:

Pérez Sales P. Trauma, culpa y duelo: hacia una psicoterapia integradora. Programa de autoformación en psicoterapia de respuestas traumáticas. Bilbao: Ed. Desclée de Brouwer. 2006

Pinsker H. Introducción a la Psicoterapia de Apoyo. Bilbao: Ed. Desclée de Brouwer. 2002.

Rubin Wainrib B, Bloch Ellin L. Intervención en crisis y respuesta al trauma Bilbao: Ed. Desclée de Brouwer. 2001.

TEMA 14. TRASTORNOS DELIRANTES

Marisol Roncero Rodríguez

1. Quién acuñó el término MONOMANÍA?

   A. Kalbhaum
   B. Esquirol
   C. Heinroth
   D. Kraepelin

Respuesta correcta: b

En 1838, el psiquiatra francés Esquirol acuñó el término monomanía para caracterizar las ideas delirantes en los que no estaba afectado el razonamiento lógico o la conducta general. En 1863, Kahlbaum utilizó el término paranoia para describir una enfermedad mental parcial que afectaba al intelecto pero no a otras áreas del funcionamiento mental. Emil Kraepelin llamó paranoia a un comportamiento delirante persistente en ausencia de alucinaciones y deterioro de la personalidad. En 1818 Johann Christian Heinroth introdujo el concepto básico de paranoia cuando describió trastornos del intelecto bajo el término de *Verrücktheit.*

Referencias:

Capítulo : Sinopsis de Psiquiatria Kaplan. 9ª edición. 2009

2. Los mecanismos de defensa utilizados por los pacientes con trastorno delirante crónico son:

   a. Negación, proyección y formación reactiva
   b. Negación, proyección y *acting out*
   c. Sublimación, proyección y disociación
   d. Negación, sublimación y formación reactiva.

Respuesta correcta: a

Los tres mecanismos de defensa son:Negación, proyección y Formación Reactiva: *Negación:* Es la primera defensa significativa cuando existe ideación delirante.El individuo cegado por la actitud pasional no es capaz de aceptar la realidad y la niega: tanto de sí mismo como de los demás. *Proyección:*El paranoico en su actitud recelosa y desconfiada , al ser incapaz de cotejar su realidad con otra, no puede asumir la situación hostil que tiene y la proyecta a los demás. Su ira y enojo los transmite proyectivamente a los demás: "son ellos los que me provocan, no yo". *Formación reactiva:* La utiliza para defender su conciencia de su agresividad latente, su desprecio y desaprobación delcriterio ajeno. En virtud de ese mecanismo aparentará lo contrario: amabilidad, honradez y sumisión.

Referencias:

Capítulo 18: Trastorno delirante. Introducción a psicopatología y psiquiatría. 7ª Edición.

3. Las alucinaciones e ideas delirantes en el trastorno delirante crónico:

   a. Pueden ser olfativas o táctiles acordes con el delirio
   b. Son frecuentes alucinaciones visuales en el anciano
   c. Suelen ser alucinaciones auditivas comentadoras de actividad.
   d. Los delirios son poco estructurados

Respuesta correcta: a

Los pacientes con trastorno delirante no suelen tener alucinaciones (el DSM-IVTR pone en su criterio B que pueden existir alucinaciones olfativas y táctiles en alguna ocasión). La CIE -10 contempla posibles alucinaciones auditivas en ancianos (no son en 3ª persona ni comentan actividad). El trastorno del contenido del pensamiento, en forma de ideas delirantes, es el síntoma más característico de este trastorno. Suelen ser ideas delirantes bien estructuradas.

Referencias:

Capítulo . Otros trastornos psicóticos. En Sinopsis de Psiquiatría. Kaplan 9ª Edición

4. El término "folie a deux" también se conoce como:

   a. Trastorno psicótico compartido
   b. Erotomanía
   c. Trastorno psicótico breve
   d. Trastorno delirante tipo persecutorio

Respuesta correcta: a

Se trata de un término surgido en el siglo XIX en Francia, que se refiere a aquellos casos en que el delirio es compartido por dos o más personas. En DSM IVTR se llama trastorno psicótico compartido.

Referencias:

Trastorno delirante. Introducción a psicopatología y psiquiatría. Vallejo Ruiloba. 7ª Edición.

5. El trastorno delirante crónico puede incluir

   a. Alucinaciones auditivas
   b. Alucinaciones olfativas
   c. Alucinaciones táctiles
   d. Todas ellas

Respuesta correcta: d

Según CIE 10, pueden aparecer alucinaciones auditivas en ancianos. Según DSM IVTR, pueden aparecer alucinaciones olfativas y táctiles acordes con el Delirio .

Referencias:

CIE : Trastornos mentales y del comportamiento. 1992; DSM IVTR: Manual diagnóstico y estadístico delos trastornos mentales. Texto revisado: 2002

6. El trastorno delirante crónico (señale la verdadera):

    a. Suele comenzar alrededor de los 20 años
    b. Es menos frecuente que la Esquizofrenia
    c. Es un estadío precoz de Esquizofrenia
    d. Está causado por lesiones en el lóbulo frontal

Respuesta correcta: b

El trastorno delirante crónico tiene una incidencia de 3 por 100.000 habitantes, y una prevalencia (casos activos): 24-30 por 100000 habitantes). La esquizofrenia tiene una prevalencia de 1% aproximadamente. El resto de las respuestas son falsas.

Referencias:

Trastorno delirante. Introducción a psicopatología y psiquiatría. Vallejo Ruiloba. 7ª Edición.

7. Todas las siguientes son verdaderas acerca del trastorno delirante crónico tipo erotomaníaco excepto:

    a. Los pacientes exhiben lo que se ha llamado "conducta paradójica".
    b. En población forense es más frecuente en hombres
    c. La separación del objeto amado no es un tratamiento efectivo
    d. En muestras clínicas es más frecuente en mujeres.

Respuesta correcta: c

La separación del objeto amado suele ser efectivo. El *síndrome de conducta paradójica*: Interpretar todas las negativas verbales y físicas de amor como prueba de este. La mayoría en muestras clínicas son mujeres, pero en muestras forenses son hombres (con frecuencia entran en conflicto con la ley). Las mujeres, a menudo viven solas o apartadas. Suelen ser solteras y con contactos sexuales limitados. Empleadas en trabajos modestos.

Referencias:

Capítulo: otros trastornos psicóticos. En Sinopsis de Psiquiatría. Kaplan. 9ª Edición. 2009

8. El factor de riesgo más conocido y mejor documentado del trastorno delirante crónico es:

   a. Historia familiar de patología psiquiátrica
   b. Edad avanzada
   c. Aislamiento social
   d. Déficit sensorial

Respuesta correcta: a

La causa del trastorno delirante es desconocida. Los estudios epidemiológicos y literatura clínica sugieren que el mayor factor de riesgo conocido es la historia familiar de patología psiquiátrica (incluído trastorno delirante crónico). El resto de respuestas también son factores de riesgo para aparición de trastorno delirante crónico.

Referencias:

Study Guide and Self-Examination Review in Psychiatry. 9th edition.

9. El delirio de que un familiar ha sido reemplazado por un impostor se conoce como:

   a. Intermetamorfosis
   b. Síndrome de Cotard
   c. Síndrome de Capgras
   d. Fenómeno de Fregoli

Respuesta correcta: c

Síndrome de Capgras: Delirio por el cual el sujeto cree que sus familiares han sido reemplazados por dobles (También llamado Ilusión de Sosias). No suele aparecer aislado. Fenómeno de Fregoli: Delirio en el que el perseguidor toma el aspecto de diferentes personas, como si fuera un actor. Intermetamorfosis: el delirio consiste en la creencia de que varias personas de su entorno han intercambiado sus identidades. Síndrome de Cotard: Delirio de negación: El síndrome de Cotard completo incluye: el delirio de negación o delirio nihilista (en el que los pacientes piensan que sus órganos no existen o están putrefactos), el delirio de enormidad y el delirio de inmortalidad. Siendo el primero de ellos el más frecuente entre los tres.

Referencias:

Sinopsis de psiquiatría Kaplan: 9ª edición. 2009

10. La Erotomanía también es conocida como:

a. Síndrome de Otelo
b. Síndrome de Clerambault
c. Síndrome de Ganser
d. Ninguna es correcta

Respuesta correcta: b

Erotomanía, "psychose pasionelle" o Síndrome de Clerambault: Idea delirante de que el paciente es amado por otra persona (normalmente una persona famosa). Paranoia conyugal y síndrome de Otelo, cuando el delirio se basa en la fidelidad del cónyuge. Síndrome de Ganser: Simulación . El paciente suele dar pararrespuestas (ej: 2+2=5).

Referencias:

Sinopsis de Psiquiatría . 9ª Edición . 2009

11. En un paciente con trastorno de Ideas Delirantes Persistentes, la aparición de alucinaciones:

a. Es lo habitual
b. Nos obliga a cambiar el diagnóstico
c. Según DSM IVTR pueden estar presentes alucinaciones olfativas o táctiles concordantes con el delirio
d. Según CIE 10 pueden aparecer alucinaciones auditivas en tercera persona

Respuesta correcta: c

Criterio B DSMIVTR para el trastorno delirante (en el trastorno de ideas delirantes puede haber alucinaciones táctiles u olfatorias relacionadas con el delirio).

Referencias:

DSMIVTR: Manual Diagnóstico y estadístico de los Trastornos Mentales . Barcelona : 2002

12. ¿Cuál de estas afirmaciones sobre el trastorno delirante crónico es falsa?

a. El tipo persecutorio es el más frecuente
b. Los menos frecuentes son los tipos erotomaníaco y somático.
c. Los trastornos delirantes suelen tener un inicio súbito.
d. El subtipo somático tiene ideación delirante de grandiosidad como síntoma principal

Respuesta correcta: d

En el subtipo somático el contenido delirante suele versar sobre infecciones, infestaciones, dismorfofobia, olores corporales que emanan de la piel, boca o vagina, ideas de que ciertas partes del cuerpo no funcionan. Las otras respuestas son correctas.

Referencias:

Sinopsis de psiquiatría . Kaplan. 9ª edición

13. En el trastorno de ideas delirantes, la idea o ideas, según DSMIVTR:

    a. Debe estar presente al menos un mes.
    b. No depende de factores culturales
    c. No existe evidencia de lesión cerebral
    d. Todas son correctas

Respuesta correcta: d

14. Los criterios CIE 10 del Trastorno de Ideas Delirantes Persistentes son todas excepto:

    a. Aparece un único tema delirante o un conjunto de ideas relacionadas entre sí
    b. Las ideas deben estar presentes al menos 6 meses
    c. No existen alucinaciones auditivas persistentes
    d. Pueden presentarse durante un episodio depresivo, siempre y cuando las ideas delirantes no coincidan con una alteración del estado de ánimo

Respuesta correcta: b

Según la CIE 10, las ideas delirantes del criterio A (presencia de idea o ideas delirantes relacionadas entre sí), deben estar presentes al menos 3 meses.

Referencias:

CIE 10: Trastornos mentales y del comportamiento

15. En el trastorno de ideas delirantes, según CIE 10, ¿cuál de las siguientes entidades diagnósticas está incluída?

    a. Parafrenia tardía
    b. Psicosis paranoide psicógena
    c. Trastorno paranoide de personalidad
    d. Reacción paranoide

Respuesta correcta: a

La parafrenia tardía (Martin Roth) es un subtipo de trastorno paranoide o de trastorno de ideas delirantes persistentes, que surge en la vejez con sintomatología delirante y alucinatoria. A menudo los temas son de tipo persecutorio e involucran aspectos domésticos, posesiones personales, dignidad y virtud sexual, y rara vez son grandiosos, religiosos o de identidad. El resto no está incluído en el trastorno de ideas delirantes.

Referencias:

Trastorno delirante. Introducción a psicopatología y psiquiatría.Vallejo Ruiloba. 7ª Edición. CIE 10: Trastornos mentales y del comportamiento

TEMA 15. TRASTORNOS SEXUALES: DISFUNCIÓN SEXUAL NO ORGÁNICA. PARAFILIAS. TRASTORNOS DE LA IDENTIDAD SEXUAL.

Marisol Roncero Rodríguez

1. Señale la opción correcta según DSM IV TR.

   a. La disfunción sexual no especificada incluye entre sus trastornos el comportamiento sexual compulsivo
   b. La anhedonia orgásmica se incluye dentro de los trastornos del deseo sexual
   c. La prevalencia del trastorno por erección o impotencia en varones jóvenes es de un 5%
   d. Ninguna es correcta

Respuesta correcta: a

Según DSM IVTR, los trastornos del deseo sexual se dividen en: trastorno del deseo sexual hipoactivo y el trastorno por aversión a sexo. La anhedonia orgásmica se incluiría en el Trastorno sexual no especificado. La disfunción sexual no especificada incluye los trastornos sexuales que no cumple criterios para un trastorno sexual específic o,entre los que se podría incluir el comportamiento sexual compulsivo. La prevalencia del trastorno por erección o impotencia en varones jóvenes sería entre un 10-20%.

2. ¿Qué parte del cerebro está directamente implicada en el comportamiento sexual en mamíferos?

   a. Lóbulo temporal
   b. Sistema límbico
   c. Neocórtex
   d. Lóbulo parietal

Respuesta correcta: b

El sistema límbico está implicado directamente con el comportamiento sexual. En todos los mamíferos, el sistema límbico está implicado también en el comportamiento necesario para la preservación de las especies y para la autoconservación. (En: Study Guide and Self-Examination Review in Psychiatry. Kaplan & Kaplan. 9th edition.)

3. ¿Cuál de las siguientes frases es correcta acerca de las parafilias?

   a. Las parafilias no suponen un problema para las personas que las padecen
   b. Parafilias tienen similar prevalencia en hombres y mujeres.
   c. Acorde con el modelo psicoanalítico clásico, las parafilias son debidas a fallo en el desarrollo genital.
   d. Si el inicio precoz, se relaciona con un buen pronóstico.

Respuesta correcta: c

Parafilias, acorde con el modelo psicoanalítico, son debidas a fallo en el desarrollo genital del individuo. Son más frecuentes en varones. En ocasiones suponen un problema para quien las padece. El inicio precoz se relaciona con mal pronóstico. (En: Study Guide and Self-Examination Review in Psychiatry. Kaplan & Kaplan. 9th edition.)

4. Las medidas usadas para diferenciar etiología orgánica de la impotencia (disfunción eréctil) de etiología funcional son:

    a. Monitorización de la tumescencia peneana nocturna
    b. Tests de tolerancia a la glucosa
    c. Niveles de testosterona y de FSH (Hormona Folicular Estimulante)
    d. Todos ellos

Respuesta correcta: d

Una gran variedad de medidas se han utilizado para diferenciar la causa orgánica de la funcional en la disfunción eréctil. Entre ellas: monitorización de tumescencia peneana (si existe causa orgánica no se producen erecciones nocturnas, que ocurren durante el sueño REM. Estas erecciones sí se producen durante el sueño REM en personas con impotencia funcional. Otras medidas para determinar etiología orgánica son: tests de tolerancia a glucosa, niveles de testosterona y FSH. Estas pruebas saldrían normales en impotencia de origen funcional, y alteradas en la impotencia de origen orgánico. (En: Study Guide and Self-Examination Review in Psychiatry. Kaplan & Kaplan. 9th edition.)

5. En las formas más severas de parafilias:

    a. Las personas nunca han mostrado un comportamiento sexual normal con sus parejas
    b. Llevar a cabo la parafilia específica (real o imaginada)es necesaria para realizar cualquier actividad sexual
    c. La necesidad de realizar el comportamiento sexual asociado a la parafilia consume gran cantidad de dinero, tiempo, concentración y energía, y las personas se describen a sí mismas como fuera de control.
    d. Todas ellas.

Respuesta correcta: d

El DSM IVTR define las parafilias como: Durante un período de al menos 6 meses, fantasias sexuales recurrentes y altamente excitantes e impulsos sexuales o comportamientos ligados al hecho de tomar contacto con el objeto de la parafilia. Las fantasias, los impulsos sexuales o comportamientos provocan malestar clínicamente significativo o deterioro social, laboral y de otras areas importantes en la actividad del individuo.

Referencias:

DSMIVTR: Manual diagnóstico y estadístico de los trastornos mentales y del comportamiento. Barcelona : 2002

6. Sobre la disforia de género (DSM5): ¿Cuál de las siguientes afirmaciones es correcta?

   a. Su tratamiento integral puede realizarse actualmente dentro del sistema público en todas las comunidades autónomas de España.
   b. En la mayoría de los casos la evolución del trastorno de aparición en la infancia es hacia la persistencia de la transexualidad en la adolescencia y edad adulta.
   c. El 20% de los casos presentan alteraciones cromosómicas, genitales y hormonales de algún tipo
   d. La identidad sexual o de género se desarrolla en los primeros años de vida por lo que las causas de la disforia de género deben estar presentes antes de dicha edad.

Respuesta correcta: d

La identidad sexual se desarrolla en los primeros años de la vida (los padres pueden explicar que estos comportamientos aparecen antes de los tres años de edad). Las alteraciones cromosómicas, genitales u hormonales aparecen en un 10% de varones y en un 5% de mujeres.

Referencias:

Capítulo 22: Trastornos de identidad de género: Sinopsis de psiquiatría: Kaplan & Sadock. 10ª edición.2009.

7. Respecto del voyeurismo es cierto que:

   a. Es una parafilia también conocida como escatofilia
   b. Es la preocupación recurrente por fantasías y actos que implican la observación de mujeres comprometidas en una actividad sexual
   c. El primer acto de voyeurismo suele producirse durante la infancia
   d. Todas son correctas

Respuesta correcta: c

El voyeurismo también es conocido como "escopofilia". Preocupación recurrente por fantasías y actos que implican la observación de personas desnudas o que están en medio de actividades de acicalamiento o sexuales. (no sólo mujeres comprometidas en actividad sexual.)

Referencias:

Capítulo 21 : Parafilias y Trastorno sexual no especificado: de Sinopsis de psiquiatría: Kaplan & Sadock. 10ª edición.2009

8. En el parcialismo:

a. Los individuos afectados concentran toda su actividad sexual en una parte del cuerpo, excluyendo todas las demás
b. Se cumplen los criterios del DSM-IV-TR para el diagnóstico de parafilia específica
c. La fuente principal de gratificación sexual es el contacto entre la boca y los genitales, pero no la única.
d. El objeto fetiche puede ser cualquier objeto inanimado.

Respuesta correcta: a

Los individuos afectados concentran toda su actividad sexual en una parte del cuerpo, excluyendo todas las demás. Se cumplen criterios DSMIVTR para diagnóstico de parafilia no especificada. Los individuos con parcialismo no suelen tener objeto fetiche. En el parcialismo la fuente de gratificación única suele ser contacto entre boca y genitales.

Referencias:

Capítulo 21 : Parafilias y Trastorno sexual no especificado: de Sinopsis de psiquiatría: Kaplan & Sadock. 10ª edición.2009

9. Para la formación de la identidad de género (representación psicológica íntima de ser hombre o mujer) intervienen todos los factores siguientes, excepto uno de ellos. ¿Cuál?

a. El sexo asignado en el nacimiento (troquelado o imprinting).
b. Las actitudes parentales en relación con el sexo del hijo.
c. La resolución del complejo de Edipo.
d. Todas son correctas

Respuesta correcta : c

Pregunta 59 psiquiatría infantil ope 2011

10. Las drogas de abuso producen gran cantidad de disfunciones sexuales. ¿Cuál de las siguientes no inhibe la eyaculación?

a. Heroína
b. Cocaína
c. Cannabis
d. Alcohol

Respuesta correcta: c

Pregunta 84 ope Madrid 2011

11. ¿Cuál de los siguientes fármacos usados en la disfunción eréctil tiene una vida media más larga?

    a. Sildenafilo
    b. Valdenafilo
    c. Taladafilo
    d. Minoxidil

Respuesta correcta: c

Pregunta 66 ope Madrid.

TEMA 16. TRASTORNOS DEL ESTADO DE ÁNIMO: TRASTORNOS DEPRESIVOS. TRASTORNO DISTÍMICO.

Rosa Molina Ruiz

1. Indique el enunciado falso:

a. En la depresión atípica puede aparecer hiperfagia, parálisis plúmbea y marcada sensibilidad al rechazo interpersonal.
b. En al depresión reactiva hay menor riesgo de suicidio que en la endógena.
c. La depresión anancástica es habitualmente endógena y de la que emergen ideas obsesivas que remiten al desaparecer el episodio depresivo.
d. La depresión anaclítica de Spitz es el síndrome que aparece en bebés que en el primer año de vida son privados de una figura materna adecuada.
e. La depresión involutiva es un cuadro leve en que predomina la inhibición generalizada.

Respuesta correcta: e

La depresión involutiva es un cuadro depresivo grave, que cursa con intensa ansiedad que puede conllevar agitación, ideas de culpa, ruina e hipocondría y existe alto riesgo de suicidio. El resto de afirmaciones son verdaderas.

2. Con respecto a la pseudodemencia depresiva indique la falsa:

a. Es de inicio progresivo y curso crónico
b. No hay empeoramiento nocturno
c. Hay alteración de la memoria reciente y pasada
d. Hay buena respuesta a los antidepresivos
e. Hay humor depresivo

Respuesta correcta: a

Generalmente el inicio de la pseudodemencia depresiva es agudo, no hay empeoramiento nocturno como suele ocurrir en la demencia, suele haber alteración en la memoria reciente y pasada frente a la demencia en que fundamentalmente está alterada la anterógrada y no la retrógada, y la respuesta a los antidepresivos es buena. Todo lo anterior ayudará al diagnóstico diferencial entre las dos entidades.

3. ¿Cuál de los siguientes casos tiene menor riesgo de suicidio?

a. Varón de 20 años soltero con consumo perjudicial de alcohol.
b. Mujer de 65 años, casada, con cáncer terminal de pulmón
c. Mujer de 48 años casada, que pasa el día lamentándose por el fallecimiento de su madre hace unas semanas.
d. Varón de 65 años con trastorno depresivo mayor.

e. Varón de 31 años diagnosticado de esquizofrenia y que ya en dos ocasiones se ha intentado autolesionar, en respuesta a voces que escucha.

Respuesta correcta: b

Los factores de riesgo de suicidio son mayores en varones a partir de los 45 años y a partir de los 55 en mujeres. Varones entre 15 y 24 años también tienen mayor riesgo, así como los que están solteros, con depresión actual, enfermedad terminal, dolor intenso, consumo de tóxicos o psicosis activa.

4. Con respecto a la depresión enmascarada, señale la falsa:

a. Suele haber antecedentes familiares de trastorno afectivo
b. Tiene evolución fásica.
c. Tiene muy mala respuesta terapeútica.
d. Aparece un síndrome depresivo mitigado.

Respuesta correcta: c

En la depresión enmascarada se suele dar un cuadro depresivo mitigado, con presencia de síntomas somáticos, evolución que suele ser fásica y buena respuesta a los antidepresivos heterocíclicos.

5. En relación al trastorno depresivo persistente según el DSM-5, los síntomas tienen que estar presentes durante:

a. Un mes
b. Seis meses
c. Un año
d. Dos años
e. Cinco años

Respuesta correcta: d

En el DSM-5 la distimia pasa a englobarse en la categoría de "trastorno depresivo persistente", que incluye tanto el trastorno depresivo mayor crónico, como el trastorno distímico. Se caracteriza por un ánimo bajo que ocurre la mayor parte del día, durante la mayor parte de los días, durante al menos 2 años (1 año en caso de niños o adolescentes).

6. En la melancolía involutiva:

a. En casos graves los pacientes puede llegar a presentar el llamado delirio de negación de Cotard.
b. Las ideas delirioides hipocondríacas son muy infrecuentes.
c. Es un tipo de depresión reactiva.
d. Nunca aparecen ideas de ruina.

e. Ninguna de las anteriores es cierta.

Respuesta correcta: a

La melancolía involutiva es una forma de depresión endógena con frecuente presencia de ideas deliroides hipocondríacas, de ruina, culpa, etc. En casos graves el paciente puede llegar al delirio de Cotard.

7. En relación a los hijos de mujeres deprimidas con respecto de los de mujeres no deprimidas, ¿cuál de los siguientes se da con mayor frecuencia?:

a. Alta autoestima.
b. Tendencia al llanto.
c. Menor expresión facial.
d. Menor inquietud.
e. Eficacia en la regulación emocional.

Respuesta correcta: c

Los hijos de mujeres deprimidas presentan menos expresión facial, menos llanto y mayor inquietud antes de los 3 meses, además de una mayor dificultad para la regulación emocional conforme crecen, menor autoestima y retardo en el desarrollo motor.

8. En relación al DSM IV, ¿cómo diagnosticaría el siguiente caso?: episodio de depresión mayor en un paciente con esquizofrenia residual:

a. Como trastorno esquizoafectivo
b. Como depresión atípica
c. Como trastorno depresivo no especificado
d. Como trastorno depresivo resistente
e. Como episodio depresivo con síntomas psicóticos.

Respuesta correcta: c

Cuando aparece un episodio depresivo mayor en esquizofrenia residual (trastorno depresivo postpsicótico), se clasifica como trastorno depresivo no especificado.

9. De los siguientes enunciados, señale el falso:

a. El test de supresión de dexametasona es no supresor en el 50% de las depresiones endógenas.
b. El test de supresión de dexametasona puede ser no supresor en anorexia nerviosa, epilepsia y situaciones de estrés.
c. En la depresión hay una disminución de la respuesta de GH a hipoglucemia.
d. El test de supresión de dexametasona es un marcador de depresión endógena.

e. El test de supresión de dexametasona no tiene ningún tipo de valor predictivo de respuesta a ciertos fármacos.

Respuesta correcta: e

10. Con respecto al sueño en la depresión, indique la verdadera:

a. Hay una disminución de la continuidad del sueño.
b. Hay un acortamiento de la latencia del sueño REM.
c. Hay una disminución del sueño REM en la primera fase del sueño.
d. Hay una disminución global de la cantidad y densidad del sueño REM.
e. Hay un aumento de las fases 3 y 4 del sueño.

Respuesta correcta: b

En la depresión se ha observado un acortamiento de la latencia del sueño REM, mientras que se ha visto un aumento del sueño REM en la primera fase del sueño, una disminución de las fases 3 y 4 del sueño y un aumento de la cantidad y densidad del sueño REM.

11. Con respecto a los antidepresivos IMAO:

a. Está indicado en depresión resistente.
Están indicados en depresión atípica.
c. Precisan un periodo de lavado de unas dos semanas para pasar a otro antidepresivo.
d. Están indicados en depresión bipolar, subtipo ciclación rápida.
e. Todas son ciertas

Respuesta correcta: e

Los inhibidores de la monoamino oxidasa (IMAO) requieren, generalmente un lavado de unas dos semanas antes de poder introducir otro antidepresivo. Además es peligrosa la ingesta de alimentos que contiene niveles elevados de tiramina (ej. quesos fermentados, vinos, encurtidos, entre otros). Actualmente tienen indicación en la depresión resistente, depresión atípica, y depresión bipolar, subtipo ciclación rápida.

12. Con respecto a los antidepresivos, señale la falsa:

a. Con los IMAO se deben evitar los embutidos y el caviar entre otros
b. Con los IMAO puede aparecer una crisis adrenérgica o tiramínica, si se toman con determinados alimentos.
c. Es infrecuente el síndrome de discontinuación con la venlafaxina.
d. El síndrome serotoninérgico puede cursar entre otros con temblor, mioclonos y confusión.
e. El antagonismo alfa1-adrenérgico de los tricíclicos produce hipotensión postural e hiperactividad.

Respuesta correcta: e

El antagonismo alfa1-adrenérgico de los tricíclicos produce hipotensión postural, mareo y somnolencia. El resto de respuestas son verdaderas.

13. Con respecto a los antidepresivos tricíclicos:

a. Tienen efecto agonista H1.
b. Tienen efecto agonista sobre los receptores M1 muscarínicos
c. Tienen efecto agonista sobre los alfa1-adrenérgicos
d. Pueden producir depresión del segmento ST
e. No producen prolongación del QT.

Respuesta correcta: d

El resto son falsas. Los antidepresivos tricíclicos son antagonistas de los receptores H1, M1 y alfa1-adrenérgicos. Además pueden producir alargamiento del QT

14. Con respecto a la depresión en la maternidad, indique la verdadera:

a. El *maternity blues* se caracteriza por tristeza en la maternidad de tipo adaptativo.
b. El *maternity blues* aparece entre el día 1 y el 30 del puerperio.
c. La depresión puerperal es una reacción adaptativa inmediatamente tras el parto.
d. La prevalencia de depresión puerperal en primíparas es del 40-50%.
e. La depresión puerperal no se debe tratar con antidepresivos.

Respuesta correcta: a

El maternity blues es un trastorno de tipo adaptativo que aparece entre el día 3 y 10 del puerperio. La depresión puerperal es un episodio depresivo mayor que aparece entre 2-4 semanas después del parto, evolucionando en meses.

15. Con respecto a los antidepresivos, indique la falsa:

a. La fluvoxamina tiene entre sus propiedades secundarias acción sobre el receptor sigma, que puede actuar como ansiolítico y ser beneficioso para la depresión psicótica.
b. El citalopram consiste en 2 enantiómeros, el R y el S.
c. La sertralina entre sus propiedades secundarias, actúa sobre el receptor sigma e inhibe la recaptación de dopamina.
d. La paroxetina tiene entre sus propiedades secundarias efecto anticolinérgico e inhibe a la enzima óxido nítrico sintetasa.
e. Todas las anteriores son ciertas.

Respuesta correcta: e.

Todas las anteriores son ciertas. Los ISRS tienen una serie de particularidades como las mencionadas. Así los efectos sobre el receptor sigma de algunos ISRS parece que podrían proporcionar efecto ansiolítico. La paroxetina por su efecto sobre receptores colinérgicos no se suele recomendar en pacientes con deterioro cognitivo. El citalopram consiste en dos enantiómeros mientras que el escitalopram se corresponde con el enantiómero S.

BIBLIOGRAFÍA

1. *SEP, SEPB y SENP. Manual del residente en psiquiatría. 2009.*
2. *Kaplan HI, Sadock BJ. Sinopsis de Psiquiatría. Ciencias de la conducta psiquiátrica clínica. (8ª ed) Ed. médica Panamericana Williams & Wilkins, Madrid, 1999.*
3. *Schaztberg AF, Nemeroff CB. Textbook of psychopharmacology. 4ª ed. American Psychiatric Publishing, 2009.*
4. *Stahl SM. Stahl's Essential Psychopharmacology. 3ª ed. Cambridge University Press, 2008.*
5. *Asociación Americana de Psiquiatría. DSM-5: Manual diagnóstico y estadístico de los trastornos mentales. 5ª edición (2014). E. Médica Panamericana.*
6. *CIE-10 Décima revisión de la Clasificación Internacional de Enfermedades. Trastornos mentales y del comportamiento. OMS. Ed. Meditor, 1992.*
7. *Palomo T, Jiménez-Arriero M.A, Fernández Liria A, Gómez Beneyto M, Vallejo Ruiloba J. Manual de Psiquiatria. Madrid. Grupo ENE Publicidad S.A*

TEMA 17. PSICOSIS

Kazuhiro Tajima Pozo

1. ¿Como de frecuente es el trastorno esquizoafectivo en relación a la esquizofrenia?

a) El doble de frecuente.
b) La mitad de frecuente.
c) Son igual de frecuentes
d) Una tercera parte de la frecuencia.

Respuesta correcta: d

La frecuencia del trastorno esquizoafectivo parece ser una tercera parte de la frecuencia de la esquizofrenia, con una prevalencia a lo largo de la vida del 0,3%.

2. ¿Qué hallazgos comunes se han encontrado en los movimientos oculares de los esquizofrénicos?

a) Fallos en la acomodación
b) Fallos en la aducción
c) Dilatacion pupilar
d) Seguimiento anormal visual
e) Debilidad del tercer par craneal

Respuesta correcta: d

Fallos en seguimiento visual suave y la desinhibición de los movimientos oculares sacádicos se han descrito en pacientes con esquizofrenia hasta el punto de considerarse un marcador de esquizofrenia. También se han observado en familiares directos de esquizofrenia y sin tener que ver con el uso o desuso de la medicación.

3. La ecolalia y la ecopraxia se observa en:

a) El síndrome catatónico.
b) El síndrome melancólico.
c) Las neoplasias frontales.
d) Los estados confusionales.
e) El estrés postraumático.

Respuesta correcta: a

La respuesta correcta es el síndrome catatónico, que puede presentarse en múltiples enfermedades (esquizofrenia, trastornos del ánimo, encefalitis, trastornos de los ganglios basales...).

Además de ecolalia y ecopraxia, ésta puede presentar posturas fijas extrañas, movimientos y obediencia automáticos, resistencia a la movilización, gesticulación repetitiva sin sentido...

4. Un varón de 67 años, esquizofrénico en tratamiento médico, es atendido en una ciudad del Sur de España el 15 de agosto por presentar fiebre y deterioro del nivel de consciencia. A la exploración, presenta una puntuación de la escala de coma de Glasgow de 5 puntos, taquipnea a 45 respiraciones por minuto, saturación de oxigeno por pulsioximetría de 75%, temperatura rectal de 41 ºC, y en la analítica la CPK es de 30.000 U/L. Se realiza una punción lumbar que es normal. Señale la respuesta correcta:

a) El enfriamiento sumergiendo al paciente en una bañera con hielo es el método más seguro para reducir la temperatura.
b) No es preciso sedar al paciente, intubarlo y conectarlo a ventilación mecánica.
c) La afectación hepática es rara en esta patología.
d) En caso de hipotensión se debe utilizar dopamina a dosis superiores a 10 microgramos/ kg/minuto.
e) El cerebelo es especialmente sensible a la temperatura elevada por encima de 40 grados.

Respuesta correcta: e

Nos describen un cuadro clínico compatible con síndrome neuroléptico maligno: hipertermia, disminución del nivel de conciencia y elevación muy alta de CK, ante un paciente que suponemos que toma neurolépticos (esquizofrénico con medicación) y en circunstancias de riesgo (intuimos deshidratación por estar al solazo un 15 de agosto).Únicamente falta la rigidez muscular en el enunciado como dato clínico típico. En cuanto al tratamiento, se realiza en UCI con medidas de soporte que incluyen la intubación y ventilación mecánica, y se debe disminuir la temperatura con antitérmicos y medidas físicas (pero sumergir en una bañera a un paciente intubado posiblemente no sea "el método más seguro"). Las alteraciones principales son las renales; las hepáticas no son típicas pero pueden aparecer. Los fármacos específicos para el tratamiento son el dantrolene y la bromocriptina. La hipotensión suele ser secundaria a deshidratación y responde a sueroterapia (si es necesario utilizar drogas vasoactivas, suelen ser suficientes dosis bajas). Como dato curioso a conocer y respuesta a esta pregunta, el cerebelo es un órgano especialmente sensible a la hipertermia; de ahí que sea frecuente el parkinsonismo como secuela permanente de un síndrome neuroléptico maligno.

5. Según el CIE 10, para poder emitir un diagnostico de trastorno delirante, ¿ durante cuánto tiempo deben de presentarse los delirios?

a) 1 mes
b) 3 meses
c) 6 meses
d) 9 meses
e) 12 meses

Respuesta correcta: b

Según el CIE 10 serian 3 meses, y según el DSM 5 serian 1 mes.

6. ¿Cuál es la mayor causa de de mortalidad en la esquizofrenia?
Infecciones

a) Sindrome neuroléptico maligno
b) Tumores
c) Suicidio
d) Alcoholismo

Respuesta correcta: c

5-6% muere por suicidio, 15-20% intenta suicidarse

7. Entre los signos neurológicos menores no se encuentran:

a) Desinhibición de los movimientos asociados
b) Secuenciación motora de los movimientos complejos
c) Confusión izquierda-derecha
d) Temblor fino en extremidades superiores

Respuesta correcta: d

Integración sensorial, Desinhibición de los movimientos asociados, Confusión izquierda-derecha, Secuenciación motora de los movimientos complejos.

8. En la esquizofrenia a corto plazo se consideran factores de buen pronostico todos los siguientes excepto uno ¿Cuál de ellos?

a) Sintomatología florida
b) Familia de alta emoción expresada
c) Adaptación previa adecuada
d) Comienzo brusco
e) Sexo femenino

Respuesta correcta: b

Expresividad emocional o emoción expresada incluye: criticismo, sobre involucración, hostilidad y se considera que está relacionado con el riesgo de recaídas en un paciente esquizofrénico.

9. Señalar cuáles de los siguientes síntomas de la esquizofrenia constituye un factor de mal pronóstico:

a) Pródromo breve
b) Ausencia de síntomas depresivos.
c) Inicio de 25 a 30 años

d) Ausencia de síntomas obsesivos.

Respuesta correcta: cb

Pregunta que trata un tema recurrente en el MIR, los factores pronósticos de la esquizofrenia. La respuesta correcta es la 2, ya que los síntomas afectivos presentes o antecedentes son un factor de buen pronóstico, por lo que su ausencia constituye mal pronóstico.

10. El Consumo de cannabis en la adolescencia y la expresión del trastorno esquizofrénico se relacionan con los siguientes factores excepto

a) Edad temprana del primer consumo
b) Variante especifica del gen de la COMT
c) Variante especifica del gen de la MAO
d) Cantidad del consumo

Respuesta correcta: c

La MAO no se asocia con el desarrollo de esquizofrenia. OPE Pais Vasco

11. ¿Qué proporción aproximada de actos violentos en la sociedad se considera atribuible a enfermedad mental?

a) Uno de cada dos
b) Uno de cada cinco
c) Uno de cada veinte
d) Uno de cada cien.

Respuesta correcta: c

Uno de cada veinte. A pesar del estigma de la esquizofrenia y la violencia, sigue achacándose mucha agresividad a estos pacientes. OPE Pais Vasco

12. ¿Qué porcentaje de pacientes con esquizofrenia muestra alteraciones en la evaluación neuropsicológica?

a) 0-20%
b) 20-40%
c) 40-60%
d) 60-80%

Respuesta correcta: c /d

Aunque esta pregunta fue anulada. Creemos conveniente recalcar que las alteraciones neuropsicológicas son altamente frecuentes en pacientes con esquizofrenia. Hay literatura que avala la opción 3 y la 4. OPE País Vasco.

13. En relación al tratamiento de los síntomas positivos que presentan las personas diagnosticadas de trastorno esquizofrénico señale la afirmación incorrecta:

a) Los pacientes en las ramas de placebo de los ensayos clínicos con antipsicóticos no muestran mejorías en la sintomatología positiva.
b) En el estudio CATIE la eficacia de perfenazina fue similar a la de quetiapina, ziprasidona y risperidona.
c) En la respuesta se observa una fase rápida (primera semana) de mejoría, seguida de una pauta más lenta y prolongada (varias semanas)
d) Aproximadamente un 30% presentan síntomas significativos resistentes al tratamiento farmacológico.

Respuesta correcta: a

OPE País Vasco.

14. En el trastorno de ideas delirantes ¿cuál de las siguientes entidades diagnosticas esta incluida?

a) Parafrenia tardia
b) Psicosis paranoide psicogena
c) Trastorno paranoide de la personalidad
d) Reacción paranoide

Respuesta correcta: a

OPE Psiquiatria Andalucia. El CIE10 la incluye dentro del trastorno de ideas delirantes. El DSM ya no mantiene ese diagnostico

15. ¿Cómo se definiría en psicopatología clásica el discurso de un paciente que presenta perdida de la línea directriz, ruptura de las asociaciones normales, no influenciable por estimulos externos e incomprensible, tanto a nivel global como a nivel parcial?

a) Fuga de ideas
b) Incoherencia
c) Presión del habla
d) Disgregación
e) Perseverancia

Respuesta correcta: b

La incoherencia o esquizofasia o ensalada de palabras, es la forma mas grave de trastorno formal del pensamiento, en el cual no existe hilo conductor ni tampoco una adecuada contruccion de las frases ni de las palabras, dando lugar a un discurso incomprensible.

16. El riesgo aumentado de esquizofrenia esporádica se ha relacionado con cual de las siguientes?

a) Historia familiar de parkinson
b) Edad materna avanzada
c) Edad paterna y materna avanzadas
d) Historia familiar de esquizofrenia
e) Edad paterna avanzada

Respuesta correcta: e. La tasa de mutación en hombres es dos veces mayor que la de mujeres. Las mutaciones de novo ocurren durante edad paterna avanzada aumentado el reisgo de de eszquizofrenia esporádica de un hijo.

TEMA 18. LAS ESQUIZOFRENIAS.

Eduardo Barbudo del Cura

1. Uno de los siguientes enunciados sobre el Criterio A (el de fase activa) de la esquizofrenia en el manual diagnóstico DSM5 es INCORRECTO:

a) Desaparecen los subtipos catatónico, desorganizado, paranoide, indiferenciado y residual.
b) Los signos continuos del trastorno persisten durante un mínimo de seis meses (periodo que ha de incluir al menos un mes de síntomas del Criterio A, o menos de un mes si se han tratado con éxito), pudiendo incluirse aquí los síntomas prodrómicos y los síntomas residuales (síntomas negativos o síntomas del Criterio A en forma atenuada).
c) El mínimo número de síntomas para cumplir el Criterio A es de 2 (positivos, negativos o de desorganización) pero puede cumplirse el Criterio A cuando solo hay 1 síntoma: si este es una "idea delirante extraña", o si son voces que comentan o hablan entre sí.
d) El comportamiento catatónico se considera un síntoma de fase activa de esquizofrenia.

Respuesta correcta: c

La investigación ha mostrado una visión más homogénea del grupo de las esquizofrenias cuando estos síndromes se contemplan con perspectiva longitudinal frente a las perspectivas transversales (basadas en supuestos síntomas patognomónicos) que todavía coleaban en el DSM-IV y en la CIE-10. El DSM5 ha reformulado el grupo de las psicosis no orgánicas como: "espectro de la esquizofrenia y otros trastornos psicóticos", que incluye: (1) esquizofrenia; (2) otros trastornos psicóticos; (3) Trastorno Esquizotípico de la Personalidad (que el DSM-IV, a diferencia de la CIE-10, mantenía con los demás TP, mientras que el DSM5 lo describe con los demás TP pero ahora lo clasifica oficialmente dentro del espectro de la esquizofrenia).

El DSM5 anula la excepción que permitía cumplir el Criterio A con un solo síntoma "especial", no cambia el número mínimo estándar (siempre al menos 2 síntomas de fase activa), y además puntualiza una novedad: de haber solo 2 síntomas de "fase activa", al menos 1 de estos ha de ser "positivo" (alucinaciones, delirios, y/o habla desorganizada). En el DSM-IV esto no se especificaba y la catatonía, el comportamiento desorganizado y los síntomas negativos también contaban por igual. Así se anula la otra vía de sobrediagnóstico de esquizofrenia: el residuo histórico de la línea "bleuleriana" que daba valor diagnóstico "nuclear" transversal a algunos síntomas negativos y de desorganización comportamental y catatónica.

2. Sobre los fenómenos catatónicos, tal como los considera el DSM5, señale el enunciado CORRECTO:

a) El comportamiento catatónico ha dejado de formar parte de los síntomas de "fase activa" que puntúan en el Criterio A de la Esquizofrenia en el DSM5.
b) La catatonía ha dejado de ser un subtipo de esquizofrenia en el DSM5 y ha pasado a ser una clase de diagnóstico independiente.
c) La agitación no influida por estímulos externos es un síntoma catatónico que puntúa con la misma importancia que el estupor, la catalepsia o la ecopraxia.
d) Aunque la mayoría de los casos de catatonía se dan en la esquizofrenia, el DSM5 recomienda considerar otras causas psiquiátricas o médicas.

Respuesta correcta c.

El comportamiento catatónico sigue siendo parte de la lista de cinco síntomas que puntúan en el Criterio A de Esquizofrenia en el DSM5: delirios, alucinaciones, lenguaje desorganizado, comportamiento desorganizado o catatónico, y síntomas negativos. Sin embargo, esta ha perdido peso diagnóstico con respecto a los tres que ahora se consideran claramente "positivos" (delirios, alucinaciones y lenguaje desorganizado). Cuando sólo se cumplan 2 síntomas de fase activa, el DSM5 exigirá que al menos uno de ellos sea "positivo". El DSM-IV no se exige esto y, al igual que con la CIE-10, con este manual se podría diagnosticar de esquizofrenia a alguien con una alucinación auditiva de primer rango y crónica en ausencia de otros síntomas (lo que la escuela francesa denominó "psicosis alucinatorias crónicas", fuera de las esquizofrenias).

En el DSM5 se indican "subtipos" (subgrupos fenomenológicos del diagnóstico, mutuamente excluyentes, y en conjuntos exhaustivos que se deben especificar tras dar el diagnóstico) y "especificadores" (que ofrecen la oportunidad de definir un subgrupo más homogéneo dentro de una categoría diagnóstica pero sin ser mutuamente excluyentes ni en conjunto exhaustivos, y en consecuencia pudiendo haber más de uno junto al diagnóstico), pues bien: la catatonía ha dejado de ser un "subtipo" pero se ha reforzado como "especificador".

Una de las novedades más llamativas del DSM5 es la separación de la catatonía de otros especificadores y, aunque se aclara que no es una clase diagnóstica independiente (pg. 119), esta recibe un lugar privilegiado como "especificador" de otros trastornos, o como trastorno por sí mismo "debido a otra afección médica" o de causa no especificada, con códigos y sección propia que dan la apariencia de clase aparte dentro del espectro esquizofrénico.

3. Los trastornos que con más frecuencia subyacen en un síndrome catatónico agudo son:

a) Trastorno esquizofrénico.
b) Trastorno afectivo (bipolar o monopolar).
c) Síndrome confusional agudo.
d) Síndrome neuroléptico maligno.

Respuesta correcta: b

Menos del 35% de las catatonías agudas (las que se ven en hospitales generales y en salas de urgencias) se asocian a la esquizofrenia, siendo la mayoría (40-45%) catatonías agudas asociadas a episodios afectivos (depresivos, maníacos o mixtos), y quedando un nada desdeñable 10-15% de catatonías debidas a trastornos médicos (epilepsia, síndrome confusional agudo, enfermedades neurológicas, síndrome neuroléptico maligno...), uso de substancias o trastornos del neurodesarrollo. Por ello es tan importante la detección temprana y su tratamiento correcto (podría empeorar con neurolépticos, se podría estar privando al paciente del mejor tratamiento con altas dosis de benzodiazepina o con TEC). Es probable que los trastornos esquizofrénicos resistentes a TEC lo hagan porque contengan un alto componente afectivo agudo (incluso aunque no cumplan criterios de trastorno esquizoafectivo), o un componente epiléptico (hay un porcentaje minoritario pero significativo de epilepsias, sobre todo del lóbulo temporal, con diagnóstico de esquizofrenia comórbido: 7% de las mismas; se desconoce el porcentaje de esquizofrénicos con formas silentes o no convulsivas de epilepsia pero se estima que puede ser alto y que eso explicaría la existencia de subgrupos no afectivos que responden a antiepilépticos y a TEC).

4. El déficit de atención, la dificultad para concentrarse, la dificultad para dividir la atención y para secuenciar tareas (señale la CORRECTA):

a) Son síntomas "nucleares" de Bleuler.
b) Son síntomas "primarios" de Bleuler.
c) No son síntomas "accesorios" de Bleuler.
d) Son síntomas "secundarios" de Bleuler.

Respuesta correcta: b

Los trastornos cognitivos y afectivos son absolutamente inespecíficos pero aparecen de manera muy temprana en la esquizofrenia, a veces con años de antelación al primer episodio, y además se mantienen durante la fase activa y durante la fase residual, por lo que se ha hipotetizado que están más cerca del substrato etiológico de la enfermedad y que servirían para explicar el proceso patogénico que conecta dicho substrato biológico (ej.: alteraciones en la transmisión de señales y en la sincronización armoniosa de circuitos de auto-monitoreo sensoriomotor), el fenómeno mental (ej.: las vivencias de pérdida de ipseidad o de propiedad de los propios sentimientos, pensamientos, acciones y perceptos), y la elaboración sintomatológica terminal del mismo al conjugarlo con el acervo psicológico de cada sujeto particular (su cultura, su personalidad, su memoria biográfica, sus hábitos adquiridos por socialización), es decir, la expresión más o menos específica en un nivel sintomatológico (delirios, alucinaciones, manierismos...). Los trastornos cognitivos inespecíficos y tempranos de la esquizofrenia además se rigen por un modelo de continuum epidemiológico (los recientes estudios de genoma total GWAS llegan a emparentar la esquizofrenia, el TDAH, los TEA, la obesidad y los trastornos inflamatorios) que explicaría la existencia de endofenotipos en familiares sanos de pacientes, así como la agregación de varios trastornos diferentes en una misma familia. Actualmente el modelo que recupera la idea de los síntomas "primarios" de tipo cognitivo (totalmente inespecíficos en cuanto a diagnóstico pero de aparición muy temprana, con valor para los protocolos de detección precoz, y con valor como foco de actuación terapéutica tanto temprana como tardía) es el de los "síntomas básicos del substrato" de la escuela alemana de postguerra (Berze, Hüber, Gross, Süllwod, Klösterkotter, Shultze-Lutter) y, emparentado con este, el "revival" fenomenológico de los "trastornos del self y de la ipseidad"(Sass, Parnas, Ravallo). Estos modelos de "Síntomas Básicos" y de "Trastornos del Self" se han integrado durante la última década con el modelo estructural de la esquizotipia-esquizotaxia y, sobre todo, con el modelo clínico-epidemiológico de los Estados Mentales de Alto Riesgo (EMAR) y de Muy Alto Riesgo (Ultra-High Risk, UHR) dentro de programas de detección e intervención tempranas de esquizofrenia que buscan enriquecer la definición de "estado de riesgo" para incrementar el poder predictivo de la transición hacia la esquizofrenia plena, así como seleccionar mejores grupos en los que investigar las bases biológicas primarias.

Sabemos que ciertos déficits de atención, sobre todo si atañen a las atenciones ejecutivas (selectiva, dividida, alternante), podrían calificarse de "síntoma primario" pero tendrían poquísimo valor diagnóstico en la práctica cotidiana (hoy día se agrupan con métodos estadísticos sofisticados sólo a nivel de investigación básica y pre-clínica), es decir: (1) serían "síntomas primarios" marcadores de vulnerabilidad persistente, (2) no serían síntomas "nucleares" de ningún modo y (3) su valor como síntomas "accesorios" sería nulo porque también los encontramos con igual o mayor intensidad en casi todos los demás trastornos mentales (y en la población general siguiendo una distribución gaussiana). La organización de esos síntomas disejecutivos basales en forma de otros más "secundarios" que están acotados y que son propios de fase activa (autismo, disociación de funciones, ambivalencia...) sí serían ya para Bleuler "síntomas nucleares" para el diagnóstico, pero habrían dejado de ser "primarios" porque estarían elaborados a través de reacciones defensivas intrapsíquicas a partir de "lo primario". Una alucinación auditiva en tercera persona sería un síntoma "accesorio" para Bleuler en cuanto al diagnóstico (modelo deficitario transversal), y un síntoma "nuclear" para Schneider (modelo de automatismo transversal), pero no un "síntoma primario".

5. Mujer de 27 años consumidora habitual de cannabis. Llega a urgencias agitada y muy desinhibida, con enrojecimiento conjuntival y quejas de boca seca. Tiene sinestesias y falsos reconocimientos de personas pero no está desorientada en el tiempo ni en el espacio. Se distrae por el exceso de atención hacia estímulos irrelevantes. Tiene humor expansivo y raptos de hipermotilidad sin claro propósito ni estímulo desencadenante que fluctúan a lo largo del día. Los síntomas cambian rápidamente de cualidad y de intensidad, hay momentos de suspicacia e ideación paranoide y otros de euforia placentera y confiada. Cuando lleva una semana ingresada y sin consumir cannabis el componente alucinatorio, los accesos de despersonalización y desrealización, los raptos de dismotilidad y el delirio de transformación (pues algunos días decía ser una famosa cantante) se desvanecen y entonces sólo persiste desinhibición sexual y social, falta de necesidad de dormir, euforia y disforia patológicas. Por entonces todavía tiene raptos de agresividad, de hipersexualidad y de hiperreligiosidad en los que dice ser esposa de Dios y hasta ser ella misma Dios. Dice escuchar voces que comentan entre ellas y las juzga como reales pero esto le dura pocos minutos (lo más habitual es que solo se queje de hiperestesia, de sonofobia y de ilusiones auditivas que sí critica) y ninguna de las alteraciones perceptivas le dura más allá de la segunda semana de ingreso. Luego pasa dos semanas más en un estado de manía eufórica típica, sin alucinaciones ni otras alteraciones perceptivas, y mantiene ideas deliroides de contenido megalómano (se considera muy famosa e importante pero ya no dice ser Dios) que se van atenuando hacia la grandiosidad comprensible (dice tener muchos ahorros para montar una empresa en cuanto salga del ingreso) y que finalmente remiten (dice haber olvidado todo lo dicho semanas antes, niega haber dicho eso, se muestra circunspecta y quiere retomar su disciplinada vida de estudiante). Llegó con agitación extrema al hospital, luego tuvo una duradera manía disfórica, luego estuvo eufórica, finalmente recuperó la total normalidad en todas las funciones mentales. Recibe alta. Un mes después reingresa por idéntico motivo y con los mismos síntomas en una sucesión

muy parecida. Vuelve a mostrar trazas de tetrahidrocannabinol en la orina y la familia dice que ha fumado muchos porros días antes de ingresar. La paciente dice que no piensa abandonar el consumo de cannabis. Cuando todos los síntomas psicóticos y afectivos remiten (al cabo de las 4 semanas) ella minimiza, racionaliza o dice no recordar sus desvaríos. Ya ha tenido tres reingresos de este tipo de los que acaba saliendo asintomática por completo y sin signos de deterioro de la personalidad. En la anamnesis retrospectiva se detecta un episodio depresivo severo a los 14 años de edad con características melancólicas, sin aparente desencadenante y sin que consumiera drogas por aquel entonces. La familia dice que en el colegio era muy buena estudiante pero que dejó los estudios porque le interesaba más salir con chicos "a hacer cosas malas". A pesar de su azarosa biografía, actualmente le gusta leer novelas difíciles (a pesar de no haber terminado los estudios), es muy dadivosa (sin estar ni siquiera hipomaníaca) y sigue mostrándose tan inquieta, impulsiva e inatenta como cuando era niña, con ocasionales ataques de ira y pataleta si no se satisface un antojo. No tiene antecedentes somáticos destacables. Señale el diagnóstico MÁS CORRECTO:

a) Trastorno Bipolar, último episodio maníaco con síntomas psicóticos incongruentes (F30.21 de CIE-10).
b) Psicosis cicloide con síntomas de esquizofrenia (Trastorno Psicótico Agudo Polimorfo con síntomas de esquizofrenia de CIE-10).
c) Intoxicación aguda por cannabis con distorsiones de la percepción (F12.04 de CIE-10).
d) Trastorno psicótico inducido por cannabis con predominio de síntomas polimorfos (F12.53 de CIE-10).

Respuesta correcta: d

La historia, aunque está enturbiada por el uso de cannabis y los síntomas polimorfos (falso reconocimiento, fluctuación, distraibilidad, raptos de hipermotilidad, etc) y los síntomas de apariencia esquizofrénica (voces, ideas delirantes), apunta a un trastorno bipolar: (1) porque hubo un episodio depresivo severo a los 14 años sin tomar drogas, (2) por el claro componente maníaco de los episodios actuales y (3) por el perfil premórbido, social y temperamental (era una niña con aparente TDAH que, en contradicción con el TDAH, mostraba buen desempeño escolar y afán por la lectura). Pero nosotros no hemos presenciado aquel episodio depresivo, del que no tenemos informe, y en los episodios con síntomas maníacos de la actualidad debemos tener dudas porque: (1) hay un claro abuso de cannabis precediendo cada reingreso y provocando episodios severos que terminan remitiendo en menos de un mes, con restitución a la integridad; (2) hay muchos síntomas atípicos y polimorfos. Se podría asignar un diagnóstico de "no especificado", dado que nos falta información esencial para resolver estas dudas, pero esta opción no se contempla entre las respuestas posibles. Cumple criterios sintomáticos de psicosis cicloide con síntomas de esquizofrenia (variante de psicosis aguda polimorfa del CIE-10 que el DSM-IV no describe con tanto detalle) porque el inicio de ideas delirantes y de alucinaciones es agudo y coincide en un periodo breve menor de dos semanas (G1 de CIE-10) alternando luego con estados de falso reconocimiento y distraibilidad sin claros criterios de síndrome confusional tóxico (G2); sin embargo, hay pruebas de uso reciente de cannabis y de síndrome de dependencia al mismo (no cumpliría G4); también cumple criterios de episodio maníaco en paralelo a los síntomas psicóticos y durando más que estos (se anula el criterio G3). Además hay remisión completa y ningún síntoma de esquizofrenia ni ningún déficit funcional persiste más allá del mes tras el ingreso.

La paciente ingresa con signos de intoxicación aguda por cannabis: boca seca, inyección conjuntival, confirmación de consumo masivo reciente, alteraciones de la percepción típicas como las sinestesias, las ilusiones, los síntomas disociativos; según la CIE-10, esta ocurre frecuentemente en personas con "consumo perjudicial", "dependencia" y "trastorno psicótico". La duración de los síntomas nunca sobrepasa el mes. Aunque la trayectoria biográfica apunta a un posible trastorno mental de base (melancolía endogenomorfa en la adolescencia sin tomar drogas, temperamento basal hipertímico o ciclotímico), se podría dudar del papel exclusivo del cannabis en el trastorno. Sin embargo la secuencia clínica actual y la severidad inusitada se asocia claramente a dicho consumo de droga: por eso se opta por un diagnóstico de psicosis inducida.

El trastorno psicótico inducido por cannabis se produce durante el consumo o inmediatamente después y los síntomas duran más de lo que sería explicable solamente por la intoxicación aguda misma. Además no queda residuo más allá del mes. La CIE-10 lo sitúa en el capítulo de trastornos por substancias pero el DSM-IV lo sitúa en el capítulo de la esquizofrenia y de otras psicosis: alucinaciones y delirios con sensorio y nivel de conciencia normales, falta de crítica a las voces mientras ocurren, lejanía en el tiempo entre las alucinaciones y el último consumo de cannabis, síntomas excesivos en relación con los habituales de una simple intoxicación, persistencia de los mismos (menos de un mes), presencia de indicios de psicopatología basal previa al uso de drogas. El DSM5 lo mantiene junto al espectro esquizofrénico y explica que la psicosis por tóxicos puede persistir durante semanas después del consumo (pero no más de un mes), mientras que en la intoxicación la duración es de pocos días y no suele tener pérdida de juicio. Además exige que no haya signos/síntomas de un trastorno psicótico basal (pero no especifica lo mismo para formas leves-moderadas de espectro afectivo). Hoy día se sabe que entre el 7-25% de los individuos con un primer episodio psicótico tiene de hecho un trastorno psicótico inducido por substancias o fármacos. También se sabe que la esquizofrenia plenamente establecida se asocia con mayor consumo de cannabis en las fases premórbidas y tempranas (sin que se haya aclarado la dirección causal). Con respecto al espectro bipolar se conoce menos el papel del cannabis en la inducción de síntomas psicóticos sobreañadidos al componente afectivo.

6. Con respecto al trastorno esquizofreniforme, señale la CORRECTA:

a) El criterio de duración de síntomas de esquizofrenia, según la CIE-10, es de menos de 3 meses y más de 1 mes.
b) El criterio de duración de síntomas de esquizofrenia, según el DSM-IV, es de menos de 6 meses y más de 1 día.
c) Si el trastorno esquizofreniforme se diagnostica durante un primer episodio que aún no dura más de 6 meses. Si todavía no ha remitido podemos considerarlo un diagnóstico "provisional".
d) El DSM-IV y DSM5 exigen que, además del Criterio A de síntomas, el trastorno esquizofreniforme muestre un deterioro significativo del funcionamiento social y laboral dentro de los seis meses en que se delimita.

Respuesta correcta: c

El trastorno esquizofreniforme solamente se define en el sistema DSM, no se contempla en el sistema CIE, y puede tener un sentido definitivo (si remitió antes de cumplirse los 6 meses de duración de síntomas) o provisional (si se asigna cuando aún no han remitido los síntomas pero tampoco se han superado los 6 meses). La clasificación CIE-10 no exige esperar 6 meses con síntomas para diagnosticar esquizofrenia, le basta 1 mes con síntomas de fase activa (positivos, negativos, catatónicos o de desorganización) para dar el diagnóstico, por eso no hace preciso crear una categoría intermedia de "esquizofreniforme". El criterio de duración de Trastorno Psicótico Breve (DSM-IV, DSM5) es de más de un día y menos de un mes. El criterio de Psicosis Aguda para la CIE-10 es de dos semanas de inicio y hasta un mes de duración de síntomas para el de tipo esquizofrénico y el de tipo polimorfo-esquizofrénico, mientras que es de tres meses para el polimorfo no esquizofrénico y para el de predominio de ideas delirantes. El criterio de trastorno esquizofreniforme, que solo existe en DSM, es de más de un mes y menos de seis meses. La otra característica distintiva del trastorno esquizofreniforme, aparte la duración, es que no se exige el criterio B de deterioro funcional (aunque puede haberlo).

7. Uno de los siguientes signos o síntomas NO forma parte de los criterios diagnósticos transversales o longitudinales que se extraen de las obras de Emil Kraepelin sobre la Demencia Precoz (hoy llamada esquizofrenia):

a) Trastornos de la atención y de la comprensión.
b) Ambivalencia.
c) Conductas impulsivas del tipo "acting out".
d) Evolución hacia la invalidez psíquica con el tiempo.

Respuesta correcta: b

Mira la revisión de psicopatología descriptiva clásica (E. Kraepelin, E. Bleuler, Kurt Schneider, Gerd Hüber) que puedes encontrar en el libro de A. Colodrón de 1990 ("Las esquizofrenias: síndrome de Kraepelin-Bleuler", 2ª edición, editorial Siblo XXI) y que tienes bien sintetizado en este breve artículo de NJ Bulnes (2002): "Diagnóstico Sindrómico de la Esquizofrenia" (http://www.revistahospitalarias.org/info_2002/03_169_07.htm). El concepto de "ambivalencia" es extremadamente problemático en psiquiatría porque condensa muchos fenómenos diferentes que están presentes en trastornos muy variados (desde la "psicopatología" de la vida cotidiana en gente sana hasta el síndrome confusional agudo, pasando por toda la gama de "neurosis" y de "psicosis"). Para Bleuler constituye un "síntoma nuclear" en el diagnóstico. Schneider prescinde por completo del mismo por su aparente inespecificidad (derivada de la poca definición operativa de Bleuler, pues los actuales modelos de "trastorno del self" y escalas más convencionales como la PANSS lo han recuperado). En la esquizofrenia el término "ambivalencia" no se refiere simplemente al atascamiento de las intenciones, de las emociones y de los impulsos en un terreno intermedio cuando el sujeto es confrontado ante una alternativa consciente o semiconsciente (este concepto amplio de ambivalencia es universal y propio de todo ser humano, y además es uno de los focos principales de la técnica de "Entrevista Motivacional" para tratar adicciones, problemas de escasa adherencia y problemas de resistencia ante el cambio). En la esquizofrenia este tipo de ambivalencia normal existe pero además se aparece disgregada de un modo disarmónico impidiendo la emisión de una respuesta coherente, o llegando a paralizar totalmente al paciente. Bleuler intentó mezclar la perspectiva psicoanalítica con la psicopatología clínica para sostener su propia teoría de la spaltung (mal traducida al castellano como "disociación", término confuso). En la dimensión catatónica esta ambivalencia se observa en actitudes contradictorias muy visibles y carentes de pragmatismo (ambitendencia, negativismo, obediencia automática...). En la situación prodrómica o en los episodios menos paralizantes esta ambivalencia también se puede observar en forma de respuestas vacilantes, contradictorias y alternantes, o en cambios muy aparatosos en el tono afectivo y el posicionamiento del paciente ante su relato y ante el interlocutor. La escala PANSS trata de condensar la ambivalencia en un item del grupo General pero renuncia a gran parte de los ámbitos en los que se manifiesta en la esquizofrenia y no le da la importancia que le daba Bleuler: no la ubica en el grupo de Síntomas Positivos (ahí lo más parecido es la disgregación conceptual, P2, pero eso es otra cosa) ni en el grupo de Síntomas Negativos, sino en los Generales. Reza así: "PG13. TRASTORNOS DE LA VOLICIÓN - Trastornos de la iniciación voluntaria, mantenimiento, y control de los pensamientos, conducta, movimientos y lenguaje. Bases para la valoración: contenido del pensamiento y conducta observados a lo largo de la entrevista. 1. Ausente: No cumple la definición. 2. Mínimo: Patología dudosa; puede ser el límite superior de la normalidad. 3. Ligero: Hay evidencia de una ligera indecisión en la conversación y en el pensamiento, lo cual puede impedir ligeramente los procesos cognitivos y verbales. 4. Moderado: El paciente está a menudo ambivalente y muestra una clara dificultad en tomar decisiones. La conversación puede estar afectada por el trastorno del pensamiento y corno consecuencia de ello el funcionamiento cognitivo y verbal está claramente alterado. 5. Moderado severo: El trastorno de la volición interfiere tanto en el pensamiento como en la conducta. El paciente manifiesta una marcada indecisión que impide la iniciación y continuación de actividades sociales y motoras que también puede evidenciarse por pausas en el habla. 6. Severo: Los trastornos de la volición interfieren con la ejecución de funciones motoras simples y automáticas, con el vestirse y aseo, y afectan marcadamente al habla. 7. Extremo: Existe un grave trastorno de la volición que se manifiesta por una gran inhibición de los movimientos y el habla, lo que resulta en inmovilidad y/o mutismo."

Kraepelin destaca el necesario defecto neurológico (concepto clínico-patológico) irreversible y correlacionado hasta cierto grado (pero no del todo, y de manera muy variable entre paciente y paciente) con el deterioro funcional (concepto psicosocial y rehabilitador). Bleuler vivía dentro de un hospital psiquiátrico rodeado de pacientes crónicos o agudos severos y no podía diferenciar allí lo clínico-patológico de lo auténticamente psicosocial: por eso al observar que hasta 1/3 de sus pacientes dejaba de tener síntomas, y que algunos hasta se reincorporaban plenamente a la sociedad, anunció que hasta el 20% de las esquizofrenias podían (casi) curarse; esto le permitió reforzar su idea de una disociación nuclear tratable con psicoterapia, a medio camino entre los disposicional biológico, lo temperamental psicobiológico y lo reactivo psicosocial, dando cierta cabida al modelo psicoanalítico que le iba sugiriendo su colega Jung. Kraepelin, antes de instalarse en un centro semihospitalario académico alemán, pasó una parte de su vida en consultas ambulatorias para clases medias y bajas de la provinciana zona báltica, por lo que observó trayectorias psicosociales en condiciones más naturalísticas desde una perspectiva menos asilar y menos suiza: por eso enfatiza la idea del defecto neurológico esencial como substrato de toda la enfermedad que se manifiesta desde la fase prodrómica hasta la fase residual, caracterizando el cuadro completo.

El criterio de las conductas impulsivas de tipo "acting out" ha sido clásicamente asociado a la esquizofrenia, de hecho dominaba las descripciones de las "esquizofrenias ambulatorias" y "pseudoneuróticas" hasta la aparición de la categoría "Trastorno de Personalidad de tipo Límite" en el DSM-III (1980), que incorporó a una parte de aquellas esquizofrenias pero sobre todo inundó la clínica de personas que poco tienen que ver con la esquizofrenia aunque a veces se psicoticen. Este "acting out", al igual que la ambivalencia, puede ser una expresión de la ambivalencia esquizofrénica y de la dimensión catatónica, y ser un epifenómeno del defecto procesal de fondo, sobre todo cuanto más "incomprensible" nos resulte en términos psicológicos, caracteriales, relacionales o sociales (ejemplo: conductas suicidas muy repetitivas e impulsivas que pueden preceder durante años a una eclosión esquizofrénica típica en pacientes que pasan años diagnosticadas de Trastorno de la Personalidad).

8. Uno de los siguientes criterios sintomatológicos NO fue considerado por Bleuler un síntoma fundamental o "nuclear" de la esquizofrenia:

a) Trastornos formales del pensamiento.
b) Alteraciones de la experiencia subjetiva del yo.
c) Autismo.
d) Alucinaciones.

Respuesta correcta: d

Los delirios, las alucinaciones y los síndromes psicopatológicos agudos fueron ubicados por Bleuler en el grupo de los "síntomas accesorios". Daba a entender con perspectiva transversal que lo nuclear de la esquizofrenia, en tanto que diagnóstico, es la desaparición de facultades. Esto Kraepelin lo enfatiza aún más y de otro modo: con perspectiva longitudinal y de desenlace psicosocial, a falta de una semiología transversal fiable que Bleuler sí creía haber encontrado. Mira de nuevo los esquemas de Colodrón (1990) que te proporciona NJ Bulnes (2002). Bleuler distingue entre "síntomas nucleares" (específicos para realizar un diagnóstico diferencial) y "síntomas accesorios" (inespecíficos para realizar un diagnóstico diferencial porque se pueden observar en muchos otros trastornos). También dicotomizó entre "síntomas primarios" (más próximos al substrato, expresión más directa del mismo, especialmente útiles para detectar formas prodrómicas y formas atenuadas o frustré de enfermedad) y "síntomas secundarios" que son reorganizaciones psicofisiológicoas o psicosociológicas del sujeto como defensa o adaptación al daño primario. Los delirios y las alucinaciones, si no se especifica más (Schneider trató de especificarlos pero el DSM5 y la CIE los desdibujan) no son ni síntomas nucleares ni síntomas primarios. Puede haber trastornos "perceptivos" (ilusiones catatímicas, eidolias por sugestionabilidad, interpretaciones delirantes de percepciones, respuestas ganseriformes, simulaciones...) y del pensamiento (ideas delirantes secundarias, delirios evocativos pot-oníricos, parafrenias confabulatorias, pensamiento mágico y extraño amplificado, actos vacíos del habla, ideas sobrevaloradas, ideas deliroides catatímicas, obsesiones...) que no se deben un estado de "saliencia" hiperdopaminérgica sino a un estado de hipodopaminergia, depresión, apatía, empobrecimiento ideoafectivo, déficit cognitivo. Sin embargo el DSM, la CIE y las escalas de cuantificación de síntomas (PANSS, SANSS, BPRS) no hacen estas distinciones. Consecuencia: a menudo se empeora uno de esos "síntomas positivos" al dar más dosis de antipsicótico incisivo, cuando en verdad mejoraría al bajar la dosis o al corregir el efecto adverso con modulación dopaminérgica de otra índole, o con modulación timoléptica, por no hablar de la estimulación psicosocial verdadera.

Hay modelos de esquizofrenia que colocan la experiencia alucinatoria (pero especificándola respecto a otras, no como el DSM) y la experiencia delirante (la ocurrencia delirante y la percepción delirante de las que habla Schneider) en la posición de "nucleares" para el diagnóstico (los criterios de primer rango de Kurt Schneider) y hasta de "primarios" (el síndrome de automatismo mental de Clérambault, en el que Schneider copia una parte, así como algunos modelos actuales de esquizofrenia con señal detectable en zonas cerebrales temporo-parietales asociadas a la alucinación auditiva, modelo tal vez útil para entender algunas "esquizofrenias" superpuestas a una epilepsia del lóbulo temporal). La escuela francesa clásica (que luego ha influido en la psicopatología descriptiva de tradición francesa, incluida la doctrina lacaniana), y aparte de la originalidad de Clérambault, también arrastra modelos que enfatizan la experiencia alucinatoria primordial que secundariamente puede organizarse como delirio persistente, o no (Henri Ey, "Estudios sobre los delirios", 1950, Triacastela, 1998, páginas 98-101): 'Las «ideas» delirantes nacen, pues, en los trastornos agudos de la conciencia y crecen y se organizan en el plano de la personalidad. Y el delirio se toma crónico cuando la trayectoria de la personalidad con su sistema de creencias y su sistema propio de valores se deja infiltrar y orientar por estas experiencias primitivas agudas; en este momento cesa de ser una manera de pensar para convertirse en una manera de ser y, como decía Guiraud textualmente y en castellano, «dejan de pertenecer al dominio del estar para pertenecer al del ser».'

9. Uno de los siguientes enunciados es FALSO con respecto a los síntomas de primer y de segundo rango que Kurt Schneider define en su libro "Psicopatología Clínica":

a) Para establecer el diagnóstico de esquizofrenia no es necesario que estén presentes los síntomas de primer rango, por lo que a menudo habrá que basar el diagnóstico en síntomas de segundo rango con cierta reserva expectante para la captación de algún síntoma de primer rango.
b) Las "distimias alegres y depresivas" son síntomas de segundo rango para el diagnóstico de esquizofrenia: por sí mismas no permiten diagnosticarla pero sí permiten incluir de inmediato en el grupo de las esquizofrenias los episodios maníacos y depresivos que contengan síntomas de primer rango.
c) Schneider da importancia a la perspectiva longitudinal en el diagnóstico a fin de que una "ciclotimia" (así llama él a la psicosis maníaco-depresiva) no se confunda con una verdadera esquizofrenia.
d) Según Schneider, los síntomas de primer rango permiten diferenciar una esquizofrenia de una "ciclotimia" (psicosis maníaco-depresiva); sin embargo, los síntomas de segundo rango no permiten por sí solos hacer tal distinción.

Respuesta correcta: c

A continuación se darán citas del libro que editó en 1946: "Psicopatología Clínica" (1ª edición de la editorial Triacastela, 1997; traductor: Andrés Sánchez Pascual). La criteriología de Kurt Schneider para la esquizofrenia propone el valor patognomónico de los "síntomas de primer rango" (SPR) y disuade de considerar el curso longitudinal de un trastorno. Estas ideas han influido en la formación de los psiquiatras durante toda la segunda mitad del siglo XX, así como en la redacción de los criterios del DSM (hasta que el DSM5 los suprime por completo en 2013) y de la CIE-10 (editado en 1992, todavía vigente en Madrid). Hoy día se sigue reconociendo el valor heurístico de los SPR para la investigación básica en neurociencias (Cutting, 2015) y algo menos, pero también, para la investigación clínica (Soares-Weiser, 2015). Revisiones y meta-análisis recientes (Soares-Weiser, 2015) otorgan Sensibilidad y Especificidad, respectivamente, del 57% y del 81,4% para un triage con respecto a cualquier otro trastorno; y del 58% y del 74,7% para una clínica especializada con respecto a otras psicosis. Sin embargo, se han suprimido del DSM5 por cuestiones de utilidad clínica, pues sigue habiendo dudas sobre su fiabilidad y su validez para diagnosticar por sí solos transversalmente una esquizofrenia (Rosen, 2012; Shinn, 2013): (1) no está probado que carezcan de valor predictivo aceptable y (2) sí está probado que ocurren con mucha más frecuencia y con intensidad duradera en la esquizofrenia, y no así en otras psicosis (Nordgaard, 2008; Soares-Weiser, 2015) pero (3) debido a la dificultad de aplicarlos correctamente en los entornos donde más necesarios son y para los que fueron diseñados (urgencias y salas de agudos) se ha optado por retirarlos provisionalmente (Soares-Weiser, 2015; Nordgaard, 2008), a la espera de definiciones que prevengan el sobrediagnóstico de SPR por parte de personal poco entrenado. El DSM5 opta por conceptos más sencillos como "delirios" y "alucinaciones" que ven compensado su vaciamiento de contenido conceptual por medio del uso conjunto con otros síntomas, es decir: se ha tratado de aumentar la fiabilidad de síntomas aplicándolos agrupados

(ya no se puede diagnosticar una esquizofrenia a partir de un solo síntoma de primer rango en el DSM5) y se ha preservado la "validez de constructo" del síndrome global a costa de reducir la "validez de contenido" del subgrupo de los síntomas de la fase activa (los que aún podían contener elementos de SPR y recibían por ello mayor peso: "delirios" y "alucinaciones").
Las ideas de Schneider han tenido consecuencias serias en el tratamiento de los pacientes y hay autores (normalmente especialistas en trastorno bipolar) que culpan a su pervivencia del mal diagnóstico. También se ha culpado al modo insistente y cerrado con que el libro de Schneider fuerza la distinción entre ciclotimia y esquizofrenia dando primacía jerárquica a esta última y a sus síntomas "patognomónicos": así se habría condicionado la manera de entrevistar a los pacientes hasta forzarlos a dar respuestas que hicieran al psiquiatra sentirse victorioso sacando a la luz una confesión de SPR (Lake, 2012), a pesar de las reiteradas advertencias de Schneider ("La mayoría de los diagnósticos falsos se originan precisamente por colgar precipitadamente términos técnicos a las cosas vistas" – pág. 182).

Un propósito declarado de Schneider era diferenciar la psicosis maníaco-depresiva de las esquizofrenias por medio de síntomas patognomónicos sin necesidad de observar el desenlace psicosocial mucho tiempo después. Para ello: (1) cambia el nombre de "psicosis maníaco-depresiva" por el de "ciclotimia", rebajando así el carácter "psicótico" de la segunda; (2) declara que se debe, y a menudo se puede, diferenciar los trastornos con solo captar síntomas específicos de manera transversal ("para nosotros el diagnóstico psiquiátrico se basa por principio en los cuadros clínicos de estado y no en el curso. Este es también el principio que rige en la investigación diagnóstica somática" - pág. 126); (3) refuerza la idea previamente sostenida por Kraepelin y Bleuler de que la esquizofrenia y la psicosis maníaco-depresiva son dos enfermedades diferentes pero enfatiza la supremacía diagnóstica de la esquizofrenia en situaciones de sintomatología confusa: "para hacer la tipología diferencial entre la esquizofrenia y la ciclotimia los síntomas de primer rango poseen un peso decisivo que no poseen los otros síntomas (...); las transiciones entre ambas formas, que a veces descubre la mirada clínica imparcial, se basan en los síntomas de segundo rango, presentes tanto en la esquizofrenia como en la ciclotimia; en el ámbito de la ciclotimia nosotros no sabríamos mencionar ningún síntoma que pudiéramos llamar síntoma de primer rango" – pág.172); (4) los síntomas de primer rango en su mayoría (tiene dudas respecto a la "percepción delirante") son psicológicamente primarios, no se deducen de nada, son anideicos, no se dan de manera secundaria a un estado del humor (a diferencia de los síntomas psicóticos de la "ciclotimia) o a una reacción vivencial (a diferencia de las "reacciones paranoides"); (5) Los SPR son específicos, cada uno por sí solo bastaría para diagnosticar esquizofrenia si previamente se ha descartado una patología orgánica; en cambio los síntomas de segundo rango solo sostienen el diagnóstico de esquizofrenia considerando todo el conjunto sindrómico y el contexto clínico y subjetivo del paciente; (6) no existen los estados maníaco-depresivos mixtos, precisamente donde hoy sabemos que son más probables los síntomas psicóticos del trastorno bipolar ("nosotros ya no creemos en les estados mixtos maníaco-depresivos" – pág. 124); (7) en ausencia de SPR que automáticamente situarían un episodio con o sin síntomas afectivos dentro del grupo de las esquizofrenias, la presencia agrupada de síntomas de segundo grado no es específica transversalmente; pero si hay un curso longitudinal de tipo esquizofrénico, entones a partir del mismo, y sin dejar de ser esquizofrenia: "se dan ocasionalmente transiciones hacia los tipos ciclotímico-depresivos y hacia los tipos ciclotímico-maníacos, transiciones que son relativamente más frecuentes hacia estos últimos – pag.124).

10. De entre los siguientes síntomas, hay uno que NO es un "síntoma de segundo rango" de Schneider para el diagnóstico diferencial de la esquizofrenia:

a) Distimias alegres o depresivas.
b) Ocurrencias delirantes.
c) Ilusiones auditivas
d) Autismo

Respuesta correcta: d

El "autismo", palabra acuñada por Bleuler para describir la esquizofrenia (y que hoy no se debe confundir con el autismo de los trastornos del neurodesarrollo que ocurren desde el nacimiento) no fue un término con éxito entre los siguientes teóricos de esta enfermedad. Es importante no confundir las "ocurrencias delirantes" (síntomas de segundo rango muy inespecíficos, posiblemente una mezcolanza de ideas deliroides catatímicas, interpretaciones delirantes psicorreactivas, pensamiento extravagante, confabulación mnésica o actos de habla vacíos de fondo defectual, lo que se debería consignar como pensamiento extravagante en la escala PANSS pero que con frecuencia se codifica como un delirio o "síntoma positivo") con la "percepción delirante" (síntoma de primer rango "bimembre", de hecho es un trastorno del pensamiento más que de la percepción misma, y patognomónico de la esquizofrenia según Schneider pero de difícil captación fenomennológica); tampoco se debe confundir con la "reacción paranoide" de Schneider que otros libros denominan "interpretación delirante"(ideas de autorreferencia comprensibles psicológicamente o a partir del humor de fondo, "unimembres", inespecíficas). Las ilusiones forman parte de lo que Schneider llama: "restantes errores sensoriales". Las "distimias alegres o depresivas" engloban síntomas básicos premóribidos de tipo afectivo (primarios en la esquizofrenia) sin distinguirlos bien de genuinos estados depresivos o maníacos (colocando la esquizofrenia por encima del espectro bipolar en cuanto a primacía diagnóstica en caso de duda), por lo que Schneider actualmente es muy criticado.

11. Varón de 30 años que reingresa por una reagudización psicótica. Tiene un síndrome maníaco de tipo eufórico (reducción de horas de sueño, hiperactividad, aumento de la extroversión, desinhibición social, proyectos excesivos, gastos de dinero desorbitados, verborrea, ideas deliroides megalomaníacas, por ejemplo dice ser como Dios y poder cambiar el curso del clima y predecir el futuro) y un contenido delirante no congruente: dice que sus padres no son sus padres y que han sido suplantados por otra gente; los reconoce físicamente pero no siente que sean ellos y por eso se muestra un tanto agresivo; esta experiencia le ha aparecido hace tres días, cuando llevaba un mes de progresiva recaída maníaca; es la primera vez que le ocurre, dice que sólo le pasa con sus padres, no describe ningún conflicto destacable con ellos. Ha notado desde que está ingresado que algunas enfermeras le resultan familiares, como si fueran personas que ya conoce y que ahora están con él aquí en el hospital para apoyarle. La exploración neurológica no muestra hallazgos, el nivel de conciencia es normal, la orientación es normal en todos los registros. Ha dado positivo a tetrahidrocannabinol en la orina. Señale la respuesta CORRECTA:

a) Hay prosopagnosia y por eso es necesario realizar una neuroimagen urgentemente.

b) Hay síndrome de dis-identificación agudo (Síndrome de Capgras) y como es congruente con el estado de ánimo no es necesario realizar una neuroimagen urgentemente.
c) Hay síndrome de dis-identificación agudo (Síndrome de Frégoli) congruente con el estado de ánimo, lo que no es compatible con el síndrome de Capgras descrito en el mismo caso, por lo que hay que dudar del relato del paciente o pensar en organicidad aguda y pedir neuroimagen urgentemente.
d) Es un "síntoma de primer rango de Schneider" (percepción delirante).

12. Con respecto a los síndromes de dis-identificación, señale la respuesta CORRECTA:

a) Cada vez son menos frecuentes en las sociedades industrializadas occidentales.
b) El delirio de hiperidentificación (ilusión de Frégoli) muy pocas veces se asocia a un delirio de hipoidentificación (síndrome de Capgras) en un mismo episodio.
c) El delirio de hiperidetificación (ilusión de Frégoli) se asocia con mayor frecuencia a episodios agudos de humor maníaco, síndrome confusional y síndrome epileptiforme.
d) El delirio de Capgras es una percepción delirante, por lo tanto es un síntoma específico de la esquizofrenia que rara vez ocurre en otros trastornos.

PREGUNTAS 11 y 12. **Respuesta correcta: d y c**, respectivamente.

La neuroimagen urgente (TAC cerebral con menos resolución que la RMN, habitualmente) se pide para descartar lesión neurológica con riesgo inmediato ante un síndrome agudo. En otro caso conviene esperar a que el paciente colabore de manera óptima durante la realización de una prueba que exige relativa inmovilidad y a veces cambios ordenados de postura (RMN).
La prosopoagnosia es un síntoma neurológico focal (lesión parietal posterior derecha, cortezas asociativas visuales) que, si aparece bruscamente, precisa descartar lesión cerebral con técnica de neuroimagen urgentemente. Sin embargo, la prosopoagnosia incapacita para reconocer visualmente todas las caras, incluso la del propio paciente, y se suele asociar a otros signos o síntomas neurológicos focales cuando es de aparición súbita. En el síndrome de Capgras se mantiene preservado el reconocimiento de caras pero falla el sentido de la familiaridad, el cual no se ha asociado a funciones de cortezas asociativas de la visión; además es selectivo, no generalizado a todas las caras.
El síndrome de Capgras es "congruente" con el estado del humor y suele ir asociado a un sentimiento de miedo y hostilidad contra los allegados que suscitan extrañamiento y hasta delirio de suplantación; ha sido descrito en la esquizofrenia paranoide (15% de los casos) y Schneider lo calificaba de "percepción delirante" casi siempre, si comenzaba de manera súbita, anideica, atemática, sin catatimia, y si además suscitaba una convicción delirante inconexa. También se ha descrito en la depresión delirante, en trastornos psicoorgánicos (demencias, epilepsia, lesiones, tóxicos), el trastorno delirante, el trastorno bipolar y el trastorno esquizoafectivo (Madoz, 2010). La aparición brusca y la incongruencia con el humor o con un sistema delirante crónico basal podría hacer indicable una neuroimagen, pues la aparición habitual en trastornos mentales suele ser algo más progresiva; el síndrome de Capgras es un marcador de episodio agudo y tiende a remitir; haber consumido drogas recientemente podría ser la causa, por lo que se podría esperar la evolución antes de pedir la prueba si no se observan otros signos o síntomas alarmantes que sugieran organicidad. En los estados

maníacos, sobre todos si son secundarios a tóxicos y a fenómenos epileptiformes, es más característica la Ilusión de Frégoli (hiper-identificación).

El delirio de Capgras suele estar restringido a una o dos personas concretas, algunas veces a unas pocas más. Suele ser transitorio pero cuando alguna rara vez se cronifica suele cursar de modo intermitente (entre el encapsulamiento y la reactivación) o de modo fluctuante en cuanto a intensidad y repercusión afectiva y conductual. El síndrome de Capgras es el más frecuente de los denominados "síndromes de falsa idetificación delirante" cuya característica esencial es la duda/creencia delirante sobre la identidad propia o de una figura con la que se mantenga una relación de apego, afecto y cotidianidad. A este grupo pertenecen también el "síndrome de Frégoli" (sobreidentificación delirante), "la intermetamorfosis" (el paciente intercambia el sentido de familiaridad/identidad de personas cercanas); el "delirio de los dobles de sí mismo" (cree que otras personas se han transformado en sí mismo); y la "paramnesia reduplicativa" (creer que un lugar o espacio físico ha sido duplicado). Cuando la causa es orgánica lo habitual es que el síndrome de Capgras aparezca asociado a otras paramnesias, por ejemplo un delirio de hiperidentificación (este podría ser nuestro caso). El síndrome de Capgras se diagnostica cada vez con mayor frecuencia (Madoz, 2010), lo que se ha relacionado con el uso de substancias psicotrópicas (Mercurio, 2011).

13. Una de los siguientes apareamientos entre un modelo fisiopatológico de esquizofrenia y un autor es INCORRECTO:

a) Emil Kraepelin (1874) – incongruencia entre el contenido mental y el afecto.
b) Erwin Stransky (1904) – ataxia intrapsíquica y disociación.
c) Eugen Bleuler (1911) – disociación y trastornos formales del pensamiento.
d) Gerd Hüber (1983) – síntomas subjetivos básicos próximos al substrato.

Respuesta correcta: a

Los modelos descriptivos del posible substrato de la demencia precoz (futura esquizofrenia) existían mucho antes de que Bleuler acuñara la palabra "esquizofrenia" en su célebre tratado de 1911 (ya desde 1907 él venía usándolo). El primero que acuñó un término similar fue Herbart en 1816: "disociación de los complejos". El problema ocurre cuando se indaga el particular significado que cada autor da a este supuesto de la disociación de funciones, concepto con larga tradición. Veamos algunos problemas del término "disociación": (1) presupone funciones mentales separadas pero coordinadas, en vez de circuitos solapados de los que nosotros, al hablar e investigar, necesitamos abstraer módulos de operaciones; (2) el comienzo "di" hace suponer que son descoordinaciones entre pares de funciones, en vez de un problema de desconexión difusa o global o con efectos a distancia (diaskisis) entre regiones cerebrales tan alejadas como el cerebelo y la corteza prefrontal (ambos muy involucrados en la esquizofrenia, en particular el olvidado cerebelo); (3) da una idea de escisión o de partir cosas más que de asincronía en el tiempo, o de desinhibición de unas funciones cuando otras están demasiado hipoactivas, término que está mejor descrito con los términos de "ataxia" (Stransky) o "discordancia" (Chaslin). Kraepelin no se caracterizó por partir de un modelo de funciones y disociaciones del que luego desprender consecuencias (modelo deductivo) sino que iba de las partes al todo según el método inductivista clásico, considerando la neuropatología y una incipiente neuropsicología experimental. La respuesta (1) no expresa ideas de Kraepelin sino ideas de Karl Kahlbaum. Gerd Hüber destaca por extrapolar su particular modelo de "esquizofrenia cenestopática" (un subtipo que no prosperó) a todas las esquizofrenias pensando en la discordancia de regulaciones sensoriomotoras y en el fallo del organizador central de la experiencia integrada de todo el cuerpo, de donde se derivaría la experiencia disarmónica de los afectos, las cogniciones y las voliciones.

14. Después de un primer episodio psicótico con criterios de trastorno esquizofrénico el pronóstico de funcionalidad se dirime principalmente durante los 5 años siguientes, en los que se debe intervenir intensivamente y garantizar la continuidad del tratamiento para evitar la transición hacia la cronicidad y la discapacidad irreversibles. Este periodo de intervención farmacológica y psicosocial intensivas se denomina:

a) Periodo premórbido.
b) Periodo prodrómico temprano.
c) Periodo prodrómico tardío.
d) Periodo crítico.

Respuesta correcta: d

Hay dos factores que los estudios epidemiológicos de seguimiento han demostrado determinantes en el pronóstico de la esquizofrenia y en la severidad de los síntomas más discapacitantes (cognitivos, negativos): (1) la duración de la psicosis sin tratar, entre el inicio de la enfermedad y el inicio del primer tratamiento; (2) los 5 primeros años desde la declaración del inicio de la enfermedad o "período crítico", en el que el paciente se juega su recuperación psicosocial o, alternativamente, su paso a un estado de discapacidad permanente, cronicidad y tal vez exclusión social. Desde la década de los años 1990s se han desarrollado en diferentes partes del mundo programas orientados a intervenir de forma temprana en la psicosis. En general incluyen tres tipos de intervención: (a) aquellas que se orientan a la detección y al tratamiento precoz de los síntomas prodrómicos de la enfermedad procurando evitar la transición a la psicosis; (b) aquellas que se centran en aumentar la detección y la derivación ágil de posibles casos de psicosis ya instaurada para reducir el tiempo sin tratar; (c) aquellas que se dirigen a lograr el tratamiento en la fase de postcrisis temprana por tiempo e intensidad suficientes cuando el primer episodio de psicosis ya está identificado y se inicia el "periodo crítico". Tanto en el Reino Unido como en Australia, Canadá y Nueva Zelanda se han incluido estos servicios dentro de los Planes Nacionales de Salud Mental. En España solo hay experiencias aisladas (Cantabria). Hay varias fases a estudiar: (1) premórbida (variables sociodemográficas, genéticas o endofenotípicas de riesgo en ausencia de síntomas); (2) prodrómica temprana (síntomas primarios pero inespecíficos que podrían usarse para demarcar el riesgo); (3) prodrómica tardía (síntomas específicos atenuados o breves); (4) primer episodio en fase temprana; (5) periodo crítico de los 5 primeros años.

16. Hay pruebas de evaluación psicopatológica basadas en el modelo alemán de los "síntomas básicos subjetivos próximos al substrato" (Hüber, Gross, Süllwold, Klosterköter). Estas chequean y cuantifican síntomas que no se suelen explorar sistemáticamente en el modelo tradicional de entrevista psicopatológica pero ofrecen una triple utilidad: uno, recogen síntomas más nucleares o básicos próximos a la base neurobiológica del trastorno facilitando la investigación etiopatogénica; dos, contribuyen a precisar la duración de la enfermedad que no ha de limitarse al periodo que abarca el brote agudo, pues permiten un estudio más fino de los síntomas de la fase prodrómica; tres, el paciente sí es capaz de reconocer y de expresar espontáneamente quejas subjetivas de tipo afectivo, cognitivo, perceptivo y volitivo que se

confunden con estados ansiosos, depresivos y obsesivos leves y que están presentes durante todo el curso de la enfermedad, antes y después de los brotes clínicos, lo que permite tratar un foco de disfunción y además acceder a una área en la que el paciente sí tiene insight y sí acepta ser tratado. Una de los siguientes instrumentos de evaluación NO se rige por este modelo:

a) Magical Ideation Scale (MIS).
b) Inventario Psicopatológico de Frankfurt (FBF-3).
c) Escala de Bonn para la Evaluación de Síntomas Básicos (BSABS)
d) Instrumento de Predicción de Esquizofrenia (Schizophrenia Proneness Instrument – SPI).

Respuesta correcta: a.

En la actualidad hay varios los modelos de investigación e intervención de etapas premórbidas (síntomas inespecíficos y situaciones de alto riesgo) y de etapas prodrómicas (síntomas atenuados o breves y situaciones de alto riesgo). Trabajan con distintas definiciones Estado Mental de Alto Riesgo (EMAR) en ausencia de un primer episodio psicótico pleno. Estas tres o cuatro líneas de investigación no son mutuamente excluyentes y últimamente tienden a confluir (agregando sus instrumentos de detección para aumentar la potencia predictiva) pero cada una destaca aspectos diferentes del espectro esquizofrénico, o aspectos propios de etapas diferentes. Esto puede crear confusión. Cada modelo ha generado sus propios instrumentos de medida de señales que, al ser propias de estados pre-mórbidos, son inespecíficas. No obstante, estas señales inespecíficas se pueden optimizar mediante métodos epidemiológicos y estadísticos a fin de producir constructos cada vez más depurados con creciente potencia predictiva de transición hacia el primer episodio psicótico. Las escalas psicométricas (p.ej.: escala de personalidad esquizotípica) y los criterios epidemiológicos de riesgo (p.ej.: tener padres con esquizofrenia) no son mutuamente intercambiables y no siempre se correlacionan entre sí: gracias a esto su agregación define subgrupos en las cohortes de pacientes con creciente valor predictivo de transición. Estos son los "paradigmas de alto riesgo" existentes para la intervención preventiva (detección y tratamiento tempranos) e investigadora (búsqueda de factores causales y pronósticos todavía no contaminados por el proceso de estigmatización propio de la enfermedad ya declarada):
(A) Modelo de "alto riesgo psicométrico" en población general. Está basado en el uso de autoinformes y entrevistas breves para identificar personas en campañas de cribado masivo en población general con vulnerabilidad. Combina la detección de datos sociodemográficos (edad, sexo, educación...), datos de riesgo genético (padres afectados), datos preclínicos (experiencias psicóticas atenuadas, puntuación en esquizotaxia) y datos de estructura caracterial (puntuación en esquizotipia). Algunos de los instrumentos de medida más utilizados: Inventario de Ideas Delirantes de Peters, Escala para la Evaluación Comunitaria de las Experiencias Psíquicas-42 (CAPE-42), Escalas de Vulnerabilidad a la Psicosis de Wisconsin (WSS), Escala de Predisposición Alucinatoria de Launay-Slade versión Revisada (LSHS-R), Cuestionario de Personalidad Esquizotipica para Niños (SPQ-C).

17. La esquizofrenia se asocia con mayor riesgo de suicidio. Además de los factores predictivos generales de riesgo o de protección del suicidio, hay factores específicos que han sido establecidos con metaanálisis recientes. Señale el enunciado INCORRECTO:

a) La mayoría de los suicidios en la esquizofrenia acontecen durante las fases tempranas y los primeros episodios de la enfermedad.
b) Tener síntomas psicóticos positivos como delirios y alucinaciones incrementa el riesgo de suicidio.
c) Los factores de riesgo más significativos y de mayor tamaño son la presencia de síntomas o de síndromes afectivos, así como las pérdidas recientes de allegados.
d) La no-adherencia al tratamiento farmacológico es un factor de riesgo de suicidio.

TEMA 19. PSIQUIATRÍA EN INFANCIA Y ADOLESCENCIA.

Julia Martín Carballeda

1. Dentro de los trastornos específicos del desarrollo del habla y del lenguaje según la CIE-10:

   A. Se incluye el tartamudeo.
   B. Se incluyen trastornos atribuibles a anomalías neurológicas o a deterioros sensoriales.
   C. El síndrome de Landau-Kleffner o Afasia Adquirida con epilepsia es un trastorno de la comprensión y de la expresión del lenguaje que presenta el niño después de una normal adquisición del mismo.
   D. La mitad de los casos se asocian con retraso mental.

PREGUNTA OPOSICIÓN SERVICIO ANDALUZ DE SALUD (F.E.A. PSIQUIATRÍA): Resolución de 13 de Abril de 2015 (B.OJ.A. núm. 74, 20 de Abril).

Respuesta correcta: c

F80: Trastornos específicos del Desarrollo del Habla y del Lenguaje. En estos trastornos las pautas normales de adquisición del lenguaje están alteradas desde estadios tempranos del desarrollo. Estos trastornos no son directamente atribuibles ni a anomalías neurológicas o de los mecanismos del lenguaje, ni a deterioros sensoriales, retraso mental o factores ambientales.

Tartamudeo o Espasmofemia (F98.5) incluido dentro de: Otros Trastornos de las Emociones y del Comportamiento de comienzo habitual en la infancia y la adolescencia (F.98).

F80.3 Afasia Adquirida con Epilepsia (Síndrome de Landau-Kleffner) según CIE-10. Se trata de un trastorno en el que el niño, habiendo progresado de un modo normal en la adquisición del lenguaje, pierde la capacidad de comprensión y expresión del mismo, pero conserva la inteligencia general.

Referencias:

Clasificación de los Trastornos Mentales y del Comportamiento: Guía de Bolsillo de la Clasificación CIE-10. Editorial Médica Panamericana.

2. El Trastorno de Rett:

   A. Está asociado típicamente a Retraso Mental.
   B. En la mayor parte de los casos su recuperación es amplia.
   C. No suele presentar estereotipias.
   D. Son correctas A y B.

PREGUNTA OPOSICIÓN SERVICIO ANDALUZ DE SALUD (F.E.A. PSIQUIATRÍA): (B.OJ.A. 22 de Junio de 2007).

Respuesta correcta: a

Durante los primeros cinco meses de vida, los lactantes mantienen un desarrollo acorde con su edad, presentan un perímetro craneal y un crecimiento normales. Las interacciones sociales muestran el grado de reciprocidad esperable. Entre los 6 meses y los 2 años de edad, sin embargo, estas niñas comienzan a desarrollar una encefalopatía con una serie de rasgos característicos. Estos signos a menudo incluyen la pérdida de intencionalidad en los movimientos de las manos, que son reemplazados por movimientos estereotipados, una pérdida del discurso adquirido con anterioridad, retraso psicomotor y ataxia. El crecimiento de la circunferencia craneal se frena, y aparece microcefalia. Se pierden todas las habilidades del lenguaje, y tanto la comunicación receptiva y expresiva como las habilidades sociales parecen detenerse en unos niveles del desarrollo correspondientes al período entre los 6 meses y 1 año de edad. Evolución y Pronóstico: El trastorno de Rett es progresivo. El pronóstico no se conoce con exactitud, pero los pacientes que alcanzan la edad adulta permanecen con un nivel cognitivo y social equivalente al de su primer año de vida.

Referencias:

Sinopsis de Psiquiatría Kaplan & Sadock. Tema 42: Trastornos Generalizados del Desarrollo. Páginas: 1199 y 1200.

3. Señale la afirmación correcta con respecto a los trastornos generalizados del desarrollo:

A. Todos los trastornos son más frecuentes en varones.
B. Se inician antes de los 2 años.
C. Existen alteraciones cualitativas en el área de la interacción social.

PREGUNTA OPOSICIÓN PSIQUIATRÍA (ACTIVIDAD CON NIÑOS Y ADOLESCENTES): Laboral Comunidad de Madrid, 2010.

Respuesta correcta: c

Los trastornos generalizados del desarrollo incluyen varios cuadros que se caracterizan por disfunciones en las relaciones sociales recíprocas, desarrollo aberrante del lenguaje y empobrecimiento del repertorio de conductas. Los trastornos generalizados del desarrollo suelen aparecer generalmente antes de los 3 años de edad.

El trastorno de Rett parece darse exclusivamente en niñas.

Referencias:

Sinopsis de Psiquiatría Kaplan & Sadock. Tema 42: Trastornos Generalizados del Desarrollo. Página: 1191.

4. ¿Cuál de las siguientes características diferencia al Síndrome de Asperger del autismo?

A. Hay un trastorno de la comunicación no verbal.
B. El desarrollo del lenguaje es normal.

C. Hay patrones estereotipados de comportamiento.

PREGUNTA OPOSICIÓN PSIQUIATRÍA (ACTIVIDAD CON NIÑOS Y ADOLESCENTES): Laboral Comunidad de Madrid, 2010.

Respuesta correcta: b

El trastorno de Asperger es un cuadro en el que el niño presenta una marcada alteración de la relación social y muestra patrones de comportamiento repetitivos y estereotipados sin retraso en el desarrollo del lenguaje.

Refencias:

Sinopsis de Psiquiatría Kaplan & Sadock. Tema 42: Trastornos Generalizados del Desarrollo. Páginas: 1191, 1194 y 1202.
Tabla 42.1 (página 1194) Criterios del DSM-IV-TR para el diagnóstico del Trastorno autista.
Tabla 42.7 (página 1202) Criterios del DSM-IV-TR para el diagnóstico del Trastorno de Asperger.

5. En el trastorno desintegrativo infantil es correcto que:

A. Hay un periodo de 2 años de desarrollo normal.
B. Se pierden habilidades adquiridas.
C. A Y B son correctas.

PREGUNTA OPOSICIÓN PSIQUIATRÍA (ACTIVIDAD CON NIÑOS Y ADOLESCENTES): Laboral Comunidad de Madrid, 2010.

Respuesta correcta: c

El trastorno desintegrativo de la infancia se caracteriza por una importante regresión que afecta a diversas áreas de funcionamiento tras al menos 2 años de desarrollo aparentemente normal.

Referencias:

Sinopsis de Psiquiatría Kaplan & Sadock. Tema 42: Trastornos Generalizados del Desarrollo. Páginas: 1200 y 1201.
Tabla 42.6 (página 1201) Criterios del DSM-IV-TR para el diagnóstico del trastorno desintegrativo de la infancia.

6. En el Trastorno por Déficit de Atención:

A. Se ha sugerido la posible disfunción de los sistemas adrenérgicos y dopaminérgicos.
B. No suelen aparecer alteraciones electroencefalográficas.
C. Los factores psicosociales no inciden en la aparición del cuadro.

D. Habitualmente va asociado a un Retraso Mental.

PREGUNTA OPOSICIÓN JUNTA DE ANDALUCÍA (F.E.A. PSIQUIATRÍA): B.OJ.A.: 22 de Junio de 2007.

Respuesta correcta: a

7. El diagnóstico diferencial del Trastorno por Movimientos Estereotipados, debe hacerse con:

A. T.O.C.
B. Tricotilomanía.
C. Trastorno Hiperactivo.
D. Son correctas A y B.

PREGUNTA OPOSICIÓN JUNTA DE ANDALUCÍA (F.E.A. PSIQUIATRÍA): B.OJ.A.: 22 de Junio de 2007.

Respuesta correcta: d

8. Una evaluación adecuada en el Trastorno por Déficit de Atención, incluye:

A. Investigar la presencia de Trastornos del Aprendizaje.
B. Evaluación del entorno sociofamiliar.
C. Ante la aparición de síntomas afectivos, distinguirlos de un proceso depresivo primario.
D. Todas son correctas.

PREGUNTA OPOSICIÓN JUNTA DE ANDALUCÍA (F.E.A. PSIQUIATRÍA): B.OJ.A.: 22 de Junio de 2007.

Respuesta correcta: d

9. El Trastorno de la Tourette:

A. Está relacionado con el T.O.C.
B. Está relacionado con el T. Hiperactivo/Déficit de Atención.
C. Los hijos de madres afectas son los que más riesgos presentan de padecerlo.
D. Todas son correctas.

PREGUNTA OPOSICIÓN JUNTA DE ANDALUCÍA (F.E.A. PSIQUIATRÍA): B.OJ.A.: 22 de Junio de 2007.

Respuesta correcta: d

10. En el tratamiento del Trastorno de la Tourette, el fármaco más efectivo es:

    A. La Pimozida.
    B. El Haloperidol.
    C. La Clonidina.
    D. El Metilfenidato.

PREGUNTA OPOSICIÓN JUNTA DE ANDALUCÍA (F.E.A. PSIQUIATRÍA): B.OJ.A.: 22 de Junio de 2007.

Respuesta correcta: b

11. ¿Qué tratamiento de los siguientes no está indicado en el Trastorno de Gilles de la Tourette?

    A. Haloperidol.
    B. Fluoxetina.
    C. Clonacepam.
    D. Clonidina.

PREGUNTA OPOSICIÓN SERVICIO ANDALUZ DE SALUD (F.E.A. PSIQUIATRÍA): Resolución de 13 de Abril de 2015 (B.OJ.A. núm. 74, 20 de Abril).

Respuesta correcta: b

12. Respecto al tratamiento de los Trastornos de Ansiedad en la Infancia y Adolescencia, señale la respuesta ERRÓNEA:

    A. Los ISRS son el tratamiento farmacológico más aceptado.
    B. Las benzodiacepinas han demostrado su eficacia en estudios sistematizados para su uso en los trastornos de ansiedad de niños y adolescentes.
    C. El tratamiento de elección es la psicoterapia cognitivo-conductual.
    D. El tratamiento farmacológico debe plantearse para los trastornos de ansiedad de intensidad moderada-grave o cuando ha fracasado la psicoterapia.

PREGUNTA OPOSICIÓN SERVICIO ANDALUZ DE SALUD (F.E.A. PSIQUIATRÍA): Resolución de 13 de Abril de 2015 (B.OJ.A. núm. 74, 20 de Abril).

Respuesta correcta: b

13. ¿Cuál de los siguientes tratamientos farmacológico no están indicados en un adolescente con trastorno bipolar?

   A. Metilfenidato.
   B. Olanzapina.
   C. Carbonato de Litio.
   D. Lamotrigina.

PREGUNTA OPOSICIÓN SERVICIO ANDALUZ DE SALUD (F.E.A. PSIQUIATRÍA): Resolución de 13 de Abril de 2015 (B.OJ.A. núm. 74, 20 de Abril).

Respuesta correcta: a

14. ¿Qué tratamiento psicofarmacológico es el idóneo para un niño con un TOC?

   A. Sertralina.
   B. Imipramina.
   C. Citalopram.

PREGUNTA OPOSICIÓN PSIQUIATRÍA (ACTIVIDAD CON NIÑOS Y ADOLESCENTES): Laboral Comunidad de Madrid, 2010.

Respuesta correcta: a

15. Según los criterios DSM-IV, para poder diagnosticar un episodio depresivo mayor en un niño o adolescente, aparte de otros síntomas, necesariamente el paciente debe presentar:

   A. Ánimo depresivo o anhedonia.
   B. Anhedonia y síntomas de inutilidad.
   C. Anhedonia, ánimo depresivo o ánimo irritable.

PREGUNTA OPOSICIÓN PSIQUIATRÍA (ACTIVIDAD CON NIÑOS Y ADOLESCENTES): Laboral Comunidad de Madrid, 2010.

Respuesta correcta: c

16. Señale lo correcto en cuanto a la determinación de cannabis:

   A. Sólo puede determinarse en plasma.
   B. Que tiene una vida media muy corta y las determinaciones en plasma tienen que hacerse muy cerca del consumo para resultar positivas.

C. Se puede determinar en orina muchos días después del último consumo.

PREGUNTA OPOSICIÓN PSIQUIATRÍA (ACTIVIDAD CON NIÑOS Y ADOLESCENTES): Laboral Comunidad de Madrid, 2010.

Respuesta correcta: c

17. ¿Cuál es el efecto secundario más grave de la lamotrigina?

A. Síndrome de Steven-Johnson.
B. Hemosiderosis.
C. Agranulocitosis.

PREGUNTA OPOSICIÓN PSIQUIATRÍA (ACTIVIDAD CON NIÑOS Y ADOLESCENTES): Laboral Comunidad de Madrid, 2010.

Respuesta correcta: a

TEMA 20. TRASTORNOS DEL ESPECTRO OBSESIVO COMPULSIVO

Rosa Molina Ruiz

1. En relación al TOC señale la falsa:

a) Los estudios con gemelos han demostrado mayor concordancia entre gemelos monocigotos (65%) que en dicigotos (45%).
b) En estudios familiares las tasas de TOC oscilan entre el 1 y el 17% entre familiares de primer grado.
c) Los bloqueantes de la dopamina no han demostrado beneficio terapeútico en pacientes con TOC y tics.
d) En estudios con PET se ha observado un incremento del metabolismo y del flujo en lóbulos frontales, ganglios basales y cíngulo.
e) En la concepción psicodinámica, el TOC se concibió como el resultado de una regresión desde la fase edípica a la fase anal-sádica, con su característica ambivalencia.

Respuesta correcta: c

Los fármacos bloqueantes de la dopamina sí han demostrado beneficios terapeúticos en este grupo de pacientes.

2. Según las teorías psicodinámicas del TOC indique la falsa:

a) Fue denominada como "neurosis obsesiva".
b) Se tiende al pensamiento mágico.
c) Los síntomas obsesivos resultan de impulsos agresivos o sexuales que generan una ansiedad extrema activando mecanismos de defensa.
d) Los mecanismos de defensa más frecuentes son la identificación proyectiva, la negación y la represión.
e) Se da una regresión desde la fase edípica a la fase anal-sádica.

Respuesta correcta: d

Los mecanismos de defensa más frecuentes en el TOC son los de aislamiento, anulación y formación reactiva.

3. Con respecto a las obsesiones, indique la verdadera:

a. Estas no se reducen a preocupaciones exageradas acerca de un problema real
b. El paciente las reconoce como ajenas a su mente

c. Son similares a los casos de inserción del pensamiento
d. En un 100% se acompañan de compulsiones
e. El acaparamiento es el tipo de obsesión más frecuente.

Respuesta correcta: a

Carr defiende que las obsesiones son consecuencia de dos factores: las valoraciones irreales del sujeto sobre posibles amenazas y desastres y las evaluaciones equivocadas acerca de su habilidad para poderles hacer frente. Reed insiste en la existencia de un déficit en el procesamiento de la información, con dificultades para discriminar entre estímulos relevantes e irrelevantes y para categorizar la información, que el enfermo intenta subsanar imponiéndose límites artificiales, rígidamente establecidos en su valoración del mundo. De todas las teorías cognitivas postuladas hasta la fecha, ha sido la formulada por Salkovskis, la que más eco ha obtenido. Este defiende que las obsesiones, entendidas como pensamientos intrusos inaceptables y no deseados, son frecuentes en la población normal y no conllevan habitualmente un grado excesivo de malestar. Lo que conduce al desarrollo del TOC no es la presencia en sí de obsesiones, sino su capacidad para activar esquemas cognitivos disfuncionales en determinados sujetos y originar pensamientos automáticos negativos.

4. Con respecto al curso del TOC indique la falsa:

a. El curso es fluctuante o crónico.
b. 20-30% mejoran significativamente.
c. En más del 60% se produce un agravamiento progresivo de los síntomas.
d. El trastorno depresivo mayor es el que más frecuentemente se asocia (67%).
e. Cuando se asocia trastorno depresivo existe alto riesgo de suicidio.

Respuesta correcta: c.

Entre un20-40% de los pacientes con TOC se produce un agravamiento y no en más del 60%.

5. En el diagnóstico diferencial entre el TOC y trastorno obsesivo compulsivo de la personalidad (TOCP) indique la falsa:

a. En el TOCP no se alcanza el nivel de deterioro funcional que tiene lugar en el TOC.
b. En el TOCP las ideas obsesivas son egosintónicas.
c. Se da hasta en un 70% de manera comórbida al TOC.
d. En el TOCP no presenta obsesiones y compulsiones.
e. En el TOCP aparece con frecuencia preocupación por el orden, la simetría y el control.

Respuesta correcta: c

El TOCP no es un factor necesario ni suficiente para desarrollar un TOC. Este puede aparecer de manera comórbida pero en porcentajes mucho más bajos. Los trastornos de personalidad que aparecen con más frecuencia asociados al TOC son el evitativo, el dependiente, el histriónico y el pasivo-agresivo.

6. Con respecto al tratamiento en el TOC:

a. Los antidepresivos pueden tardar entre 8 y 12 semanas en hacer efecto y deben transcurrir varios meses antes de considerar un tratamiento inefectivo.
b. Está contraindicado mantener los antidepresivos durante periodos prolongados de tiempo
c. Se suelen usar dosis bajas de antidepresivos.
d. La clomipramina se maneja entre dosis de 50-100mg/día.
e. La clomipramina es de primera elección.

Respuesta correcta: a

Los antidepresivos en el TOC pueden tardar entre 8 y 12 semanas en hacer efecto. El resto de afirmaciones son falsas ya que los antidepresivos se deben mantener durante periodos prolongados de tiempo para evitar recaídas, se suelen utilizar a dosis elevadas y la clomipramina no es de elección debido al perfil de efectos secundarios y suele usarse a dosis más altas entre 100 y 250mg/día

7. De los siguientes enunciados en relación al TOC, señale el falso:

a. El término obsesión fue utilizado en su sentido actual por Wartburg en 1799.
b. En la psiquiatría inglesa, la patología obsesiva era descrita entorno a la culpa y melancolía.
c. Para la psiquiatría francesa el énfasis se hacía en los aspectos relacionados con la duda, la incertidumbre y el bajo tono energético
d. La psiquiatría alemana puso el acento en el origen intelectual y cognitivo del trastorno.
e. En el DSM-5 el TOC se incluye dentro del grupo de los trastornos de ansiedad.

Respuesta correcta: e

En el DSM5 se ha creado un subapartado para los Trastornos del espectro obsesivo compulsivo. El resto de afirmaciones son verdaderas.

8. Con respecto al TOC señale la falsa:

a. Tiene una prevalencia anual entre 1,5 y 2%.
b. El tiempo transcurrido entre el inicio de los síntomas y la primera consulta se sitúa alrededor de 7-8 años.
c. Los síntomas básicos han sido descritos en culturas muy diversas, aparte de la occidental, lo que apoya la validez como entidad clínica.
d. Entre las teorías cognitivas del TOC se encuentra la teoría de la evaluación del riesgo y la de los procesos cognitivos.
e. La teoría de los procesos cognitivos postula déficits en funciones ejecutivas, lenguaje y visuoconstrucción en estos pacientes.

Respuesta correcta: e

La teoría de los procesos cognitivos postulan un déficit en procesos cognitivos como la atención (dificultad para inhibir la atención dirigida), memoria (dificultad y falta de confianza en el recuerdo de acciones realizadas anteriormente) y estructuración de la información recibida (con tendencia a la hipercategorización).

9. Con respecto a las obsesiones en el TOC indique la incorrecta:

a. Pueden aparecer ideas religiosas, sagradas y metafísicas, que van desde las ideas de contraste (por ej. religiosas con pensamientos sacrílegos y blasfemos en relación a personajes sacros) a las cavilaciones filosóficas.
b. Pueden aparecer temas morales, expresados en términos de escrupulosidad moral y sentimientos de culpabilidad.
c. Pueden aparecer en forma de presagios catastróficos propios y ajenos que el paciente conjura con curiosas fórmulas mágicas.
d. No aparecen temas referentes al paso del tiempo con necesidad de controlar el tiempo, esto es típico del TOCP no del TOC
e. Pueden aparecer temas de precisión o de completud, como por ejemplo en relación a los afectos con dudas acerca de sus sentimientos hacia otras personas.

Respuesta correcta. D

Este tipo de temas aparecen con frecuencia en el TOC y no son típicos del TOCP. El resto de afirmaciones son verdaderas.

10. De los siguientes enunciados respecto al TOC, indique el verdadero:

a. Las impulsiones en la patología neurológica aparecen como necesidad de acción imperiosa, muchas veces irresistible, que empuja a actos irracionales, sin lucha contra este impulso y con descarga pulsional directa.
b. El acto impulsivo, rápido, irreflexivo y en cortocircuito, es típico de pacientes con TOC.
c. En el paciente con patología orgánica se ve con frecuencia lucha interna entre la acción y la represión de esta.
d. Las ideas fijas están relacionadas con preocupaciones reales del sujetos, intensas y constantes como las obsesivas, que el sujeto vive como extrañas y patológicas.
e. La compulsión se define como flujos de pensamiento, prolongados y generalmente improductivos, sobre un determinado tema, que no llevan a ninguna conclusión satisfactoria, pues no se atienen a un discurso lógico.

Repuesta correcta: a

El enunciado "B" es falso porque esto es típico de pacientes con patología orgánica; el "C" es falso porque la lucha interna es típica del TOC y no de pacientes con lesión neurológica; el "D" es falso porque el sujeto no vive estas ideas como extrañas y patológicas; el "E" es falso porque corresponde a la definición de rumiación.

11. En la diferencia entre las fobias genuinas y las obsesivas, indique la falsa:

a. Las genuinas se caracterizan por tener un componente más racional que ansioso.
b. Las fobias genuinas son accesibles y no defensas sistematizadas como ocurre en las obsesivas.
c. Las fobias genuinas se caracterizan por la conmutabilidad y no por la perseveración.
d. Las fobias genuinas son circunscritas y no invasivas.
e. Las fobias genuinas son influenciables.

Respuesta correcta: a

Es falsa porque las fobias genuinas se caracterizan por un componente más ansioso que racional, son más influenciables, se centran en estímulos concretos, generan conductas más acordes con el temor y son circunscritas.

12. Indique la falsa:

a. Entre un 20-30% de los pacientes con TOC tienen o han tenido anteriormente historia de tics.

b. Hasta en un 20% de los pacientes con esquizofrenia presentan síntomas sugestivos de TOC.

c. La presencia de Trastorno de Gilles de la Tourette en pacientes con TOC se da hasta en 5-7%.

d. En el Trastorno de Gilles de la Tourette aparecen manifestaciones de TOC entre un 10-25%

e. En pacientes con enfermedad de parkinson pueden aparecer ideas obsesivoides.

Respuesta correcta: d

En el Trastorno de Gilles de la Tourette las manifestaciones de TOC aparecen hasta en un 30-90%. El resto de afirmaciones son verdaderas.

13. Entre los criterios para inclusión en psicocirugía en un paciente con TOC no se encuentra:

a. Duración de la enfermedad superior a 1 años.

b. El trastorno causa un subjetivo sufrimiento al paciente que valora como invalidante.

c. Presencia de un mal pronóstico si no se realiza la intervención.

d. El paciente acepta participar en el programa preoperatorio de avaluación.

e. El paciente acepta participar en el programa postoperatorio de rehabilitación.

Respuesta correcta: a

Es falsa ya que se ha estipulado de entrada una duración de la enfermedad superior a 5 años. El resto de afirmaciones son verdaderas.

14. Con respecto al tratamiento del TOC indique la falsa:

a. Entre el 30-60% de pacientes tratados con antidepresivos sólo obtiene una respuesta parcial.

b. En metaanálisis realizados muestran en general una mayor eficacia de la clomipramina en comparación con los ISRS, tanto en adultos como en niños.

c. Las técnicas combinadas de terapia de exposición y prevención de respuesta son eficaces fundamentalmente en pacientes con conductas ritualistas, en particular si están presentes conductas de limpieza o comprobación.

d. La terapia cognitiva en el TOC se ha orientado hacia la identificación y corrección de las creencias erróneas.

e. La eficacia de las terapias conductuales ronda el 20%.

Respuesta falsa: e

La eficacia de las terapias conductuales se encuentra entre el 60-70%. El resto de afirmaciones son ciertas.

15. ¿Cuál de los siguientes no está entre la actual clasificación DSM-5 para trastornos del espectro obsesivo-compulsivo (TEOC)?

a. Tricotilomanía
b. TOC
c.Trastorno por acumulación
d. Trastorno por somatización
e. Trastorno dismórfico corporal

Respuesta correcta: d.

En el DSM-5, el trastorno de somatización pasa a englobarse dentro de la categoría de "Trastornos de síntomas somáticos y relacionados". Dentro de los TEOC se encuentran trastorno por acumulación, trastorno por excoriación, tricotilomanía, trastorno dismórfico corporal, TOC relacionados inducidos por sustancias o medicamentos y debidos a otras condiciones médicas. El TOC ya no se engloba por tanto en los trastornos de ansiedad, donde ahora se encuentran: agorafobia, fobia específica, trastorno de ansiedad social (fobia social); ataque de pánico, trastorno de pánico y agorafobia, trastorno de ansiedad por separación y mutismo selectivo (estos dos últimos englobados en el DSM-IV en trastornos de la infancia y adolescencia).

16. No es cierto sobre la prevalencia del TOC:

a. Se estima del 2 al 3%.
b. Es igual en hombres que en mujeres.
c. Es más frecuente en varones adolescentes.
d. La edad media de inicio es los 20 años.
e. Aparece más tarde en adolescentes varones.

Respuesta correcta: e

El TOC aparece algo antes en varones adolescentes. El resto de afirmaciones son verdaderas.

17. No es cierto sobre la comorbilidad del TOC:

a. Es del 67% con trastorno depresivo mayor.
b. Es del 10% con fobia social.

c. Es frecuente con TAG.
d. Es frecuente con TCA.
e. Es frecuente con consumo de sustancias.

Respuesta correcta: b

La comorbilidad con la fobia social es del 25%. El resto de afirmaciones son verdaderas.

18. En el TOC no es cierto:

a. En más de la mitad los síntomas se inician de forma súbita.
b. Los síntomas suelen aparecer tras un acontecimiento estresante.
c. En el 20 al 40% los síntomas se mantienen o se agravan.
d. Sólo 20 al 30% mejoran significativamente.
e. No es frecuente la comorbilidad con trastorno depresivo.

Respuesta correcta: e

Es frecuente la comorbilidad con trastorno depresivo y de hecho se da hasta en un 65% de los pacientes. El resto de afirmaciones son correctas.

19. ¿Quién describió el subtipo de TOC conocido como “enlentecidos primarios”

a. Rachmann
b. Freud
c. Kurt Schneider
d. Griesinger
e. Westphal

Respuesta correcta: a.

El subtipo “enlentecidos primarios” fue descrito por Rachmann en 1974 y constituye un grupo reducido de pacientes que emplea una enorme cantidad de tiempo en la realización de tareas cotidianas habitualmente relacionadas con la higiene y el cuidado personal, no tanto porque deban comprobar sus actos como porque se ven obligados a llevarlos a cabo siguiendo un patrón conductual rígido cuya interrupción conlleva la necesidad de reiniciar de nuevo la acción completa. Es habitual que estos pacientes no vivan sus síntomas como egodistónicos y presenten escasa conciencia acerca de su enfermedad, lo cual, junto a su pobre respuesta al tratamiento, los convierte en un subgrupo de especial gravedad clínica.

BIBLIOGRAFIA

1. *Vallejo Ruiloba, J. Introducción a la psicopatología y a la psicopatología. 7ª edición (2011), Ed. Elsevier-Masson.*
2. *Asociación Americana de Psiquiatría. DSM-5: Manual diagnóstico y estadístico de los trastornos mentales. 5ª edición (2014). E. Médica Panamericana.*
3. *SEP, SEPB y SENP. Manual del residente en psiquiatría. 2009.*
4. *Kaplan HI, Sadock BJ. Sinopsis de Psiquiatría. Ciencias de la conducta psiquiátrica clínica. (8ª ed) Ed. médica Panamericana Williams & Wilkins, Madrid, 1999.*
5. *Palomo T, Jiménez-Arriero M.A, Fernández Liria A, Gómez Beneyto M, Vallejo Ruiloba J. Manual de Psiquiatria. Madrid. Grupo ENE Publicidad S.A.*

TEMA 21. TRASTORNOS DE ANSIEDAD.

Maria de Castro Oller

1. La ansiedad normal NO se diferencia de la patológica en que:

   a. Es más leve.
   b. Tiene función adaptativa.
   c. Afecta más al plano corporal.
   d. Mejora el rendimiento.
   e. Todas son correctas.

Respuesta correcta: c

La ansiedad patológica afecta más al plano corporal, a diferencia de la ansiedad normal que afecta más al plano psíquico. La ansiedad normal se caracteriza por su función adaptativa, al mejorar el rendimiento y no afectar a la libertad (Vallejo).

2. Los trastornos mentales más prevalentes en la población general son los trastornos:

   a. De ansiedad.
   b. Depresivos.
   c. Psicóticos.
   d. De personalidad.
   e. Generalizados del desarrollo.

Respuesta correcta: a

Los trastornos de ansiedad son los más prevalentes en la población general. Se asocian a una morbilidad significativa y, habitualmente, son crónicos y resistentes al tratamiento (Kaplan, pag 579).

3. En el trastorno de ansiedad generalizada NO es cierto que:

   a. Es más frecuente en mujeres.
   b. La edad de inicio más frecuente es de 20 a 30 años.
   c. Para su diagnóstico según DSM-IV se requiere la presencia de síntomas durante al menos tres meses.
   d. A menudo es infradiagnosticada.
   e. Al individuo le cuesta controlar su estado de preocupación.

Respuesta correcta: c

Se necesitan según DSM-IV la presencia de síntomas durante al menos 6 meses. Los criterios TAG según DSM-IV son:

A. Ansiedad y preocupación excesivas (expectación aprensiva) sobre una amplia gama de acontecimientos o actividades (como el rendimiento laboral o escolar), que se prolongan más de 6 meses.

B. Al individuo le resulta difícil controlar este estado de constante preocupación.

C. La ansiedad y preocupación se asocian a tres (o más) de los seis síntomas siguientes (algunos de los cuales han persistido más de 6 meses). Nota: En los niños sólo se requiere uno de estos síntomas: 1. inquietud o impaciencia2. fatigabilidad fácil3. dificultad para concentrarse o tener la mente en blanco4. irritabilidad5. tensión muscular6. alteraciones del sueño (dificultad para conciliar o mantener el sueño, o sensación al despertarse de sueño no reparador)

D. El centro de la ansiedad y de la preocupación no se limita a los síntomas de un trastorno; por ejemplo, la ansiedad o preocupación no hacen referencia a la posibilidad de presentar una crisis de angustia (como en el trastorno de angustia), pasarlo mal en público (como en la fobia social), contraer una enfermedad (como en el trastorno obsesivo-compulsivo), estar lejos de casa o de los seres queridos (como en el trastorno de ansiedad por separación), engordar (como en la anorexia nerviosa), tener quejas de múltiples síntomas físicos (como en el trastorno de somatización) o padecer una enfermedad grave (como en la hipocondría), y la ansiedad y la preocupación no aparecen exclusivamente en el transcurso de un trastorno por estrés postraumático.

E. La ansiedad, la preocupación o los síntomas físicos provocan malestar clínicamente significativo o deterioro social, laboral o de otras áreas importantes de la actividad del individuo.

F. Estas alteraciones no se deben a los efectos fisiológicos directos de una sustancia (p. ej., drogas, fármacos) o a una enfermedad médica (p. ej., hipertiroidismo) y no aparecen exclusivamente en el transcurso de un trastorno del estado de ánimo, un trastorno psicótico o un trastorno generalizado del desarrollo (DSM-IV-TR).

4. NO se incluyen en el tratamiento de primer línea a medio plazo del TAG:

   a. Benzodiazepinas.
   b. Antidepresivos ISRS.
   c. Trazodona o mirtazapina
   d. Buspirona.
   e. Pregabalina.

Respuesta correcta: a

Las BZDs están indicadas durante períodos cortos (2 a 6 semanas con reducción progresiva de dosis) y con supervisión; se recomienda emplear aquellas de vida media intermedia. Tampoco se incluyen entre los fármacos de primera línea neurolépticos, antihistamínicos o betabloqueantes (Vallejo).

5. Una mujer estudiante de Medicina presenta síntomas compatibles con TAG. ¿Qué tratamiento sería el más adecuado sin necesitamos un rápido inicio de la acción dado el aumento de sintomatología durante los exámenes finales?

   a. Paroxetina.
   b. Sertralina.
   c. Venlafaxina.
   d. Hidroxicina.
   e. Doxepina

Respuesta correcta: d

La hidroxicina es un antihistamínico que es relativamente seguro en el tratamiento del TAG. La buspirona también ha sido aprobada para el tratamiento del TAG, pero su incio de efecto es más lento.

6. NO es cierto en la neurobiología del trastorno de pánico:

   a. Asimetrías interhemisféricas.
   b. Alteraciones en vías relacionadas con miedo condicionado: nivel prefrontal (cingulado anterior, órbito-frontal), temporal, amigdalar, hipo y parahipocámpico.
   c. Hiposensibilidad prefrontal medial
   d. Hiperactivación resultante de amígdala.
   e. Todas son ciertas.

Respuesta correcta: c

Se observa una hipersensibilidad prefrontal medial y de la región amígadalo-hipocámpica y proyecciones eferentes, con hiperactivación resultante de amígdala. (Vallejo).

7. Las crisis de pánico NO se caracterizan por:

   a. Ser intolerables.
   b. Comienzo brusco e inopinado
   c. Duración breve (60 minutos).
   d. Puede no existir un desencadenante.
   e. Pueden cursar con un perfil cardiovascular u otro más caracterizado por mareo, inestabilidad, vértigo y síncope.

Respuesta correcta: c

La duración habitual de las crisis de pánico es de 20 a 30 minutos, instaurándose los síntomas de forma rápida en 10 minutos en los que aumentan en intensidad. Cursa con síntomas físicos (cardiovasculares, respiratorios, abdominales, mareo, sudoración, temblor, hormigueos, escalofríos, disfagia, náuseas, diarrea); más del 50% palpitaciones, disnea, miedo a morir, mareo, dolor torácico, temblor, síncope, sudor, parestesias, y sofocos. Son heterogéneas fisiológicamente (perfil cardiovascular vs mareo, inestabilidad, vértigo y síncope) y su expresión clínica está sujeta a variaciones transculturales (Vallejo).

8. El desarrollo de síntomas agorafóbicos en el contexto de un trastorno de pánico NO se asocia a:

    a. Hasta el 70% de los pacientes con trastorno de pánico presentan cierta evitación fóbica.
    b. Un comienzo más tardío de los síntomas.
    c. Mayor incidencia de otros trastornos fóbicos.
    d. Rasgos neuróticos infantiles.
    e. Gravedad de los síntomas.

Respuesta correcta: b

El desarrollo de síntomas agorafóbicos está presente en hasta en el 70% de los pacientes, y se asocia a un comienzo más temprano de los síntomas.

9. En la comorbilidad del trastorno de pánico NO es cierto:

    a. Hasta 15-30% presentan fobia social y 2-20% fobia específica
    b. 15-30% presentan además TAG
    c. 2-10% padecen TEPT
    d. 3% están diagnosticados de TOC
    e. 15% cumplen criterios de TDM.

Respuesta correcta: d

Hasta el 30% están diagnosticados de TOC, además de la importante comorbilidad con otros trastornos del espectro ansioso incluidos en el DSM-IV-TR, trastornos del personalidad, abuso de sustancias e hipocondría (Vallejo).

10. En el pronóstico del trastorno de pánico:

    a. 50% presentan evolución crónica e incapacitante.
    b. Se asocia a mayor riesgo enfermedades somáticas (ulcus, HTA).
    c. El riesgo de morbilidad y muerte prematura, sobre todo cardiovascular, es 3 veces mayor
    d. Hay mayor prevalencia-vida de tentativa suicida que en población general.
    e. Todas son correctas.

Respuesta correcta: e

La evolución es variable, pero hasta el 50% tienen una evolución crónica e incapacitante, mayor riesgo de enfermedades somáticas (ulcus, HTA) de morbilidad y muerte prematura y una mayor prevalencia-vida de tentativa suicida (17-18´9%) vs población general (6%). (Vallejo).

11. En el tratamiento a medio plazo del trastorno de pánico:

    a. BZDs son de elección.
    b. Imipramina demostró superioridad frente a clomipramina.
    c. La exposición in vivo presentó baja tasa de abandono.
    d. El tratamiento combinado es siempre de elección.
    e. Ninguna es correcta.

Respuesta correcta: e

Los antidepresivos son el tratamiento de elección, debiendo restringir el uso de BZDs a las fases iniciales por riesgo de abuso, dependencia y deterioro cognitivo. Clomipramina demostró mayor eficacia que imipramina. La terapia conductista se aplica habitualmente en pacientes refractarios. La exposición in vivo (terapia conductual) a la situación temida de forma paulatina o abrupta (inundación), se asocia a alta tasa de abandonos. La terapia cognitivo-conductual mostró respuesta similar a imipramina pero con menos recaídas, mejor para crisis de pánico que para angustia anticipatoria. (Vallejo).

12. Sujetos que tienen el diagnóstico de trastorno de pánico ¿Con cuál de los siguientes se presentarán con mayor frecuencia?

    a. Trastornos de control de los impulsos.
    b. Fobias específicas.
    c. TEPT.
    d. Esquizofrenia.
    e. Manía franca.

Respuesta correcta: b

El trastorno de pánico se asocia más frecuentemente con fobias específicas (hasta en un 15-34%). Otras comorbilidades que encontramos con el trastorno de pánico, que son frecuentes aunque con menor incidencia son TAG (hasta 30%) y TEPT (15-30%). (Kaplan& Sadock).

13. La primera crisis de angustia es con frecuencia:

   a. Completamente espontánea.
   b. Secundaria a ejercicio.
   c. Secundaria a excitación.
   d. Secundaria a trauma emocional.
   e. Secundaria a actividad sexual.

Respuesta correcta: a

La primera crisis de angustia es con frecuencia completamente espontánea, aunque en ocasiones puede seguir al ejercicio, la excitación, actividad sexual, trauma emocional u otros. El DSM-IV-TR incluye entre sus criterios que al menos las primeras crisis deben ser espontáneas (no provocadas), a diferencia del DSM-5. (Kaplan, 592).

14. Sobre la cronología de la crisis de pánico es cierto:

   a. Suele instaurarse en 10 minutos.
   b. Los síntomas se instauran paulatinamente.
   c. Dura habitualmente 20-30 minutos.
   d. Los síntomas residuales se prolongan más de una hora.
   e. A y c son ciertas.

Respuesta correcta: e

La crisis de pánico comienza habitualmente en un período de 10 minutos durante el que los síntomas crecen con rapidez en intensidad. La crisis dura habitualmente 20-30 minutos y raramente más de una hora. (Kaplan, 592).

15. Sobre la edad media de aparición de la fobia específica NO es correcto:

   a. Ambiental-natural a los 5-9 años.
   b. Media de edad de todas las fobias 12 años.
   c. Alturas al inicio de la adolescencia.
   d. Situacional en la tercera década vida.
   e. Todas son correctas.

Respuesta correcta: e

La fobia ambiental es la de aparición más precoz en la infancia, en torno a los 5 a 9 años de media, antes que la fobia a las alturas que suele aparecer al inicio de la adolescencia. La fobia situacional aparece más tardíamente en la tercera década de la vida. La edad media de aparición de las fobias específicas es los 12 años (Vallejo).

16. Sobre la fobia social NO es correcto:

   a. Es un miedo persistente y acusado a situaciones sociales en público por temor a que resulten embarazosas.
   b. Puede ser de ejecución (determinada tarea) o de interacción (relación con personas).
   c. Puede ser generalizada o no (discreta o específica).
   d. La comorbilidad es frecuente.
   e. Los betabloqueantes son eficaces en monoterapia.

Respuesta correcta: e

Los betabloqueantes no son eficaces en el tratamiento de la fobia social en monoterapia, demostrando sólo eficacia en algunos casos de ansiedad de ejecución. Todas las demás respuestas son correctas. El DSM-IV-TR define la fobia social como un miedo persistente y acusado a situaciones sociales en público por temor a que resulten embarazosas (Vallejo).

17. ¿Cuál es el neurotransmisor que más se ha asociado con la fobia social?

   a. GABA.
   b. Serotonina.
   c. Cortisol.
   d. Dopamina.
   e. Noradrenalina

Respuesta correcta: d

Aunque tanto serotonina, noradrenalina y dopamina parecen jugar un papel importante en la fobia social, la dopamina se ha relacionado más específicamente como un mediador especial en las relaciones sociales, gregarismo, confianza y sensibilidad al rechazo.

18. NO es cierto sobre la agorafobia:

   a. Tiene un inicio más insidioso que el trastorno de pánico y los pacientes tardan más en recuperarse.
   b. El 75% pacientes con agorafobia tienen trastorno de angustia en población clínica, 50% en la población general.
   c. Hay más carga genética a inicio más temprano, y peor evolución.
   d. Se comparte el componente genético con otros trastornos de ansiedad.
   e. Puede tratarse de una respuesta aprendida por condicionamiento clásico o aprendizaje vicario.

Respuesta correcta: d

Existe componente genético diferenciado del de otros trastornos de angustia (el subtipo más grave es el de trastorno de pánico con agorafobia). Todas las demás respuestas son correctas (Vallejo).

19. La agorafobia NO se caracteriza por:

   a. Es habitual la comorbilidad.
   b. Es raro encontrar casos de agorafobia aislada sin ansiedad, depresión, síntomas obsesivos o de fobia social.
   c. Siempre se asocia al trastorno de angustia.
   d. En caso de comienzo tardío a menudo la agorafobia es secundaria a un cuadro depresivo.
   e. Si existe comorbilidad es fundamental abordarla en el tratamiento.

Respuesta correcta: c

La agorafobia también puede aparecer no asociada a un trastorno de pánico, aunque lo habitual es la comorbilidad. (Vallejo).

TEMA 22 TERAPIA ELECTROCONVULSIVA. PSICOCIRUGÍA. OTRAS TERAPIAS BIOLÓGICAS.

Silvia Vallejo Oñate

1. En que casos la TEC no es de primera elección:

a) Depresión mayor unipolar
b) Respuesta previa al TEC
c) Depresión asociada a agitación o inhibición grave
d) Depresión con riesgo autolítico
e) Depresión con síntomas psicóticos

Respuesta correcta: b

La principal indicación de la TEC es la depresión tanto unipolar como bipolar. Según las últimas guías publicadas el uso de la TEC se considera de elección en los casos en que la necesidad de mejoría rápida es prioritaria debido al riesgo vital que provoca la situación del paciente, como riesgo autolítico muy grave, rechazo a comer o beber. Se debe considerar el uso de la TEC cuando una depresión se asocia con síntomas psicóticos o alteración psicomotriz marcada, agitación o inhibición. En el caso de que ninguna de estas características se observe se utiliza como tratamiento de segunda o tercera elección.

Referencias:

Tratamientos Psiquiátricos. Alfonso Chinchilla Moreno. Ediveramérica. 2013. Capítulo 6.

2. Que factor no pronostica una buena respuesta al TEC:

a) Mayor gravedad sintomática
b) Endogenicidad del cuadro
c) Presencia de síntomas psicóticos
d) Catatonia
e) Menor edad

Respuesta correcta: e

Los parámetros que pronostican una buena respuesta en la depresión son: la mayor gravedad sintomática del episodio depresivo, la endogenicidad, los síntomas psicóticos, la catatonia y la edad avanzada. En los caso que predomina el neuroticismo, la distimia o los trastornos de personalidad la TEC no debe administrarse por falta de efectividad.

Referencias:

Tratamientos Psiquiátricos. Alfonso Chinchilla Moreno. Ediveramérica. 2013. Capítulo 6.

3. Indica cual de las siguientes es una contraindicación absoluta para la realización del TEC.

   a) Lesión ocupante de espacio en el cerebro
   b) Hipertensión intracraneal
   c) IAM hace menos de tres meses
   d) ACV reciente
   e) Ninguna
   f) Todas.

Respuesta correcta: e

En la actualidad se puede afirmar que ya no existen contraindicaciones absolutas para el uso de esta técnica. Hasta hace algunos años se consideraban todas estas contraindicaciones absolutas. En casos de procesos cerebrales que aumentan la presión intracraneal, el riesgo de edema y herniación es alto. Sin embargo se han publicado diversos estudios en que tras la administrar esteroides, antihipertensivos e hiperventilar se ha llevado a cabo con éxito la técnica.
Tras enfermedad cerebrovascular o isquémica cardiaca se recomienda esperar al menos diez días.

Referencias:

Tratamientos Psiquiátricos. Alfonso Chinchilla Moreno. Ediveramérica. 2013. Capítulo 6.

4. Respecto a las interacciones farmacológicas a la hora de aplicar la terapia, señalar la afirmación verdadera:

   a) Las BNZ producen disminución del umbral convulsivo y disminuyen el tiempo de convulsión aumentando el número de sesiones ineficaces.
   b) Los antiepilépticos deben suspenderse por riesgo de prolongar la convulsión.
   c) La terapia electroconvulsiva disminuye la permeabilidad de la barrera hematoencefálica.
   d) Los ISRS pueden disminuir el tiempo de convulsión.
   e) El litio se asocia a mayor número o gravedad de los efectos secundarios de la técnica, así como prolongación del tiempo de parálisis durante el TEC.

Respuesta correcta: e

El litio altera la permeabilidad de la barrear hematoencefálica. Se ha asociado a más efectos secundarios o mayor gravedad de los mismos, como aumento de confusión, apneas prolongadas e incremento del riesgo de convulsiones espontaneas. También interfiere con la actividad de la seudocolinesterasa prolongando el tiempo de parálisis. Por ellos es recomendable por lo menos disminuir su dosis a la mitad, siento un tema controvertido el retirarlo o no.

El uso concomitante de ISRS es seguro aunque se asocia a aumento del tiempo de convulsión. Las BNZ aumentan el umbral convulsivo, siendo recomendable evitarlas durante las horas previas o sustituirlas por BNZ de vida media corta. Los antiepilépticos pueden mantenerse salvo que se pongan de manifiesto convulsiones inadecuadas.

Referencias:

Tratamientos Psiquiátricos. Alfonso Chinchilla Moreno. Ediveramérica. 2013. Capítulo 6.

5. Señala la respuesta falsa en relación a los efectos adversos de la TEC:

   a) La mortalidad asociada es de 2-4/100.000 habitantes, la tasa de morbilidad del 5-10%. Las complicaciones cardiológicas son las más graves y las más frecuentes.
   b) Durante el TEC hay activación autónoma, primero se activa el sistema parasimpático produciendo hipotensión y bradicardia, luego se activa el sistema simpático con un aumento de la frecuencia cardiaca y la tensión arterial.
   c) Las convulsiones prolongadas pueden ocasionar la evolución a un estado, siendo en este caso necesario detener el uso del TEC ya que el riesgo de morbimortalidad es elevado.
   d) Los cuadros confusionales aparecen en el 5-10% de los pacientes a los 10-20 minutos, y se resuelven al cabo de las horas.
   e) El efecto adverso tardío más frecuentes son las alteraciones cognitivas.

Respuesta correcta: c

Las complicaciones cardiovasculares son las más frecuentes debido a esta activación autónoma, suelen ocurrir en el período posconvulsivo inmediato y suele tratarse de arritmias en su mayoría reversibles.

Las convulsiones prolongadas son efectos bastante frecuentes (1-2%), por lo general propiciados por el uso de fármacos que descienden el umbral convulsivo, desequilibrios hidroelectrolíticos o la juventud. Si la convulsión dura más de tres minutos es recomendable tratarla para evitar que evolucione a un estado. En el caso de que ocasione un estado, el riesgo de morbimortalidad aumenta. Sin embargo esto no es motivo para detener el uso del TEC., siempre de acuerdo con neurología y según la introducción de antiepilépticos.

Referencias:

Tratamientos Psiquiátricos. Alfonso Chinchilla Moreno. Ediveramérica. 2013. Capítulo 6.

6. Señala cual es la asociación verdadera:

   a) Cingulotomía → lesión unilateral que interrumpe los circuitos neuronales tálamo parietales
   b) Capsulotomía anterior esterotáxica → lesión en la rama anterior de la cápsula externa que interrumpe las conexiones entre el tálamo y la corteza parietal.
   c) Estimulación del nervio vago → aumento de la transmisión de serotonina y noradrenalina y aumento del flujo sanguíneo en el sistema límbico.

d) Estimulación cerebral profunda → colocación de un solo electrodo de estimulación en una región concreta del cerebro en función de la enfermedad a tratar.
e) Estimulación magnética transcraneal → técnica neurofisiológica invasiva que produce una corriente por medio de cambios en campos electromagnéticos , se provoca una despolarización de las neuronas.

Respuesta correcta: c

La cingulotomía es una técnica quirúrgica que consiste en provocar una lesión bilateral en el cíngulo mediante termocoagulación interrumpiendo los circuitos neuronales talamo frontales. La capsulotomía anterior esterotáxica provoca una lesión en la rama anterir de la cápsula interna interrumpiendo las conexiones entre tálamo y corteza orbitofrontal. La estimulación cerebral profunda se basa en la colocación de dos electrodos bilaterales en zonas concretas del cerebro, conectados a un generador de pulsos implantado subcutáneo en la región clavicular. La estimulación magnética transcraneal es una técnica no invasiva, no siendo necesario sedar al paciente, con un buen perfil de seguridad, se coloca una bobina sobre la cabeza que genera campos magnéticos que inducen una corriente secundaria que atraviesa los diversos tejidos de la cabeza.

La estimulación del nervio vago comenzó a usarse tras observar que el ánimo de los paciente epilépticos tratados con esta técnica mejoraba. Se ha observado que efectivamente produce un amento de la transmisión de estos neurotransmisores, utilizándose para el tratamiento de depresiones resistentes. Tiene pocos efectos adversos aunque se han descrito casos de tos, parálisis de cuerdas vocales, nauseas, ronquera y dolor. (2, 3)

Referencias:

Tratamientos Psiquiátricos. Alfonso Chinchilla Moreno. Ediveramérica. 2013. Capítulo 7.
Vega M. Psicocirugía. En: Chinchilla Moreno A, ed. Tratado de terapéutica psiquiátrica. Madrid: Nature Publishing Group Iberoamérica, 2010.

7. Cuál de las siguientes características se asocia a la técnica de TEC de aplicación unilateral:

a) Produce menos amnesia
b) Se utiliza corriente de mayor voltaje
c) Rápida mejoría sintomática tras su aplicación
d) Es efectiva en la esquizofrenia
e) Provoca más alteraciones del lenguaje a corto plazo

Respuesta correcta: a

Existen tres técnicas de aplicación: bilateral bifrontotemporal, unilateral, bifrontal. La aplicación unilateral produce menos efectos transitorios sobre el lenguaje y la memoria, si bien puede resultar menos eficaz.

Referencias:

8. Señalar la respuesta verdadera respecto a la aplicación unilateral de la TEC:

   a) Los dos electrodos se colocan separados sobre el hemisferio dominante.
   b) Si la aplicación unilateral no surte efecto al cabo de 4-6 sesiones la técnica debe cambiarse a bilateral.
   c) Son necesarias un menor número de sesiones y por ello produce menos efectos secundarios.
   d) La duración de la convulsión para considerarse terapéutica debe ser superior a 40 segundos.
   e) Con cargas claramente por encima de la carga umbral la posición unilateral en depresiones sigue siendo menos eficaz que la bilateral.

Respuesta correcta: b

Según las últimas revisiones del tema usando cargas por encima de la carga umbral la posición unilateral es igual de efectiva que la bilateral, pero menos lesiva aunque también estudios recientes defienden que las diferencias en afectación cognitiva no son significativas. (3,4 chinchilla)

En la técnica unilateral se colocan los electrodos sobre el hemisferio no dominante. Si la técnica no surte efecto a partir de 4-6 sesiones debe cambiarse a bilateral. La duración de la convulsión al igual que en la bilateral para considerarse eficaz debe ser de 20 segundos.

Referencias:

Manual del Residente en Psiquiatría. Módulo 3, Tratamientos e Investigación en Psiquiatría
Tratamientos Psiquiátricos. Alfonso Chinchilla Moreno. Ediveramérica. 2013. Capítulo 6.

9. Indicar la secuencia adecuada en la administración de medicación anestésica:

   a) atropina -> tiopental /propofol -> succinilcolina
   b) succinilcolina -> atropina -> tiopental/propofol
   c) atropina -> succinilcolina -> tiopental / propofol
   d) tiopental / propofol -> atropina -> succinilcolina
   e) El orden en este caso carece de importancia.

Respuesta correcta: a

Referencias:

Psiquiatría Clínica, diagnóstico y tratamiento en niños, adolescentes y adultos. Gómez Restrepo, Hernández Bayona, Rojas Urrego, Santacruz Oleas, Uribe Restrepo. Capítulo 90. Editorial Médica Internacional, 2008.

10. Cuál de los siguientes fármacos disminuye el umbral de las convulsiones:

 a) Litio
 b) Benzodiacepina
 c) Anticonvulsivos
 d) Barbitúricos
 e) Todos.

Respuesta correcta: a

El resto aumentan el umbral convulsivo. El litio disminuye el umbral convulsivo aumentando el riesgo de convulsiones espontáneas.

Referencias:

Psiquiatría Clínica, diagnóstico y tratmiento en niños, adolescentes y adultos. Gómez Restrepo, Hernández Bayona, Rojas Urrego, Santacruz Oleas, Uribe Restrepo. Capítulo 90. Editorial Médica Internacional, 2008.

11. En cuanto a crisis fallidas, breves o abortadas señalar la respuesta verdadera:

 a) Ante una crisis fallida se esperarán 20 segundos y se reestimulará nuevamente con la dosis del estímulo inicial.
 b) Ante una crisis breve se esperarán 30-60 segundos y se reestimulará un 50-100 % por encima de la dosis del estímulo inicial.
 c) Se puede realizar un máximo de dos reestimulaciones.
 d) Ante una convulsión prolongada no es recomendable detener la convulsión usando anticonvulsionantes, sino aplicando benzodiacepinas cuando esta supere los 90 segundos.
 e) La duración de la convulsión a nivel cerebral es de menor duración que las manifestaciones periféricas.

Respuesta correcta: b

Una crisis fallida se define como la no existencia de convulsión central , debiendo reestimularse a los 20 segundos un 50-100% por encima de la dosis del estímulo inicial. Al igual que en las crisis breves, que son convulsiones de menos de 15 segundos, debiendo reestimular a los 30-60 segundos por la existencia de un período refractario transitorio. Se pueden realizar un máximo de 4 estimulaciones.

Ante una convulsión prolongada, de más de 90 segundos de duración, es recomendable detener la convulsión a partir de los 120 segundos usando BNZ o anticonvulsionantes. La monitorización de la convulsión puede hacerse por registro electroencefalográfico o por control visual motor a nivel periférico con la colocación de manguito. La duración de la convulsión a nivel cerebral puede exceder la de las manifestaciones periféricas en 10-15 segundos.

Referencias:

Psiquiatría Clínica, diagnóstico y tratamiento en niños, adolescentes y adultos. Gómez Restrepo, Hernández Bayona, Rojas Urrego, Santacruz Oleas, Uribe Restrepo. Capítulo 90. Editorial Médica Internacional, 2008.
Consenso español sobre la Terapia Electroconvulsiva, documento de trabajo revisado el 2.07.1999

12. Señalar la respuesta correcta respecto a los tratamientos biológicos:

 a) La psicocirugía puede ser de primera elección en cuadros depresivos, ansiedad crónica, estados de agresividad irreductible y cuadros psicóticos graves, siendo esta última su principal indicación
 b) La estimulación magnética transcraneal no es tratamiento de elección dado que no se encuentra suficiente evidencia sobre sus beneficios y por el riesgo y efectos secundarios que conlleva.
 c) La estimulación cerebral profunda se utiliza en trastorno obsesivo compulsivo y trastorno depresivo. Permite una localización más precisa de la estimulación respecto a otras técnicas y tiene como ventaja la reversibilidad del proceso
 d) La fototerapia tiene como principal indicación los trastornos depresivos recurrentes, no tiene contraindicaciones absolutas y sus efectos secundarios son leves.
 e) La privación total del sueño se indica en pacientes con trastornos depresivos resistentes a otros tratamientos, consiste en mantener al paciente un total de 24 horas.

Respuesta correcta: c

La psicocirugía se indica en pacientes con cuadros de extrema gravedad de una duración mínima de cinco años y con carácter irreversible a pesar de haber realizado correctamente todos los tratamientos posibles. La EMT es una técnica segura e indolora si se realiza siguiendo correctamente las normas de seguridad, sin embargo hasta el momento no hay suficiente evidencia sobre el beneficio o eficacia de uso en TOC y depresión. La principal indicación de la fototerapia es el trastorno afectivo estacional o la depresión mayor con patrón estacional. La privación total del sueño consiste en mantener al paciente en vigilia durante 40 horas, y se indica como coadyuvante a otra estrategia terapéutica en trastornos depresivos; se ha estudiado su asociación con farmacoterapia, TEC, EMT y psicoterapia.

Referencias:

Manual del Residente en Psiquiatría. Módulo 3, Tratamientos e Investigación en Psiquiatría

13. La estimulación magnética transcraneal tiene propiedades antidepresivas cuando se aplica sobre:

 a) Región parieto temporal de la corteza

b) Corteza prefrontal dorsolateral
c) Corteza occipital
d) Corteza parieto occipital
e) Son ciertas b y c.

Respuesta correcta: b

La depresión es una de las enfermedades en las que más se ha estudiado la aplicación de esta técnica. Los estudios se han centrado sobre todo en la aplicación de alta frecuencia en la corteza prefrontal izquierda y de baja frecuencia en la derecha. Parece que ambas tienen una eficacia similar pero la última es mejor tolerada.

Referencias:

Tratamientos Psiquiátricos. Alfonso Chinchilla Moreno. Ediveramérica. 2013. Capítulo 8.

14. El umbral convulsivo debe calcularse en el primer tratamiento, es individual y presenta una gran variabilidad ya que hay diversos factores que lo modifican. Indicar que factores se asocian a un bajo umbral convulsivo:

a) Sexo masculino
b) Mayor edad
c) Aplicación de TEC unilateral
d) Hipooxigenación
e) Lidocaína
f) C y d son correctas.

Respuesta correcta: c

El umbral convulsivo es la mínima energía necesaria requerida para obtener un tiempo de convulsión necesario mínimo de 20 segundos. Existen diferentes factores que lo modifican: edad, sexo, emplazamiento de los electrodos, psicofármacos, dosis y tipo de anestésico, número de sesiones, oxigenación y nivel de CO_2.

Referencias:

Manual del Residente en Psiquiatría. Módulo 3, Tratamientos e Investigación en Psiquiatría
Rojo J. 1993 y John L. 2001

Bajo Umbral Convulsivo	Alto Umbral Convulsivo
Mujer	Hombre
Joven	Anciano
TEC unilateral	TEC bilateral
Hipocapnia. Hiperoxigenación	Hipercapnia. Hipooxigenación
Estimulantes. Reserpina. Adrenalina	Anticoonvulsionantes. BNZ. Lidocaína
Abstinencia a sedantes/ hipnóticos	Beta bloqueantes acción central
Relajantes musculares	Clonidina. Anestésicos (excepto ketamina)

15. Respecto a los efectos indeseables de la TEC y como paliarlos, indicar la asociación incorrecta:

    a) Dolor de cabeza: analgésicos, buena relajación y oxigenación
    b) Alteración de la memoria transitoria: disminuir la dosis de barbitúrico
    c) Desorientación prolongada: disminuir el pulso arterial
    d) Cansancio y dolor muscular: buena relajación durante la TEC
    e) Depresión respiratoria, náuseas y vómitos: oxigenación, evitar aspiración, controlar perfecta reorientación y deglución

Respuesta correcta: b

Para evitar la alteración de la memoria lo que se debe hacer es evitar una convulsión prolongada. Disminuir la dosis de barbitúrico ayuda a evitar la desorientación prolongada, al igual que disminuir el pulso arterial.

Referencias:

Consenso español sobre la Terapia Electroconvulsiva, documento de trabajo revisado el 2.07.1999

16. Señala la afirmación incorrecta respecto al TEC de mantenimiento:

    a) Su duración mínima debe ser de 12 meses independientemente de que el paciente siga o no un tratamiento psicofarmacológico de mantenimiento.
    b) Entre los criterios de selección se encuentra la preferencia por parte del paciente a este tratamiento
    c) Se administrará con la mínima frecuencia compatible con una remisión sostenida.
    d) Se recomienda reevaluar la necesidad de TEC al menos cada tres meses
    e) Se recomienda la realización de un ECG al menos cada año.

Respuesta correcta: a

La duración mínima adecuada de la TECM debe ser de 4-6 meses. Se considera un método para prevenir en pacientes recurrentes un nuevo episodio tras un tratamiento satisfactorio de TEC en un episodio dado. El objetivo es mantener al paciente en remisión administrando sesiones adicionales a una frecuencia suficiente para prevenir la recaída sin incurrir en un deterioro acumulativo de la memoria o cognoscitivo.

Referencias:

Consenso español sobre la Terapia Electroconvulsiva, documento de trabajo revisado el 2.07.1999

17. Indicar cual no es un predictor de buena respuesta al TEC en los síndromes depresivos:

a) Comienzo larvado
b) Duración inferior a un año
c) Inhibición pronunciada
d) La existencia de antecedentes familiares de depresión
e) La existencia de ideas delirantes

Respuesta correcta: a

Existe un amplio acuerdo sobre el hecho de que la TEC es más eficaz cuanto más claros son los signos de endogeneidad del cuadro depresivo. Todos ellos menos el comienzo larvado son predictores de buena respuesta. Es el comienzo brusco lo que predice una mejor respuesta.

Referencias:

Consenso español sobre la Terapia Electroconvulsiva, documento de trabajo revisado el 2.07.1999

18. Respecto a la eficacia de la terapia señalar la afirmación falsa:

a) En las formas catatónicas la eficacia de la TEC es claramente superior, alrededor del 80% , al tratamiento farmacológico.
b) En la esquizofrenia la TEC parece más efectiva cuanto más agudo sea el cuadro, cuanto menor sea la duración de este y cuanto mayor sea el componente afectivo.
c) La TEC ha demostrado serla terapéutica más efectiva en los cuadros depresivos graves. Siendo a la largo plazo también mayor a la terapia farmacológica.
d) En caso de depresiones resistentes su eficacia es menor (sobre el 50%), y también mayor la tasa y rapidez de las recaídas .

e) La efectividad de la TEC en la manía es menor que en la depresión endógena, pero claramente superior al placebo y equiparable a la del litio.

Respuesta correcta: c

Considerando los cuadros depresivos graves en su conjunto, la TEC ha demostrado ser la terapéutica más efectiva (70-85%), incluso por encima de los antidepresivos. Numerosos estudios controlados contra placebo, contra antidepresivos tricíclicos y meta análisis así lo demuestran. A largo plazo, sin embargo, su eficacia es similar a la de la terapia farmacológica o inferior, por lo que debería mantenerse el tratamiento con TEC de mantenimiento o fármacos.

Referencias:

Consenso español sobre la Terapia Electroconvulsiva, documento de trabajo revisado el 2.07.1999

19. Respecto a las medidas especiales a tomar en las poblaciones especiales, señalar la respuesta incorrecta:

a) En embarazadas el objetivo es evitar la hipoxia, pues en su ausencia no se han encontrado problemas de distress fetal, retraso del crecimiento uterino ni contracciones uterinas.
b) En caso de hipertensión endocraneal o procesos expansivos se recomienda administrar corticoesteroides por vía parenteral 24-48 horas antes del primer TEC, seguido de un mantenimiento oral durante toda la terapia .
c) Cuanto más extenso sea el accidente cerebrovascular y mayor incremento de la presión intracraneal más tiempo habría que esperar para la realización de la TEC
d) En pacientes con cirugías cardiacas o valvulopatías no es necesario adoptar ninguna medida especial
e) Para facilitar la convulsión terapéutica en pacientes epilépticos es recomendable la aplicación unilateral de los electrodos y disminuir la dosis de energía del estímulo.

Respuesta correcta: e

En pacientes epilépticos debe mantenerse, o bien reducirse en la medida de lo posible el tratamiento anticomicial. La retirada brusca puede incrementar el riesgo de provocar un estatus epiléptico posterior a la TEC. A fin de facilitar la convulsión terapéutica es recomendable la aplicación bilateral de los electrodos e hiperventilar al paciente. Así como, modificar el patrón de aplicación de la TEC, aumentando la dosis de energía del estímulo eléctrico aplicado.

Referencias:

Consenso español sobre la Terapia Electroconvulsiva, documento de trabajo revisado el 2.07.1999

20. En cuanto a los aspectos ético-legales de la TEC señalar la incorrecta

a) En pacientes incapacitados mediante sentencia judicial será necesario, el consentimiento del tutor legal, no siendo necesario solicitar autorización judicial
b) No existen razones para una ética especial para la TEC, y los aspectos éticos de la TEC se deben considerar dentro de los estándares éticos propios de la medicina y la psiquiatría.
c) En todos los casos es necesario el consentimiento del paciente, familiares o allegados.
d) Si el paciente no está incapacitado civilmente y acepta el tratamiento pero no es competente por su enfermedad mental, se podrá dar la TEC contando con el consentimiento de familiares o allegados.
e) La TEC cumple los cuatro principios básicos de la ética médica, de beneficiencia, no maleficiencia, justicia y autonomía.

Respuesta correcta: c

Hay situaciones en las que se puede actuar sin necesidad del consentimiento del paciente. La Ley General de Sanidad (1986) contempla que es necesario el previo consentimiento escrito del usuario par la realización de cualquier intervención excepto en los siguientes casos:

- Cuando la no intervención suponga un riesgo para la salud pública
- Cuando no está capacitado para tomar decisiones, en cuyo caso el derecho corresponde a familiares o allegados
- Cuando la urgencia no permita demoras por poderse ocasionar lesiones irreversibles o existir peligro de fallecimiento

Únicamente en aquellos casos psiquiátricos en que concurran estas circunstancias y no pueda encontrarse un consentimiento sustitutivo válido se podrá utilizar sin consentimiento TEC u otro tratamiento.

Referencias:

Consenso español sobre la Terapia Electroconvulsiva, documento de trabajo revisado el 2.07.1999

TEMA 23. TERAPIA ELECTRO CONVULSIVA II

Javier Jalvo Rogel

1. Respecto a la terapia electroconvulsiva (TEC) o electroshock ¿quién fue la persona que inició su uso en las enfermedades mentales en 1938?:

   a) Manfred Sakel
   b) Joseph Von Meduna
   c) Ugo Cerletti
   d) Wagner Von Jauregg

Respuesta correcta: c

A lo largo del siglo XX fueron apareciendo formas de inducir convulsiones. En 1933 Manfred Sakel comunica que los comas hipoglucémicos por insulina provocan convulsiones que son beneficiosas para los esquizofrénicos, Wagner Von Jauregg (premio Nobel) describe la piretoterapia (empleo terpeútico de la hipertermia provocada por una enfermedad febril o sustancia piretógena con generación de convulsiones febriles) para tratamiento de Parálisis General Progresiva (impaludización, tuberculina, azufre...) y Joseph Von Meduna, 1933, experimenta en animales buscando la manera de producir convulsiones con diversas sustancias químicas (estricnina, tebaína, coramina y cafeína). La terapia electroconvulsiva se utilizó por primera vez en 1938 (UGO CERLETTI Y LUCIO BINI) después de varios años de teorización e investigación en animales.

2. La teoría que subyacía al inicio del empleo de la TEC era la llamada "teoría de la exclusión o del antagonismo biológico", ¿En qué consistía?:

   a) Se pensaba que la epilepsia y la esquizofrenia eran incompatibles
   b) Se creía que las convulsiones provocaban cambios en el cerebro de los paciente con esquizofrenia
   c) La epilepsia mejoraba el pronóstico de la enfermedad mental
   d) Ninguna de las anteriores

Respuesta correcta: a

La TEC tiene detrás una larga historia de datos y hallazgos empíricos en los que se observaba que la administración de descargas eléctricas y la producción de convulsiones mejoraba la situación de personas con problemas de conducta o mentales. Se iniciaron así investigaciones y pruebas con el fin de inducir convulsiones a través de la administración de sustancias químicas y luego la electricidad. La creencia que sustentaba estos tratamientos era la llamada Teoría de la exclusión (o antagonismo biológico) que consideraba que la esquizofrenia era incompatible con la epilepsia.

3. Hoy en día a la hora de realizar el TEC, ¿Qué se considera imprescindible?:

a) Uso de relajantes musculares y realización de proceso de anestesia general Consentimiento informado del paciente y/o familia
b) Protocolización de la técnica en el centro hospitalario
c) Todas las anteriores

Respuesta correcta: c

Tras la introducción de la anestesia general y el uso de miorrelajantes la morbilidad asociada a la TEC disminuyó significativamente pasando a considerarse imprescindible su uso a partir de los años 50. Por otro lado en el contexto actual se considera también imprescindible el consentimiento informado del paciente y/o familia y la protocolización de la técnica en cada centro hospitalario.

4. ¿En cuál de los siguientes trastornos ha demostrado la TEC una mayor eficacia clínica?

a) Trastorno esquizofrénico
b) Trastorno bipolar
c) Trastorno depresivo
d) Trastorno esquizoafectivo

Respuesta correcta: b.

Los Trastornos depresivos es donde más se indica la TEC y representa entre 70-90% de las indicaciones y donde mayor eficacia hay demostrada: Depresión resistente a tratamiento 45% remisión/50% mejoría, Depresión con síntomas psicóticos o melancólicos 70-90% remisión/10% mejoría.
También está indicado en Episodios maniacos o mixtos: Manía resistente a tratamiento. Contraindicaciones de psicofármacos. Buena respuesta previa.
En Esquizofrenia (40% remisión/ 56 % mejoría): Esquizofrenia resistente a tratamiento. Esquizofrenia catatónica. Episodios agudos con agitación intensa y gran desorganización conductual. Contraindicaciones a psicofármacos. Buena respuesta previa.

5. Respecto a la indicación de la TEC ¿En cuál de las siguientes situaciones clínicas se considera especialmente indicado?

a) Primer episodio psicótico con síntomas delirante-alucinatorios floridos
b) Depresión mayor resistente a fármacos
c) Necesidad urgente de respuesta por riesgo vital

d) b y c son ciertas

Respuesta correcta: d

La depresión mayor resistente a tratamiento farmacológico es una de las indicaciones clínicas más claras de la TEC pero también la necesidad de respuesta rápida y urgente por riesgo vital en distintos trastornos mentales (nula alimentación , riesgo elevado de suicidio, SNM, desorganización grave)

6. Desde el punto de vista de la Bioética, la TEC se puede hoy en día considerar:

   a) Una técnica anticuada y de riesgo
   b) Un tratamiento que no cumple con el principio de Beneficencia
   c) La disponibilidad del tratamiento ha tenido que generalizarse para cumplir el principio de Justicia.
   d) No se acepta su uso por no cumplir el principio de no maleficencia

Respuesta correcta: c

La TEC cumple con los cuatro principios básicos de la ética médica:

1. Es un tratamiento que es útil en muchas patologías E INCLUSO DE ELECCIÓN (Principio de beneficencia).
2. Tiene un perfil favorable riesgo-beneficio (Principio de no maleficencia) y las indicaciones cada vez son más precisas.
3. Existe una amplia disponibilidad de ésta modalidad de tratamiento (Principio de justicia) aunque no todos los centros disponen de él .
4. Respeta el Principio de autonomía a través del proceso de Consentimiento Informado.

7. Respecto a la aplicación técnica de la TEC, diga cuál de las siguientes afirmaciones es FALSA:

   a) Existen una serie de parámetros que se registran en el EEG de control que ayudan a predecir la respuesta clínica
   b) Es necesario que la convulsión se prolongue por encima de los 30 segundos para conseguir una respuesta clínica
   c) Se debe buscar la dosis mínima eficaz en cuanto al estímulo eléctrico administrado
   d) La forma de colocar los electrodos condiciona la intensidad del estímulo a administrar

Respuesta correcta: b

Determinadas características del registro EEG que proporcionan actualmente los aparatos de TEC se relacionan con una mejor respuesta clínica de la TEC (Índice de supresión post-ictal elevado, mayor amplitud de las ondas, finalización brusca). En general se considera que la duración de la convulsión debe superar los 15-20 segundos para predecir eficacia clínica, y si se prolonga más allá de los 60 segundos plantear cortar la crisis. La dosis mínima eficaz de estímulo eléctrico es al igual que con los fármacos lo más lógico para minimizar los efectos secundario cognitivos. La colocación unilateral de los electrodos disminuye la morbilidad cognitiva pero exige una mayor dosis de estímulo eléctrico para conseguir respuesta.

TEMA 24. TRASTORNO POR ESTRÉS AGUDO Y POSTRAUMÁTICO.

Maria Jesus de Castro Oller

1. NO es un grupo sintomático para el diagnóstico de TEPT según DSM-5:

   a. Reexperimentación
   b. Evitación
   c. Cogniciones y ánimo negativos
   d. Alerta
   e. Embotamiento.

Respuesta correcta: e

Según el DSM-5, que utiliza criterios menos restrictivos para la definición de trauma, los grupos sintomáticos a considerar en el diagnóstico son reexperimentación, evitación, cogniciones y ánimo negativos y alerta. El criterio de embotamiento, que no aparece en DSM-5, era un criterio utilizado en el DSM-IV-TR, que ahora se sustituye por evitación.

2. En una población expuesta a trauma es correcto:

   a. Es más probable que los varones desarrollen TEPT.
   b. Se estima riesgo de desarrollar TEPT en población expuesta a trauma en un 9´2%.
   c. En caso de comorbilidad el TEPT suele ser secundario.
   d. La comorbilidad es excepcional.
   e. Todas son correctas.

Respuesta correcta: b

Se estima riesgo de desarrollar TEPT en población expuesta a trauma en un 9´2%. El 30´7% de mujeres frente al 14% de varones expuestos a trauma desarrollan TEPT. La comorbilidad es muy importante (62-8'%), siendo TEPT el trastorno primario. (Vallejo).

3. Entre la comorbilidad asociada a TEPT más frecuente en varones:

   a. Abuso-dependencia de alcohol y drogas.
   b. Episodio depresivo mayor.
   c. Trastornos de conducta
   d. Fobias simples.
   e. Ansiedad social.

Respuesta correcta: a

Hasta el de los 88% varones presentan alguna comorbilidad, siendo la más frecuente abuso-dependecia de alcohol y drogas. (Vallejo).

4. La comorbilidad asociada a TEPT más frecuente en mujeres es:

    a. Abuso-dependencia de alcohol y drogas.
    b. Episodio depresivo mayor.
    c. Trastornos de conducta
    d. Fobias simples.
    e. Ansiedad social.

Respuesta correcta: b

Hasta el de los 79% de las mujeres con TEPT presentan alguna comorbilidad, siendo la más frecuente el episodio depresivo mayor. (Vallejo).

5. No es un factor de riesgo para desarrollar TEPT tras la exposición a trauma:
    a. Antecedentes traumáticos similares.
    b. Rasgos de neuroticismo.
    c. Historia personal de ansiedad o depresión en meses anteriores.
    d. Antecedentes psiquiátricos en familiares de primer grado.
    e. Abusos o separación de los padres desde los 10 años.

Respuesta correcta: e

El riesgo de desarrollar TEPT tras exposición a un trauma se asocia a:

- Separación de los padres antes de los 10 años.
- Antecedentes traumáticos similares.
- Rasgos de neuroticismo.
- Historia personal de ansiedad o depresión en meses anteriores.
- Antecedentes psiquiátricos en familiares de primer grado.
- Acontecimientos vitales antes y después del trauma.
- Ingesta reciente de alcohol.
- Inmadurez personal. Rasgos límite, paranoide, dependiente o antisocial.
- Percepción de un locus de control externo.

(Vallejo)

6. NO se observa en el TEPT:

    a. Hipersensiblidad del eje HHSR.
    b. Elevación CRF.
    c. Cortisol elevado.
    d. Hiperactividad sistema noradrenérgico, elevación CA
    e. Hiperregulación de los opioides endógenos

Respuesta correcta: c

En el TEPT se observa elevación de CRF con cortisol bajo, al contrario que en el episodio depresivo mayor. Otras alteraciones incluyen hipersensiblidad del eje HHSR, hiperactividad sistema noradrenérgico, elevación de catecolaminas, hiperregulación de los opioides endógenos. (Vallejo)

7. Para el diagnóstico de TEPT se necesita una presencia de síntomas superior a:

    a. Una semana.
    b. Un mes.
    c. Tres meses.
    d. Seis meses.
    e. Ninguna es correcta.

Respuesta correcta: b

El trastorno por estrés agudo se caracteriza por una duración de los síntomas de 2 a 4 semanas. El TEPT requiere para su diagnóstico de una duración mínima de los síntomas de un mes. (Vallejo).

8. Para el diagnóstico de TEPT crónico se requiere:

    a. Una duración de los síntomas de más de 3 meses según DSM-IV.
    b. Aparece después de 6 meses del acontecimiento traumático según CIE-10.
    c. Puede incluir un cambio permanente de la personalidad por experiencias catastróficas.
    d. a y b son correctas.
    e. Todas son correctas.

Respuesta correcta: e

El TEPT crónico incluye los cambios permanentes de la personalidad, que se asocian con rasgos previos y trauma mantenido, equivalente al TEPT complejo. Los criterios del DSM-IV-TR incluyen una duración de los síntomas de más de 3 meses, mientras que para CIE-10 se requiere que los síntomas aparezcan después de 6 meses del acontecimiento traumático.

9. El TEPT en niños y adolescentes se caracteriza por:

   a. Una prevalencia superior a la aparecida en adultos.
   b. Puede deberse a exposición indirecta al trauma.
   c. Los factores de riesgo son similares a los de los adultos.
   d. Pueden cursar con alteraciones conductuales, delincuencia o abuso de sustancias.
   e. Todas son correctas.

Respuesta correcta: e

EL TEPT en niños y adolescentes se caracteriza por una prevalencia superior a la aparecida en adultos (hasta 90% según evento traumático), con factores de riesgo similares que pueden incluir la exposición indirecta al trauma (por ejemplo ser testigo). Su expresión sintomática está modulada por la edad (juego traumático, trastornos funcionales, manifestaciones regresivas, alteraciones conductuales, delincuencia, abuso de sustancias). (Vallejo)

10. Son según Kagan especialmente susceptibles a la ansiedad o el TEPT tras acontecimientos amenazantes:

   a. Niños impulsivos.
   b. Niños hiperactivos.
   c. Niños con trastorno de conducta.
   d. Niños conductualmente inhibidos.
   e. Ninguna es correcta.

Respuesta correcta: d

Según Kagan especialmente susceptibles a la ansiedad o el TEPT niños conductualmente inhibidos. (Kaplan, 612).

11. En el pronóstico del TEPT sin tratamiento NO es cierto:

   a. Sólo el 10% se recuperan en el primer año.
   b. 40% presenta síntomas leves.
   c. 20% presenta síntomas moderados.
   d. En el 10% los síntomas no cambian o se agravan
   e. Todas son correctas.

Respuesta correcta: a

El 50% de las personas con TEPT se recuperan en el primer año sin tratamiento. El 30% se recupera completamente, 40% tienen síntomas leves, 20% síntomas moderados y sólo en el 10% los síntomas no cambian o se agravan (Vallejo).

12. Se asocia a un peor pronóstico del TEPT:

    a. Inicio rápido de los síntomas.
    b. Duración breve de los síntomas.
    c. Edades intermedias de la vida.
    d. Secuelas
    e. A y c son ciertas.

Respuesta correcta: d

Son factores de buen pronóstico el inicio rápido de los síntomas y su duración breve. Son factores de mal pronóstico las edades extremas de la vida o la existencia de secuelas como consecuencia de la exposición al trauma. (Vallejo)

13. La duración según DSM-IV-TR del trastorno pos estrés agudo es de:

    a. Más de dos semanas.
    b. Menos de cuatro semanas.
    c. Menos de un mes.
    d. Menos de tres meses.
    e. A y b son correctas.

Respuesta correcta: b

La duración de los síntomas de un trastorno por estrés agudo según DSM-IV-TR debe estar comprendida entre más de dos días y menos de 4 semanas, y aparece en el primer mes que sigue al acontecimiento traumático.

TEMA 25. PSICOFÁRMACOS NEUROLÉPTICOS.

Javier Fernández Aurrecoechea

1. Varón de 40 años que lleva tomando antipsicóticos desde el diagnóstico de su esquizofrenia hace 12 años. Últimamente presenta movimientos más torpes en sus extremidades superiores y muecas faciales incontrolables. ¿Cuál, de entre las siguientes, es la causa que probablemente subyace a estos síntomas?

a) Upregulación de los receptores serotoninérgicos 2 A (5HT2AR)
b) Downregulación de los receptores serotoninérgicos 2 A (5HT2AR)
c) Upregulación de los receptores dopaminérgicos 2 (D2R)
d) Downregulación de los receptores dopaminérgicos 2 (D2R)
e) Downregulación de los receptores glutamatérgicos N-metil-D-aspartato (NMDAR)

Respuesta correcta: c

Los síntomas motores del paciente y su relación temporal con el tratamiento hacen pensar en una discinesia tardía, cuadro caracterizado por movimientos faciales y linguales así como movimiento errático de las extremidades. La discinesia tardía está relacionada con una upregulación de los receptores dopaminérgicos D2 que ocurre por el bloqueo a largo plazo de estos receptores, caso de los pacientes que reciben neurolépticos, sobre todo típicos, durante largo tiempo.

La discinesia tardía no está relacionada con cambios en los receptores serotoninérgicos ni glutamatérgicos.

Referencias:

Schaztberg AF, Nemeroff CB. Textbook of psychopharmacology. 4ª ed. American Psychiatric Publishing, 2009. Cap. 27
Stahl SM. Stahl's Essential Psychopharmacology. 3ª ed. Cambridge University Press, 2008. Cap. 10.

2. Usted decide iniciar un tratamiento con un antipsicótico de los considerados "típicos" pero aún no tiene claro cual en concreto. ¿Qué afirmación es más certera respecto de las características de los antipsicóticos "típicos"?

a) Son muy parecidos en el perfil terapéutico pero difieren mucho en los efectos secundarios
b) Son muy parecidos tanto en el perfil terapéutico como en los efectos secundarios
c) Son muy diferentes tanto en el perfil terapéutico como en los efectos secundarios
d) Son muy diferentes en el perfil terapéutico pero se asemejan en los efectos secundarios
e) Ninguna de las anteriores es correcta

Respuesta correcta: a

Aunque puede haber efectos idiosincrásicos y variabilidad de efectos entre pacientes, en general los antipsicóticos "típicos" comparten el mismo mecanismo de acción y no difieren por tanto demasiado en sus efectos terapéuticos. No obstante, el perfil de efectos secundarios sí que es muy variable, dependiendo de la cantidad y del grado de antagonismo de los receptores muscarínicos, histaminérgicos y alfa adrenérgicos.

Referencias:

Schaztberg AF, Nemeroff CB. Textbook of psychopharmacology. 4ª ed. American Psychiatric Publishing, 2009. Cap. 27
Stahl SM. Stahl's Essential Psychopharmacology. 3ª ed. Cambridge University Press, 2008. Cap. 10.

3. Varón de 32 años en tratamiento con perfenazina que comienza a experimentar galactorrea. Tras cambiar perfenazina por quetiapina cede la galactorrea. ¿Cuál es la explicación farmacológica más plausible para la desaparición de este efecto secundario?

a) Antagonismo dopaminérgico D2
b) Agonismo parcial dopaminérgico D2
c) Antagonismo histaminérgico H1
d) Antagonismo serotoninérgico 2C
e) Antagonismo serotoninérgico 2 A

Respuesta correcta: e

Las dos vías psicofarmacológicas más comunes para incrementar la prolactina son mediante antagonismo dopaminérgico D2, ya que la dopamina es el factor inhibidor de la Prolactina (PIF), y mediante estimulación de los receptores serotoninérgicos 2 A. Por tanto un antagonista 5HT2A pero a la vez antagonista D2, como la quetiapina, neutralizaría el efecto sobre la prolactina y mejoraría la galactorrea provocada por un antagonista D2 exclusivo, como la perfenazina.

La opción a es incorrecta puesto que el antagonismo D2 aboca precisamente a la secreción de prolactina y, por ende, a una posible galactorrea. La opción b es falsa puesto que la quetiapina no es agonista parcial D2, como el aripiprazol. Es agonista parcial 5HT1A. Y, aunque sí es antagonista H1 y 5HT2C, ambos receptores no han mostrado ningún papel sobre la secreción de prolactina.

Referencias:

Schaztberg AF, Nemeroff CB. Textbook of psychopharmacology. 4ª ed. American Psychiatric Publishing, 2009. Cap. 28-33
Stahl SM. Stahl's Essential Psychopharmacology. 3ª ed. Cambridge University Press, 2008. Cap. 10.

4. Una mujer de 28 años diagnosticada de esquizofrenia ha mejorado ligeramente tras la introducción de 20 mg diarios de olanzapina. Sin embargo tiene notables síntomas negativos, cognitivos y seudoalucinaciones auditivas ocasionales. Tolera la dosis actual sin ningún tipo de efecto secundario y usted valora la posibilidad de incrementar la dosis para observar si obtiene mayor efectividad. ¿Cuál de las siguientes afirmaciones es cierta para dosis de olanzapina superiores a 20mg diarios respecto de dosis inferiores a 20mg diarios?

a) Se obtendrá una mayor eficacia pero también con mayores efectos colaterales.
b) Se obtendrá una mayor eficacia con efectos colaterales similares.
c) No hay estudios publicados con dosis de olanzapina superiores a 20g diarios.
d) A partir de 20mg el cociente de antagonismo D2/5HT2A se invierte y sólo habrá eficacia en la sintomatología cognitiva.
e) A partir de 20mg el cociente de antagonismo D2/5HT2A se invierte y sólo habrá eficacia en la sintomatología positiva.

Respuesta correcta: b

Aunque no de un modo muy riguroso, hay estudios controlados con dosis altas de olanzapina. Todos apuntan a que se obtiene más eficacia pero sin que se incrementen los efectos secundarios.

Referencias:

Schaztberg AF, Nemeroff CB. Textbook of psychopharmacology. 4ª ed. American Psychiatric Publishing, 2009. Cap. 28-33
Stahl SM. Stahl's Essential Psychopharmacology. 3ª ed. Cambridge University Press, 2008. Cap. 10.

5. Mujer de 36 años que padece una esquizofrenia paranoide de cerca de una década de evolución. Prima en su estado la sintomatología cognitiva y la retracción social. Usted está considerando iniciar ziprasidona, aripiprazol o quetiapina por su agonismo serotoninérgico 5HT1A. Espera que con la unión a este receptor obtenga efectos clínicos en pacientes con esquizofrenia más parecidos al:

a) Antagonismo serotoninérgico 5HT2A
b) Antagonismo dopaminérgico D2
c) Agonismo glutamatérgico NMDA
d) Antagonismo histaminérgico H1
e) Bloqueo del transportador de serotonina

Respuesta correcta: a

El agonismo parcial 5HT1A tiene propiedades similares al antagonismo 5HT2A. Esto es, incrementa la liberación de dopamina y por eso mejoran teóricamente los efectos extrapiramidales, la hiperprolactinemia y los síntomas negativos y cognitivos.

La opción b es incorrecta puesto que el antagonismo dopaminérgico provoca justo el efecto contrario. Y las otras tres opciones no generan efectos similares.

Referencias:

Schaztberg AF, Nemeroff CB. Textbook of psychopharmacology. 4ª ed. American Psychiatric Publishing, 2009. Cap. 28-33
Stahl SM. Stahl's Essential Psychopharmacology. 3ª ed. Cambridge University Press, 2008. Cap. 10.

6. Varón de 36 años diagnosticado de esquizofrenia con un largo haber de respuestas parciales y efectos secundarios con los tratamientos pautados hasta la fecha. A saber, agitación con ziprasidona, sedación con quetiapina, hipotensión ortostática con risperidona y problemas gastrointestinales con aripiprazol. ¿Cuál de las siguientes relaciones causales entre cada efecto secundario y su explicación es correcta?

a) Ziprasidona – Agonismo alfa2
b) Quetiapina – Agonismo histaminérgico H1
c) Risperidona – Agonismo alfa 2 adrenérgico
d) Aripiprazol – Agonismo parcial dopaminérgico
e) Ninguna de las anteriores es correcta

Respuesta correcta: e

La opción a es incorrecta ya que se hipotetiza que la acatisia esté causada por una depleción en la vía dopaminérgica mesocortical, por efectos colinérgicos o sobre el sistema opioide, entre otros. De hecho, justo se usan agonistas alfa 2 como la clonidina para intentar paliar la acatisia. La sedación de la quetiapina no se produce por agonismo sino por antagonismo H1. La hipotensión ortostática por risperidona es causada por el antagonismo alfa 1, no agonismo. Los problemas gastrointestinales más fecuentes del aripiprazol, como náuseas, vómitos, o alteraciones en la contractilidad esofágica y el peristaltismo, no tienen nada que ver con el agonismo parcial dopaminérgico. En cualquier caso, se conectan estos efectos de los neurolépticos con el antagonismo D2.

Referencias:

Schaztberg AF, Nemeroff CB. Textbook of psychopharmacology. 4ª ed. American Psychiatric Publishing, 2009. Cap. 28-33
Stahl SM. Stahl's Essential Psychopharmacology. 3ª ed. Cambridge University Press, 2008. Cap. 10.

7. Una paciente lleva en tratamiento seis meses con un antipsicótico de los considerados "atípicos". Ha tenido una ganancia ponderal de 22 kilos. ¿Cuál de las siguientes propiedades farmacológicas subyace con mayor probabilidad a este cambio metabólico?

a) Antagonismo dopaminérgico D2
b) Antagonismo serotoninérgico 5HT2C
c) Antagonismo serotoninérgico 5HT2A
d) Antagonismo alfa 1 adrenérgico
e) Ninguna de las anteriores es correcta

Respuesta correcta: b

El antagonismo serotoninérgico 5HT2C se ha relacionado con un incremento de peso. Posiblemente por la estimulación del apetito regulada por el hipotálamo. Y, especialmente, en combinación con antagonismo histaminérgico H1.

Los otros efectos no están relacionados con una ganancia ponderal.

Referencias:

Schaztberg AF, Nemeroff CB. Textbook of psychopharmacology. 4ª ed. American Psychiatric Publishing, 2009. Cap. 34
Stahl SM. Stahl's Essential Psychopharmacology. 3ª ed. Cambridge University Press, 2008. Cap. 10.

8. ¿Cuál de los siguientes antipsicóticos tiene la vida media más corta?

a) Clozapina
b) Quetiapina
c) Ziprasidona
d) Risperidona
e) Olanzapina

Respuesta correcta: c

La ziprasidona tiene la vida media más corta, entorno a 4 horas. Clozapina, 11 horas. Quetiapina, 6 horas. Risperidona, de 3 a 20. Olanzapina, de 21 a 50.

Referencias:

Schaztberg AF, Nemeroff CB. Textbook of psychopharmacology. 4º ed. American Psychiatric Publishing, 2009. Cap. 27
Stahl SM. Stahl's Essential Psychopharmacology. 3º ed. Cambridge University Press, 2008. Cap. 10.

9. Los familiares de un paciente de 48 años diagnosticado de esquizofrenia informan de que, a pesar de llevar estable varios años con 20mg diarios de olanzapina y 10 de aripiprazol, de cuatro meses a esta parte lo empiezan a notar inquieto, con algún soliloquio y risas inmotivadas. Tras explorarle, se da cuenta de que hace seis meses el paciente retomó el hábito tabáquico, años ha en abstinencia. ¿Qué resultados plasmáticos esperaría encontrar que pudieran justificar esta descompensación?

a) Niveles plasmáticos disminuidos de aripiprazol
b) Niveles plasmáticos disminuidos de olanzapina
c) Niveles plasmáticos disminuidos de aripiprazol y olanzapina
d) Niveles plasmáticos incrementados de ácido nicotínico
e) a y d son correctas

Respuesta correcta: b

La olanzapina se metaboliza en gran medida por el citocromo p450 1A2. El tabaco es un inductor de esta subunidad por lo que disminuye sus niveles plasmáticos.

El resto son incorrectas ya que el aripiprazol no es substrato del citp450 1A2.

Referencias:

Schaztberg AF, Nemeroff CB. Textbook of psychopharmacology. 4º ed. American Psychiatric Publishing, 2009. Cap. 28-33

Stahl SM. Stahl's Essential Psychopharmacology. 3ª ed. Cambridge University Press, 2008. Cap. 10.

10. Un varón de 37 años con diagnóstico de esquizofrenia desde los 22 se somete a resección intestinal por carcinoma colorrectal. Durante su enfermedad ha sido tratado con diversos antipsicóticos, casi siempre sin grandes efectos secundarios pero con respuesta parcial. En la actualidad presenta una descompensación aguda con delirios y alucinaciones. Se confirma que no está absorbiendo bien su tratamiento actual con aripiprazol 30mg diarios. Una opción sería prescribirle dosis orales heroicas de antipsicóticos. Otra, considerar cuáles de los disponibles en la actualidad tienen formulaciones adecuadas para bypassear su malabsorción. ¿Cuál de entre las siguientes serían opciones a tener en cuenta?

a) Aripiprazol, clorpromazina, paliperidona
b) Aripiprazol, risperidona, quetiapina
c) Asenapina, paliperidona, quetiapina
d) Paliperidona, risperidona, clozapina
e) Clozapina, ziprasidona, zuclopentixol

Respuesta correcta: a

Las opciones terapéuticas para pacientes con malabsorción son, bien dosis orales heroicas de antipsicóticos, bien buscar formulaciones parenterales, sublinguales o rectales. El único con absorción sublingual es asenapina, pero no está aprobado en España para el tratamiento de la esquizofrenia, sí en EEUU. Las formulaciones bucodispersables no tienen absorción sublingual; pasan al sistema digestivo para absorberse en el intestino, por lo que no valdrían al caso. Necesitaríamos pues de formulaciones inyectables de larga duración (zuclopentixol, risperidona, olanzapina, paliperidona o aripiprazol) o de supositorios (clorpromazina). La opción a es la única que contempla tres de los posibles.

Referencias:

Schaztberg AF, Nemeroff CB. Textbook of psychopharmacology. 4ª ed. American Psychiatric Publishing, 2009. Cap. 55.
Stahl SM. Stahl's Essential Psychopharmacology. 3ª ed. Cambridge University Press, 2008. Cap. 10.

11. Una mujer de 27 años ha sido recientemente dada de alta de la Unidad de Agudos con diagnóstico de esquizofrenia. Tiene un Índice de Masa Corporal de 30, Triglicéridos de 220mg/dL y glucosa de 114 mg/dL. ¿Cuál de los siguientes neurolépticos es menos probable que empeore su perfil metabólico?

a) Olanzapina
b) Clozapina
c) Risperidona
d) Ziprasidona
e) Quetiapina

Respuesta correcta: d

En general ziprasidona es neutro respecto al peso y tiende a disminuir los triglicéridos. Es una opción recomendada en pacientes con síndrome metabólico.

La olanzapina y la clozapina son dos de los neurolépticos con peor perfil metabólico. Asocian frecuentemente notable ganancia ponderal y riesgo de síndrome metabólico. Risperidona y quetiapina tampoco serían de primera línea en este tipo de pacientes porque pueden inducir ganancia de peso e incremento en los niveles de triglicéridos.

Referencias:

Schaztberg AF, Nemeroff CB. Textbook of psychopharmacology. 4ª ed. American Psychiatric Publishing, 2009. Cap. 55.
Stahl SM. Stahl's Essential Psychopharmacology. 3ª ed. Cambridge University Press, 2008. Cap. 10.

12. Una mujer con esquizofrenia lleva mucho tiempo estable con su tratamiento actual pero se queja últimamente de que se encuentra cansada, lenta y adormilada y le plantea cambiar a otra molécula. ¿Cuál de las siguientes sería menos factible que produjera sedación?

a) Clozapina
b) Aripiprazol
c) Olanzapina
d) Paliperidona
e) Perfenazina

Respuesta correcta: b

El aripiprazol tiene un riesgo de sedación bajísimo, casi mínimo, y está indicado precisamente en pacientes que se quiere evitar la sedación.

Olanzapina y clozapina, a pesar de que su sedación puede ser transitoria, sí que tienden a inducirla. Respecto de paliperidona, si bien es cierto que no es de los que provocan sedación con más frecuencia, y de ser, sería transitoria en la mayoría de los casos, hay otras opciones farmacológicas que aún menos. La perfenazina es una fenotiazina de alta potencia que, si bien tiene menos riesgo que las fenotiazinas de baja potencia de provocar sedación, aún es un efecto secundario relativamente frecuente.

Referencias:

Schaztberg AF, Nemeroff CB. Textbook of psychopharmacology. 4ª ed. American Psychiatric Publishing, 2009. Cap. 55.
Stahl SM. Stahl's Essential Psychopharmacology. 3ª ed. Cambridge University Press, 2008. Cap. 10.

13. ¿Cuál es la mejor manera de realizar el cambio de risperidona por quetiapina en un paciente que lleva ocho semanas tomando la primera?

a) Suspender risperidona e iniciar quetiapina en dosis terapéuticas

b) Mantener risperidona mientras se titula quetiapina al alza. Al llegar a dosis terapéuticas de quetiapina, suspender risperidona

c) Suspender risperidona, titular quetiapina al alza y añadir una benzodiazepina hasta que llegue a dosis terapéuticas de quetiapina. Entonces suspender la benzodiazepina

d) Titulación cruzada de ambas hasta que se suspende risperidona y se llega a dosis terapéuticas de quetiapina

e) Suspender risperidona y titular quetiapina al alza hasta dosis terapéuticas

Respuesta correcta: d

La titulación cruzada es el método más adecuado de cambio de estos dos agentes puesto que de este modo se minimizan los efectos secundarios y se reduce el riesgo de descompensación.

Las opciones a, c y e son incorrectas porque habría un mayor riesgo de descompensación. La opción b porque habría mayor riesgo de efectos secundarios.

Referencias:

Schaztberg AF, Nemeroff CB. Textbook of psychopharmacology. 4ª ed. American Psychiatric Publishing, 2009. Cap. 55.

Stahl SM. Stahl's Essential Psychopharmacology. 3ª ed. Cambridge University Press, 2008. Cap. 10.

14. Mujer de 16 años traída por sus familiares a Urgencias porque piensa que los vecinos la espían y reportan sus movimientos al Gobierno. Se decide ingreso para estudio diagnóstico e inicio del tratamiento. El primero resulta en esquizofrenia. El segundo, se instaura risperidona pero, ¿cuál sería la dosis objetivo más adecuada en este caso?

a) 0,5mg día
b) 3mg día
c) 6mg día
d) 9mg día
e) 12mg día

Respuesta correcta: b

3mg diarios de risperidona es la dosis terapéutica recomendada para adolescentes (13-17 años) con esquizofrenia.

0,5mg es la dosis recomendada de inicio, pero la terapéutica es mayor. 6mg está indicado para adultos. En adolescentes no se ha demostrado claramente que haya una mayor eficacia pero sí unos mayores efectos secundarios. No se han realizado estudios en adolescentes con dosis superiores a 6mg.

Referencias:

Schaztberg AF, Nemeroff CB. Textbook of psychopharmacology. 4ª ed. American Psychiatric Publishing, 2009. Cap. 62-65.

Stahl SM. Stahl's Essential Psychopharmacology. 3ª ed. Cambridge University Press, 2008. Cap. 10.

15. Se plantea cambiar, por escasa respuesta y problemas de tolerabilidad de una mujer con esquizofrenia de 37 años, un neuroléptico sedativo antagonista serotoninérgico 5HT2A/ dopaminérgico D2 (ASD) por un neuroléptico agonista parcial dopaminérgico (APD). ¿Cuál sería la mejor estrategia de cambio?

a) Suspender el ASD e iniciar el APD a dosis equivalente
b) Ir titulando a la baja el ASD hasta suspenderlo mientras que va titulando al alza el APD hasta dosis terapéutica (titulación cruzada)
c) Mantener el ASD e ir titulando al alza el APD. Cuando se alcanza la dosis terapéutica de éste, comienza con titulación a la baja del ASD hasta suspenderlo
d) Iniciar benzodiazepina. Entonces comenzar a titular el ASD a la baja hasta suspender mientras que va titulando al alza el APD hasta dosis terapéutica
e) Todas son correctas dependiendo del subtipo de esquizofrenia que padezca

Respuesta correcta: c

Las descompensaciones por un cambio terapéutico tienden a ser más frecuentes cuando se cambia de un ASD sedante tipo olanzapina por un APD como aripiprazol. En estos casos la estrategia más consensuada y efectiva es mantener el ASD mientras que se va titulando al alza el APD durante 3 a 12 semanas. Entonces puede disminuirse el ASD hasta suspenderlo en 2 a 6 semanas. En algunas de estas transiciones puede ser útil introducir una benzodiazepina hasta que el paciente está completamente estable, pero siempre del modo que se acaba de exponer. Es importante recalcar que al cambiar a un APD los receptores dopaminérgicos van a tardar tiempo en ajustarse; de ahí el cambio tan gradual.

El resto de opciones, por descarte para evitar descompensaciones en la medida de lo posible, son incorrectas.

Referencias:

Stahl SM. Stahl's Essential Psychopharmacology. 3ª ed. Cambridge University Press, 2008. Cap. 10.

17. Varón de 32 años diagnosticado de trastorno depresivo recurrente. Su estado actual se caracteriza por ánimo depresivo, insomnio y problemas de concentración. No ha mejorado tras tres líneas de tratamiento. Usted considera asociar un neuroléptico con notable antagonismo serotoninérgico 5HT7 como asenapina. ¿Cuál es la función principal de estos receptores?

a) Regular la interacción serotonina – acetilcolina
b) Regular la interacción serotonina – dopamina
c) Regular la interacción serotonina – glutamato
d) Regular la interacción serotonina – noradrenalina
e) b y d son correctas

Respuesta correcta: c

Los receptores 5HT7 son receptores postsinápticos ligados a proteína G. Se localizan en el córtex, hipocampo, hipotálamo, tálamo y núcleos del rafe, donde regulan ánimo, ritmos circadianos, sueño, aprendizaje y memoria. Una de las funciones principales de estos receptores es regular la interacción entre la serotonina y el glutamato.

Referencias:

Stahl SM. The serotonin-7 receptor as a novel therapeutic target. J Clin Psychiatry 2010; 71(11):1414-15.

18. Varón de 43 años con diagnóstico de trastorno depresivo recurrente. El episodio actual, grave sin síntomas psicóticos, está resultando refractario ya a tres líneas distintas de tratamiento con antidepresivos en monoterapia. Un genetista amigo del paciente le estudia una serie de polimorfismos, revelando que es heterozigoto para el alelo -141C Inserción/Deleción (Ins/Del) del gen del receptor dopaminérgico D2 (D2DR). Basado exclusivamente en este test genético, ¿iniciaría usted una terapia coadyuvante con un antipsicótico atípico?

a) Sí
b) No
c) No, pero sí con un antipsicótico típico
d) b y c son correctas
e) No hay metanálisis al respecto como para poder tomar una decisión basada en la evidencia científica

Respuesta correcta: b

El polimorfismo -141C Ins/Del (rs1799732) supone una deleción (frente a una inserción) de citosina en la posición -141, localizada en la región promotora 5' del gen DRD2. Las inserciones y deleciones en esta región pueden modificar la unión de la dopamina en el núcleo estriado y también la respuesta a los antipsicóticos. Los portadores del alelo Del (Ins/Del o Del/Del) presentan una respuesta significativamente menor a los antipsicóticos comparados con los homocigotos para el genotipo Ins (Ins/Ins). Además, los portadores del alelo Del tienen mayor riesgo de ganancia ponderal inducida por el antipsicótico.

Referencias:

Arinami T, et al. A functional polymorphism in the promoter region of the dopamine D2 receptor gene is associated with schizophrenia. Hum Mol Gen 1997; 6(4): 577-82.
Zhang JP, et al. Dopamine D2 receptor genetic variation and clinical response to antipsychotic drug treatment: a meta-analysis. Am J Psychiatry 2010; 167(7): 163-72.

19. Mujer de 36 años con diagnóstico de trastorno bipolar con buena conciencia de enfermedad y adecuada funcionalidad. Mantiene desde el diagnóstico hace 4 años su trabajo como contable. Se encuentra estable desde entonces con 1000mg diarios de carbonato de litio. Hace 5 meses rompió con su pareja y esto desequilibró la seguridad y confianza ganadas, comenzando de modo larvado una fase depresiva. Usted considera potenciar el tratamiento con 300mg de quetiapina diarios pero desde hace unas semanas la paciente aqueja ganancia ponderal y le solicita un cambio psicofarmacológico. ¿El bloqueo de qué receptores está mayormente implicado en la ganancia ponderal provocada por quetiapina en esta paciente?

a) Serotoninérgico 2A y Muscarínico 3

b) Dopaminérgico 2 y alfa 1 Adrenérgico
c) Muscarínico 1 y Serotoninérgico 6
d) Serotoninérgico 2A e Histaminérgico 1
e) Serotoninérgico 2C e Histaminérgico 1

Respuesta correcta: e

El bloqueo de los receptores 5HT2C y H1 está ligado a un aumento de peso.

El bloqueo 5HT2A se considera un beneficio de los antipsicóticos atípicos respecto de los típicos ya que conlleva menores síntomas extrapiramidales. El bloqueo M3 puede estar ligado a riesgo metabólico, pero no a ganancia ponderal en sí. El bloqueo D2 es la característica principal de los antipsicóticos. De continuo puede desencadenar efectos extrapiramidales, no ganancia ponderal. El bloqueo alfa 1 puede acarrear mareo, aturdimiento e hipotensión. El M1 a meteorismo, visión borrosa, boca seca. El bloqueo 5HT6 no está bien identificado aún.

Referencias:

Schaztberg AF, Nemeroff CB. Textbook of psychopharmacology. 4ª ed. American Psychiatric Publishing, 2009. Cap. 28-33.
Stahl SM. Stahl's Essential Psychopharmacology. 3ª ed. Cambridge University Press, 2008. Cap. 10, 13.

20. Varón de 48 años en mantenimiento desde hace años con 1500mg diarios de valproato por un trastorno bipolar tipo II. Tiene un IMC de 33, estilo de vida sedentario y recientemente ha tenido un angor, experimentado subsiguientemente una fase depresiva. Éstas siempre se le han corregido con antipsicóticos a dosis bajas por su tendencia invariable al viraje con antidepresivos. ¿Qué antipsicótico consideraría iniciar en este paciente para tratar la fase depresiva actual?

a) Olanzapina
b) Quetiapina
c) Ziprasidona
d) Aripiprazol
e) Clozapina

Respuesta correcta: d

De estas cinco opciones, el aripiprazol es el que tiene un menor riesgo de ganancia ponderal y de efectos secundarios cardiológicos, además de inducir hipotensión.

Olanzapina, Quetiapina y Clozapina tienen marcado riesgo de inducir aumento de peso, aspecto a prevenir en este paciente. Además, la clozapina puede provocar miocarditis, claramente contraindicado en este caso. La ziprasidona, a pesar de su perfil metabólico favorable, puede inducir prolongación del QTc, y no debe de usarse generalmente tras insultos cardiacos.

Referencias:

Schaztberg AF, Nemeroff CB. Textbook of psychopharmacology. 4ª ed. American Psychiatric Publishing, 2009. Cap. 28-33.

Stahl SM. Stahl's Essential Psychopharmacology. 3ª ed. Cambridge University Press, 2008. Cap. 10.

21. Decide iniciar ziprasidona para controlar el primer episodio psicótico de una paciente de 21 años sin antecedentes médicos relevantes. ¿Cómo realizaría la titulación?

a) Día 1: 40mg dos veces al día. Día 2: 60-80mg dos veces al día. Tomado con comida
b) Día 1: 40mg dos veces al día. Día 2: 60-80mg dos veces al día. Tomado sin comida
c) No se necesita titulación. Día 1: 60-80mg dos veces al día. Tomado sin comida
d) No se necesita titulación. Día 1: 60-80mg dos veces al día. Tomado con comida
e) a y b son correctas. Es indiferente tomar la ziprasidona con o sin comida.

Respuesta correcta: a

La ziprasidona debe titularse empezando por 40mg dos veces al día el primer día. La dosis objetivo puede estar en 160mg diarios (en dos tomas, al segundo día). No está refrendado por estudios el uso de más de 200mg diarios. Es mejor tomar con comida puesto que la comida dobla su biodisponibilidad al incrementar su absorción.

Referencias:

Schaztberg AF, Nemeroff CB. Textbook of psychopharmacology. 4ª ed. American Psychiatric Publishing, 2009. Cap. 28-33.

22. ¿Cuál de las siguientes características es falsa respecto del perfil receptorial de la asenapina?

a) Antagonismo Serotoninérgico 2A 5HT2A
b) Antagonismo Serotoninérgico 2C 5HT2C
c) Antagonismo Serotoninérgico 7 5HT7
d) Antagonismo alfa 2 Adrenérgico
e) Todas son correctas

Respuesta correcta: e

Asenapina: Acciones Potenciales en Trastorno Bipolar1

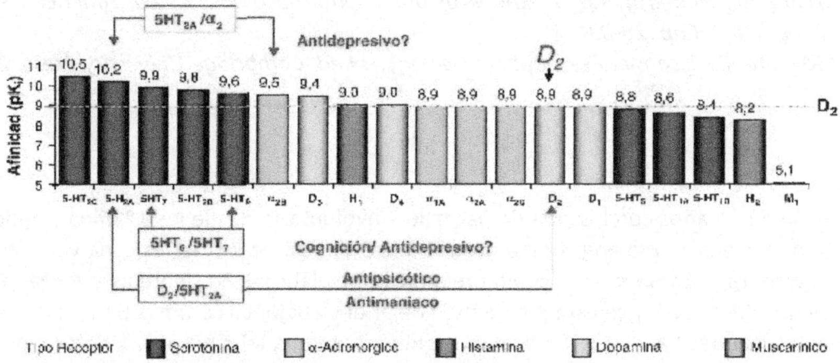

1.Shahid M et al. *J Psychopharmacol.* 2009;23:65–73.

El Antagonismo Serotoninérgico 2A y la mayor afinidad por estos receptores respecto de los D2 es lo que confiere a un antipsicótico su atipicidad, teniendo por este motivo, además, mejor tolerabilidad con una menor tasa de efectos extrapiramidales. Este antagonismo 5HT2A está implicado también posiblemente en la mejora de la cognición al aumentar la actividad dopaminérgica a nivel de la corteza prefrontal. Igualmente el antagonismo 5HT2C muestra evidencias de mejoría de los síntomas cognitivos y negativos. El 5HT7 mejora asimismo la cognición., el estado de ánimo y la ansiedad. Se ha indicado que el antagonismo alfa 2 adrenérgico puede contribuir a aliviar sintomatología cognitiva y negativa, mientras que el alfa 1 lo hace con la positiva.

Referencias:

Shahid M, et al. Asenapine: a novel psychopharmacologic agent with a unique human receptor signature. J Psychopharmacol 2009; 23(1):65-73.

23. Ha prescrito 20mg de olanzapina en dosis única nocturna a un varón de 19 años por su primer episodio de esquizofrenia. Desde el punto de vista psicopatológico está asintomático pero el paciente se queja de “dificultad para arrancar por las mañanas”. ¿Qué es lo más probable que está sucediendo?

a) El paciente se ve bien y quiere dejar el tratamiento
b) Embotamiento o “resaca” matutina por olanzapina
c) Toxicidad por olanzapina
d) Saturación de receptores dopaminérgicos D2
e) Trastorno del sueño comórbido

Respuesta correcta: b

La olanzapina tiene una vida media moderada (15-30 horas) por lo que sus efectos secundarios sedativos, máxime en pacientes naïve, no desaparecen hasta pasadas unas horas del despertar. Por tanto, el embotamiento o "resaca" matutina es un efecto frecuente.

Referencias:

Schaztberg AF, Nemeroff CB. Textbook of psychopharmacology. 4ª ed. American Psychiatric Publishing, 2009. Cap. 28-33.
Stahl SM. Stahl's Essential Psychopharmacology. 3ª ed. Cambridge University Press, 2008. Cap. 10.

24. Varón de 24 años con historia de parpadeo involuntario desde los 12 años y bufidos desde los 16. Acude a consulta angustiado porque la frecuencia de los tics es cada vez mayor, varias veces por hora, y empieza a ser limitante a nivel sociolaboral. Se siente avergonzado, cada vez sale menos de su casa y se está planteando dejar el trabajo. Los últimos 6 meses, que la clínica es más acuciante, ha realizado terapia cognitivo conductual sin apenas notar cambio. ¿Qué medicación de entre las siguientes considera más apropiada para el paciente?

a) Fluvoxamina
b) Carbamazepina
c) Metilfenidato
d) Venlafaxina
e) Risperidona

Respuesta correcta: e

Un tic es un movimiento rápido, recurrente, estereotipado y no rítmico. La evidencia estima que el sistema dopaminérgico está implicado en los trastornos de tics de tal forma que los antagonistas dopaminérgicos, como la risperidona, suprimen los tics, y los agonistas, como el metilfenidato, los exacerban.

La venlafaxina y la carbamazepina no son correctas puesto que no descienden la dopamina y la fluvoxamina, como ISRS, podría incluso aumentarla.

Referencias:

Schaztberg AF, Nemeroff CB. Textbook of psychopharmacology. 4ª ed. American Psychiatric Publishing, 2009. Cap. 28-33.
Stahl SM. Stahl's Essential Psychopharmacology. 3ª ed. Cambridge University Press, 2008. Cap. 10.

25. Le llaman del Servicio de Urgencias para consultar qué fármaco indicaría usted para un varón de 62 años que presenta agitación por un síndrome confusional agudo aún no filiado. Usted recomienda:

a) Diazepam
b) Fenobarbital
c) Fisostigmina

d) Haloperidol
e) Clorpromazina

Respuesta correcta: d

La mejor opción entre estas es el Haloperidol.

Las benzodiacepinas, sobre todo de vida media larga, y los barbitúricos, deberán intentar evitarse a menos que sean el tratamiento de una causa subyacente de delirium (como abstinencia alcohólica) ya que pueden incrementar la agitación. Igualmente con la fisostigmina. A pesar de ser un inhibidor de la acetilcolinesterasa, a menos que se esclarezca que la causa es una intoxicación anticolinérgica no debe usarse en primer lugar. Por último, las fenotizacinas como la clorpromazina deberán evitarse por sus efectos anticolinérgicos.

Referencias:

Schaztberg AF, Nemeroff CB. Textbook of psychopharmacology. 4ª ed. American Psychiatric Publishing, 2009. Cap. 28-33.
Stahl SM. Stahl's Essential Psychopharmacology. 3ª ed. Cambridge University Press, 2008. Cap. 10.

26. Mujer de 26 años recién diagnosticada de esquizofrenia paranoide que recibe tratamiento antipsicótico atípico. Entre otras cuestiones que la asaltan le pregunta si va a coger peso. ¿Cuál de las siguientes afirmaciones es la más certera respecto de la ganancia ponderal asociada a los antipsicóticos?

a) La ganancia ponderal principal sucede en los dos primeros meses de tratamiento
b) Los antipsicóticos no inducen ganancia de peso
c) Todos los antipsicóticos provocan la misma ganancia ponderal
d) La ganancia ponderal es proporcional a la mejoría clínica
e) La ganancia ponderal está vinculada con el índice de masa corporal pre tratamiento

Respuesta correcta: e

La ganancia ponderal con antipsicóticos parece relacionada con el índice de masa corporal premórbido, siendo los pacientes con menor IMC aquellos que más peso tienden a coger. Aunque casi todos provocan ganancia ponderal, algunos antipsicóticos incrementan más el peso que otros. Durante los primeros 6 meses de tratamiento la ganancia de peso es mayor para luego entrar en fase de meseta.

Referencias:

Schaztberg AF, Nemeroff CB. Textbook of psychopharmacology. 4ª ed. American Psychiatric Publishing, 2009. Cap. 27
Stahl SM. Stahl's Essential Psychopharmacology. 3ª ed. Cambridge University Press, 2008. Cap. 10.

TEMA 26. PSICOFÁRMACOS ANTIDEPRESIVOS.

Javier Fernández Aurrecoechea

1. Varón de 34 años que experimenta disfunción sexual como efecto secundario de su tratamiento con paroxetina y decide abandonarlo de un día para otro motu propio. Por este motivo aqueja ahora acatisia y mareo. ¿Cuál de las siguientes circunstancias es la responsable del efecto secundario y de los síntomas de retirada que ha sufrido?

a) Inhibición del citocromo p450 3A4
b) Inhibición de la óxido nítrico sintentasa (NOS)
c) Efectos anticolinérgicos
d) a y b son correctas
e) b y c son correctas

Respuesta correcta: e

La inhibción de la NOS puede desencadenar disfunción sexual. Por otro lado, los efectos anticolinérgicos de la paroxetina se hipotetizan como responsables de, cuanto menos, parte de los síntomas de retirada de ésta ya que al hacerlo se provoca un intenso rebote colinérgico con sintomatologíaa de este corte: náuseas, mareos, cefalea, cólicos abdominales, acatisia, distonías.

La inhibición del citocromo p450 3A4 no es una característica fármacocinética de la paroxetina. Sin embargo, como sí que es tanto substrato como inhibidor del citocromo p450 2D6, una retirada abrupta puede provocar un descenso excesivamente rápido de sus niveles plasmáticos y, por tanto, contribuir a los síntomas de retirada.

Referencias:

Schaztberg AF, Nemeroff CB. Textbook of psychopharmacology. 4ª ed. American Psychiatric Publishing, 2009. Cap. 13-17, 21-23
Stahl SM. Stahl's Essential Psychopharmacology. 3ª ed. Cambridge University Press, 2008. Cap. 12.

2. ¿Qué antidepresivo escogería para tratar globalmente el siguiente cuadro clínico: Mujer menopáusica de 56 años que padece ánimo depresivo, apatía, dolor somático diseminado sin causa orgánica que lo justifique y síntomas vasomotores (SV)?

a) Bupropion
b) Desvenlafaxina
c) Duloxetina
d) Paroxetina
e) Vortioxetina

Respuesta correcta: b

La desvenlafaxina es un IRSN, metabolito activo de venlafaxina, que se emplea en el tratamiento de la depresión y los SV en mujeres menopáusicas. Además, por su mecanismo dual incide sobre la apatía y se ha probado en el tratamiento de síndromes de dolor crónico como la fibromialgia.

El bupropion, la paroxetina y la vortioxetina no se han estudiado para el tratamiento de los SV. La duloxetina, que se ha demostrado útil para la depresión, apatía y dolor crónico amén de la neuropatíaa diabética, tampoco ha sido estudiada en SV.

Referencias:

Deecher DC, et al. Desvenlafaxine succinate: a new serotonin and norepinephrin reuptake inhibitor. J Pharmacol Exp Ther 2006; 318(2):657-65

Schaztberg AF, Nemeroff CB. Textbook of psychopharmacology. 4ª ed. American Psychiatric Publishing, 2009. Cap. 62-65

3. Mujer de 37 años que acude a su consulta aquejando ánimo subdepresivo, insomnio y pérdida ponderal. Decide iniciar tratamiento con 30mg diarios de Mirtazapina en monoterapia. A los tres meses la paciente afirma notable mejoría anímica, cognitiva y en la calidad del sueño pero ha ganado el doble de su pérdida ponderal premórbida. ¿Por qué efecto se habrá producido este secundarismo?

a) Por la inhibición de los receptores serotoninérgicos 2A
b) Por la inhibición de los receptores serotoninérgicos 2C
c) Por la inhibición de los receptores histaminérgicos 1
d) a y c son correctas
e) b y c son correctas

Respuesta correcta: e

La característica principal de la mirtazapina es el antagonismo alfa 2 adrenérgico. El bloqueo de los receptores presinápticos alfa 2 induce la liberación de serotonina, provocando tanto efectos beneficiosos (ansiolisis, mejoría de síntomas cognitivos) como secundarios. Sin embargo, como la mirtazapina también inhibe varios receptores serotoninérgicos, se compensan y evitan muchos de estos efectos secundarios por estimulación de los receptores.

La inhibición 5HT2C está asociada a ganancia ponderal. Es especialmente significativa cuando se combina además con bloqueo H1, por ello esta combinación es la más probablemente implicada en la ganancia ponderal de la paciente.

La inhibición 5HT2A no se ha asociado con aumento de peso.

Referencias:

Schaztberg AF, Nemeroff CB. Textbook of psychopharmacology. 4ª ed. American Psychiatric Publishing, 2009. Cap. 13-17, 21-23

Stahl SM. Stahl's Essential Psychopharmacology. 3ª ed. Cambridge University Press, 2008. Cap. 12.

4. Obtiene el resultado de una Resonancia Magnética Funcional cerebral de un paciente depresivo sin otra patología de interés. Se aprecia hiperactividad en el córtex prefrontal ventromedial. ¿Qué tipo de entre los siguientes antidepresivos prevendría mejor,

teóricamente, una liberación excesiva de glutamato por las neuronas piramidales así como modularía la función de estas neuronas en áreas prefrontales?

a) Inhibidor selectivo de la recaptación de serotonina (ISRS)
b) Inhibidor de la recaptación de serotonina y noradrenalina (IRSN)
c) Antagonista e inhibidor de la recaptación de serotonina (AIRS)
d) Inhibidor de la recaptación de dopamina y noradrenalina (IRDN)
e) b y d son correctas

Respuesta correcta: c

La serotonina estimula la liberación de glutamato por las neuronas piramidales prefrontales mediante los receptores 5HT2A pero, al mismo tiempo, inhibe la liberación de glutamato por estas mismas neuronas mediante los receptores 5HT1A. Así, el bloqueo de los receptores 5HT2A bloquea la liberación de glutamato. Y la inhibición del transportador de serotonina (SERT) ayudaría a la modulación de su liberación a través de los receptores 5HT1A.

Los ISRS e IRSN únicamente inhiben el SERT; el IRDN, ninguno de los dos. La única familia que antagoniza el receptor 5HT2A y el SERT son los AIRS, como trazodona.

Referencias:

Schaztberg AF, Nemeroff CB. Textbook of psychopharmacology. 4ª ed. American Psychiatric Publishing, 2009. Cap. 13-17, 21-23
Stahl SM. Stahl's Essential Psychopharmacology. 3ª ed. Cambridge University Press, 2008. Cap. 12.

5. Un paciente estadounidense de 54 años de edad diagnosticado de trastorno depresivo recurrente viene a España de vacaciones con su esposa. Lleva 7 años estabilizado de su depresión con un IMAO puesto que resultó refractaria a todo psicofármaco previo. Una noche decide darse un homenaje culinario local y tomar dos copas de vino tinto de Rioja y una tabla de quesos variados. Al poco comienza a experimentar palpitaciones, sudoración, náuseas, vómitos e hipertensión arterial. ¿Qué medicación es la que a buen seguro está tomando este ciudadano?

a) 10mg diarios de Selegilina oral
b) 6mg diarios de Selegilina transdérmica
c) 30mg diarios de Tranilcipromina
d) a y c son correctas
e) Todas son correctas

Respuesta correcta: c

Las comidas consideradas altas en tiramina (normalmente más de 40mg) pueden desencadenar una crisis de este estilo en pacientes que toman IMAOs. La cena que tomó este paciente, con vino tinto y una tabla de quesos variados, supera con creces esa cantidad de tiramina. La tranilcipromina es un IMAO no selectivo que puede desencadenar una reacción a tiramina incluso con ingestas mínimas de ésta (10 mg).

La selegilina es un IMAO-B. En España únicamente está aprobado para el tratamiento de la enfermedad de Parkinson en sus estadios iniciales pero en EEUU, a dosis más altas (entorno a 30mg diarios), tiene indicación como antidepresivo. La opción a es incorrecta puesto que la dosis de selegilina de 10mg diarios, aparte de no tener efecto antidepresivo, es compatible con una comida rica en tiramina. La b es incorrecta por este motivo, igualmente, ya que, aunque 6mg transdérmicos de selegilina tienen potencia antidepresiva, sigue siendo compatible con dietas con tiramina.

Referencias:

Schaztberg AF, Nemeroff CB. Textbook of psychopharmacology. 4ª ed. American Psychiatric Publishing, 2009. Cap. 12 y18

Stahl SM. Stahl's Essential Psychopharmacology. 3ª ed. Cambridge University Press, 2008. Cap. 12.

6. Una mujer de 47 años realiza una sobreingesta medicamentosa. A la monitorización, su EKG muestra una arritmia cardiaca y en Urgencias sufre una convulsión. ¿Con cuál de las siguientes medicaciones es más probable que haya realizado la sobreingesta?

a) Clomipramina
b) Atomoxetina
c) Venlafaxina
d) Fluvoxamina
e) a y b son correctas

Respuesta correcta: a

Los antidepresivos tricíclicos como la clomipramina bloquean los canales de sodio de forma no selectiva, tanto en el cerebro como en el corazón. En dosis terapéuticas este efecto es residual pero en sobredosis puede provocar arritmias, convulsiones, coma e incluso la muerte.

La atomoxetina no bloquea canales de calcio y no parece tener grandes efectos cardiológicos aun en sobredosis. Suelen reportarse principalmente molestias gastrointestinales, sedación, agitación o agresividad. Respecto de venlafaxina, aunque algunos datos sugieren que podría afectar al funcionamiento cardiaco e incluso ser más lesiva que los ISRS en sobredosis, sus síntomas son mucho menores que los de los tricíclicos. No bloquea canales de calcio, al igual que fluvoxamina la cual, además, no provoca grandes alteraciones cardiacas en sobredosis.

Referencias:

Schaztberg AF, Nemeroff CB. Textbook of psychopharmacology. 4ª ed. American Psychiatric Publishing, 2009. Cap. 12 y18

Stahl SM. Stahl's Essential Psychopharmacology. 3ª ed. Cambridge University Press, 2008. Cap. 12.

7. La teofilina es una medicación que toman un buen número de pacientes con enfermedad pulmonar obstructiva crónica (EPOC). ¿Qué medida habría que tomar si queremos pautar fluvoxamina a un paciente en tratamiento previo con teofilina?

a) Ninguna puesto que la teofilina tiene metabolismo renal

b) Disminuir la teofilina porque ésta se metaboliza por el CYP450 1A2
c) Disminuir la teofilina porque ésta se metaboliza por el CYP450 2D6
d) Disminuir la teofilina porque ésta se metaboliza por el CYP450 3A4
e) Aumentar la teofilina porque ésta se metaboliza por el CYP450 3A4

Respuesta correcta: b

La teofilina se metaboliza en parte por el CYP450 1A2 y la fluvoxamina es un potente inhibidor de esta enzima por lo que habría que disminuir la dosis de teofilina para evitar un incremento de sus niveles plasmáticos.

La opción c es incorrecta puesto que, de todos los ISRS, la fluvoxamina es el que menos interacciona con el CYP450 2D6. La fluvoxamina sí es un inhibidor moderado del CYP450 3A4, pero como la teofilina ni se metaboliza ni es inhibidor del mimo, no hay que ajustar su dosis.

Referencias:

Schaztberg AF, Nemeroff CB. Textbook of psychopharmacology. 4ª ed. American Psychiatric Publishing, 2009. Cap. 13-17, 21-23
Stahl SM. Stahl's Essential Psychopharmacology. 3ª ed. Cambridge University Press, 2008. Cap. 12.

8. Está considerando iniciar un tratamiento antidepresivo para un paciente polimedicado y quiere evitar en la medida de lo posible un fármaco que induzca o inhiba al citocromo p450. ¿Cuál de los siguientes utilizaría?

a) Citalopram
b) Fluoxetina
c) Fluvoxamina
d) Mirtazapina
e) Paroxetina

Respuesta correcta: d

La mirtazapina no inhibe ni induce ninguna subunidad del citocromo p450

La paroxetina y el citalopram son inhibidores débiles-moderados del CYP2D6. La fluoxetina, inhibidor del 2D6 y del 3A4. La fluvoxamina es inhibidor potente del 1A2. También inhibe el 3A4, 2C9 y 2C19.

Referencias:

Schaztberg AF, Nemeroff CB. Textbook of psychopharmacology. 4ª ed. American Psychiatric Publishing, 2009. Cap. 13-17, 21-23
Stahl SM. Stahl's Essential Psychopharmacology. 3ª ed. Cambridge University Press, 2008. Cap. 12.

9. Mujer de 41 años a la que lleva tratando desde hace 9 meses por un primer episodio depresivo. En este tiempo no ha logrado una recuperación ad integrum con los distintos

antidepresivos pautados por lo que decide asociar a su tratamiento actual L-metilfolato. ¿Qué efecto es el que busca mediante esta adyuvancia?

a) Incrementar la liberación de monoaminas
b) Incrementar la síntesis de monoaminas
c) Potenciación de los receptores serotoninérgicos 1A
d) Efecto placebo
e) a y b son correctas

Respuesta correcta: b

El L-metilfolato, forma activa del ácido fólico a nivel celular, es fundamental para la formación de un cofactor esencial en la síntesis de monoaminas, la tetrahidrobiopterina (BH4). Cuando el L-metilfolato forma la cantidad necesaria de BH4, ésta puede activar las enzimas triptófano y tirosina hidroxilasa, que sintetizan las monoaminas serotonina, dopamina y noradrenalina. Es decir, el L-metilfolato está implicado exclusivamente en la síntesis de monoaminas.

Referencias:

Schaztberg AF, Nemeroff CB. Textbook of psychopharmacology. 4ª ed. American Psychiatric Publishing, 2009. Cap. 62-65

10. Una mujer de 23 años acude a su consulta aquejando un episodio depresivo que asocia fatiga, hipersomnia, apatía y problemas de concentración. Usted decide iniciar 20mg diarios de fluoxetina y, a los dos días, la paciente le reporta una mejoría muy llamativa de su atención y concentración así como un incremento de sus energías. ¿Qué propiedad de la fluoxetina es la más probablemente implicada en esta respuesta tan positiva?

a) Antagonismo serotoninérgico 5HT2C
b) Antagonismo serotoninérgico 5HT7
c) Inhibición de la recaptación de serotonina
d) Inhibición de la recaptación de noradrenalina
e) Viraje maniforme

Respuesta correcta: a

La fluoxetina es el único ISRS antagonista 5HT2C. De este modo, indirectamente, incrementa la noradrenalina (NA) y dopamina (DA) en el córtex prefrontal ya que la serotonina al actuar sobre los receptores 5HT2C de las interneuronas GABA inhibe la liberación de DA y NA. Al antagonizar esta función, permite la liberación de DA y NA prefrontal, lo que supone una mejoría en la fatiga, atención y concentración.

La fluoxetina no es antagonista 5HT7. La inhibición de la recaptación de serotonina no potencia la acción DA o NA responsable de la mejoría descrita. La de la noradrenalina, no sería la más plausible por dos motivos. Primero, que es una acción relativamente débil de fluoxetina; segundo, que tardaría más tiempo en verse el efecto; por último, sería a dosis mucho mayores que 20mg diarios.

Referencias:

Schaztberg AF, Nemeroff CB. Textbook of psychopharmacology. 4ª ed. American Psychiatric Publishing, 2009. Cap. 13-17, 21-23
Stahl SM. Stahl's Essential Psychopharmacology. 3ª ed. Cambridge University Press, 2008. Cap. 12.

11. Ha tratado satisfactoriamente de un episodio depresivo con un ISRS durante 6 meses a un varón de 35 años. En la revisión se queja de cierto embotamiento afectivo y de notar bloqueados sus sentimientos, como cuando ha tenido ganas de llorar y no ha podido. Considera entonces comenzar a reducir la dosis pero, ¿es esa una buena opción?

a) No, porque tendría que cumplir como mínimo 9 meses con la dosis que ha resuelto su sintomatología a pesar de los efectos secundarios
b) Sí, porque la indiferencia afectiva inducida por ISRS es dependiente de la dosis
c) No, porque, aunque la indiferencia afectiva inducida por ISRS es dependiente de la dosis, los pacientes que desarrollan este efecto secundario normalmente necesitan cambiar a otro antidepresivo
d) No, porque la indiferencia afectiva inducida por ISRS es independiente de la dosis y por tanto no mejoraría al reducirla
e) a y d son correctas

Respuesta correcta: b

La apatía y la indiferencia afectiva son síntomas de la depresión pero asimismo de posibles efectos secundarios de los ISRS. Se postula que son generados por un incremento serotoninérgico con el consiguiente decremento de la liberación dopaminérgica. La primera opción siempre es reducir la dosis si es posible (sí lo es en el caso actual puesto que ya ha cumplido con el tiempo estándar de tratamiento y hay estabilidad). Otras opciones pueden ser la coadyuvancia para estos síntomas o el cambio a un antidepresivo de otra familia.

Referencias:

Sansonre Ra, Sansone LA. SSRI- induced indifference. Psychiatry 2010;7(1):14-18
Stahl SM. Stahl's Essential Psychopharmacology. 3ª ed. Cambridge University Press, 2008. Cap. 12.

12. ¿Qué opción prescribiría como primera línea para un militar a quien repatrian de la guerra de Siria por experimentar un trastorno por estrés postraumático (TEPT) con marcado arousal y ansiedad?

a) Paroxetina
b) Paroxetina o diazepam
c) Paroxetina o d-cicloserina
d) Paroxetina o quetiapina
e) Todas son correctas

Respuesta correcta: a

Paroxetina es un ISRS aprobado como primera línea de tratamiento del TEPT

El diazepam puede ser adyuvante pero no primera línea de tratamiento del TEPT. Y tampoco está aprobado como tal. La d cicloserina es un agonista NMDA que puede emplearse para la extinción del miedo en conjunción con exposición y prevención de respuesta. No obstante, no como primera línea. La quetiapina no está aprobada en primera línea. Sí en tercera según algunos algoritmos, fundamentalmente para el tratamiento del sueño y como posible reductor de las pesadillas.

Referencias:

Schaztberg AF, Nemeroff CB. Textbook of psychopharmacology. 4ª ed. American Psychiatric Publishing, 2009. Cap. 56

13. Decide iniciar 100mg de Sertralina para un trastorno de estrés postraumático (TEPT). Aunque continua afectada, la paciente ha tenido una respuesta parcial. A los dos meses le refiere mejoría en el miedo y en la preocupación. ¿Qué propiedad de las secundarias de la Sertralina es la más probablemente implicada en este efecto ansiolítico?

a) Agonismo GABA
b) Inhibición del transporte dopaminérgico
c) Unión al receptor sigma 1
d) Inhibición del CYP2D6
e) Ninguna de las anteriores es correcta

Respuesta correcta: c

Al igual que la inhibición de la recaptación de serotonina, la unión al receptor sigma 1 se supone que favorece los efectos ansiolíticos de la sertralina. Esta acción también mejora la depresión postesquizofrénica y la depresión psicótica.

La sertralina no es agonista GABA. Si inhibe el transportador dopaminérgico pero este hecho no tiene efectos ansiolíticos sino antidepresivos. La inhibición del CYP2D6 por la sertralina es débil y no tiene lugar hasta dosis bastante superiores. Y, en cualquier caso, no tiene efectos ansiolíticos.

Referencias:

Schaztberg AF, Nemeroff CB. Textbook of psychopharmacology. 4ª ed. American Psychiatric Publishing, 2009. Cap. 12-18, 21-23
Stahl SM. Stahl's Essential Psychopharmacology. 3ª ed. Cambridge University Press, 2008. Cap. 14.

14. Tras una primera consulta exhaustiva ha diagnosticado de un primer episodio depresivo a una mujer de 27 años a quien decide pautar un ISRS. Los síntomas que padece de forma más acuciante son ánimo depresivo, desmotivación, rumiaciones obsesivas e insomnio. No obstante, al realizarle la devolución y el plan terapéutico le pregunta si este tratamiento también mejorara una cuestión que se le había olvidado mencionar. A saber, dolores en torso, hombros, brazos y muñecas. ¿Qué le respondería?

a) Los ISRS tienen un efecto inconsistente en el dolor puesto que la serotonina puede bien inhibir, bien activar las señales nociceptivas ascendentes.
b) Los ISRS pueden empeorar el dolor puesto que la serotonina puede activar pero no inhibir las señales nociceptivas ascendentes.
c) Los ISRS pueden mejorar el dolor puesto que la serotonina puede inhibir pero no activar las señales nociceptivas ascendentes.
d) Los ISRS no tienen efecto sobre el dolor puesto que la serotonina ni activa ni inhibe las señales nociceptivas ascendentes.
e) Los ISRS tratan globalmente depresión, ansiedad, obsesión y dolor somático.

Respuesta correcta: a

Dos vías importantes a nivel central que inhiben la nocicepción ascendente son la serotoninérgica y la noradrenérgica. Por ello la mejoría de la neurotransmisión de cualquiera de estas dos vías puede contribuir a aliviar el dolor crónico. Sin embargo, la serotonina a nivel periférico activa las fibras nociceptivas y a nivel central, participa más en la modulación inhibitoria del dolor. Por tanto, la respuesta de un ISRS será inconsistente a nivel de síntomas de dolor somático.

Referencias:

Schaztberg AF, Nemeroff CB. Textbook of psychopharmacology. 4ª ed. American Psychiatric Publishing, 2009. Cap. 28, 66
Stahl SM. Stahl's Essential Psychopharmacology. 3ª ed. Cambridge University Press, 2008. Cap. 15.

15. ¿Qué opción de tratamiento escogería para una mujer de 43 años aquejada de trastorno de ansiedad generalizada (TAG), pobre calidad del sueño y somnolencia diurna?

a) Desvenlafaxina
b) Paroxetina en dosis única nocturna
c) Sertralina + Zopiclona
d) Trazodona + Zolpidem
e) Quetiapina

Respuesta correcta: c

La sertralina es un ISRS con indicación en TAG. La zopiclona, un hipnótico no benzodiazepínico aprobado en insomnio. La combinación de ambos agentes, antiedepresivo e hipnótico, además de tratar el cuadro globalmente, ha demostrado que puede incrementar tasas de remisión del TAG y de la depresión.

Por tanto son incorrectas las opciones en las que se plantean antidepresivos en monoterapia (desvenlafaxina o paroxetina), quetiapina por no tener indicación, y Trazodona + Zolpidem, porque la combinación del ISRS + hipnótico es a priori más efectiva y menos sedativa durante el día que esta última.

Referencias:

Fava M, et al. A post hoc analysis of the effect of nightly administration of eszopiclone and a selective serotonin reuptake inhibitor in patients with insomnia and anxious depression. J Clin Psychiatry. 2011 Apr;72(4):473-9.

Schaztberg AF, Nemeroff CB. Textbook of psychopharmacology. 4ª ed. American Psychiatric Publishing, 2009. Cap. 60.

16. Varón de 26 años con antecedentes de TDAH tratado satisfactoriamente hasta los 16 años con metilfenidato de liberación prolongada. Desde los 19 hasta los 22 años acudió a un Centro de Atención a Drogodependientes, siendo diagnosticado de dependencia de cocaína y de anfetaminas. Usted le lleva tratando dos años con 20mg de paroxetina por un trastorno de ansiedad generalizada. En la última cita el paciente le refiere que lleva varios meses con alta distraibilidad, dificultades para centrarse en la tarea, desorganización en sus cometidos y notable inatención. Su jefe le ha hecho dos advertencias y peligra su puesto de trabajo. Una exploración más profunda revela que cumple criterios en la actualidad de nuevo para TDAH. Elige atomoxetina por su historia previa de dependencia. ¿Qué interacción farmacocinética, si es que sucede, deberá tener en cuenta a la hora de ajustar las dosis de ambos fármacos?

a) La atomoxetina es un inductor del CYP2D6 y la paroxetina se metaboliza por el CYP2D6, por lo que deberá aumentarse la dosis de paroxetina.
b) La atomoxetina es un inhibidor del CYP2D6 y la paroxetina se metaboliza por el CYP2D6, por lo que deberá disminuirse la dosis de paroxetina.
c) La paroxetina es un inductor del CYP2D6 y la atomoxetina se metaboliza por el CYP2D6, por lo que deberá aumentarse la dosis de atomoxetina.
d) La paroxetina es un inhibidor del CYP2D6 y la atomoxetina se metaboliza por el CYP2D6, por lo que deberá disminuirse la dosis de atomoxetina.
e) No hay interacción farmacocinética relevante entre ambas por lo que no se precisan ajustes específicos de dosís.

Respuesta correcta: d

La atomoxetina se metaboliza por el CYP2D por lo que, al administrarla concomitantemente con cualquier fármaco que inhiba su metabolismo, como la paroxetina, deberá disminuirse su dosis.

Referencias:

Schaztberg AF, Nemeroff CB. Textbook of psychopharmacology. 4ª ed. American Psychiatric Publishing, 2009. Cap. 43
Stahl SM. Stahl's Essential Psychopharmacology. 3ª ed. Cambridge University Press, 2008. Cap. 17.

17. El neuropsicólogo le remite un paciente de 60 años que ha estudiado por posible deterioro cognitivo incipiente ya que concluye que lo que puede estar sucediéndole es una seudodemencia depresiva. Fundamentalmente tiene problemas en la atención sostenida y la memoria de trabajo. En consulta, usted evidencia ánimo depresivo franco asociado a síntomas ansiosos y decide prescribir vortioxetina porque ha estudiado recientemente su perfil

receptorial y lo ve óptimo en este paciente. ¿Cuál de las siguientes características es falsa respecto del perfil receptorial de vortioxetina?

a) Antagonismo Serotoninérgico 1A 5HT1A
b) Antagonismo Serotoninérgico 1D 5HT1D
c) Antagonismo Serotoninérgico 7 5HT7
d) Inhibidor del transportador de Serotonina (SERT)
e) Antagonismo Serotoninérgico 3 5HT3

Respuesta correcta: a

Vortioxetina es agonista, no antagonista, 5HT1A . Este agonismo favorece el aumento de la neurotransmisión serotoninérgica que genera la inhibición del SERT, mejorando los síntomas depresivos. Y está implicado también posiblemente en la mejora de la cognición al aumentar la actividad dopaminérgica a nivel de la corteza prefrontal. Igualmente, el antagonismo 5HT7 muestra evidencias de mejoría de los síntomas cognitivos asociados a la depresión, y de la ansiedad. El antagonismo 5HT1D es primordialmente ansiolítico. Y el 5HT3 también aumenta la disponibilidad de serotonina extracelular provocada por la inhibición del SERT. Colateralmente, reduce las incidencias de náuseas asociadas comúnmente a ISRS e IRSN.

Referencias:

Sanchez C, Asin KE, Artigas F. Vortioxetine, a novel antidepressant with multimodal activity: review of preclinical and clinical data. Pharmacol Ther. 2015 Jan;145:43-57.
Kelliny M, et al. Profile of vortioxetine in the treatment of major depressive disorder: an overview of the primary and secondary literature. Ther Clin Risk Manag. 2015; 11: 1193–1212.

18. Pauta clomipramina a un niño de 16 años debido a un trastorno obsesivo compulsivo que no ha mejorado con terapia cognitivo conductual. Los padres le preguntan que en cuánto tiempo podrá verse una mejoría significativa. Según los ensayos clínicos usted les replica que:

a) De 4 a 6 semanas
b) De 6 a 8 semanas
c) De 8 a 10 semanas
d) De 10 a 12 semanas
e) De 12 a 14 semanas

Respuesta correcta: c

La clomipramina es el fármaco más estudiado en el TOC infanto juvenil. La mayoría de estudios constatan una mejoría significativa (respondiendo entre el 60 y el 80%) alcanzada hacia las semanas 8 y 10.

Referencias:

Leonard HL, et al. Treatment of obsessive-compulsive disorder with clomipramine and desipramine in children and adolescents. A double-blind crossover comparison. Arch Gen Psychiatry. 1989 Dec;46(12):1088-92.
Ipser JC, et al. Pharmacotherapy for anxiety disorders in children and adolescents. Cochrane Database Syst Rev. 2009 Jul 8;(3)

19. ¿Cuál de los siguientes es un IMAO reversible?

a) Fenelzina
b) Tranilcipromina
c) Moclobemida
d) Maprotilina
e) Selegilina

Respuesta correcta: c

La moclobemida es un IMAO-B reversible. Fenelzina y tranilcipromina son inhibidores irreversibles de las MAO A y B. La selegilina, irreversible de la MAO B pero, a dosis altas, también de la A. La maprotilina es un antidepresivo tetracíclico.

Referencias:

Schaztberg AF, Nemeroff CB. Textbook of psychopharmacology. 4ª ed. American Psychiatric Publishing, 2009. Cap. 12 y18
Stahl SM. Stahl's Essential Psychopharmacology. 3ª ed. Cambridge University Press, 2008. Cap. 12.

20. ¿De los pacientes que responden a un ISRS, qué porcentaje de ellos lo hacen con la dosis inicial pautada?

a) 40%
b) 60%
c) 75%
d) 90%
e) 100%

Respuesta correcta: d

A diferencia de los tricíclicos, los ISRS no tienen una curva de respuesta lineal, incrementándose ésta proporcionalmente a los aumentos de dosis. Al menos el 90% de las respuestas a ISRS se consiguen con la dosis inicial. La sertralina es el que más suele aumentarse: de los 50mg iniciales hasta 150 o 200. En cambio, paroxetina el que más suele mantenerse con su dosis inicial de 20mg diarios.

Referencias:

Kaplan HI, Sadock BJ. Sinopsis de Psiquiatría. Ciencias de la conducta psiquiátrica clínica. (8ª ed) Ed. médica Panamericana Williams & Wilkins, Madrid, 1999.

21. Varón de 72 años con antecedentes de trastorno depresivo recurrente. El último episodio ha sido tratado satisfactoriamente con 20mg diarios de paroxetina y psicoterapia

interpersonal. ¿Cuál sería la opción más eficiente de tratamiento de mantenimiento para evitar recaídas?

a) Mantener paroxetina y psicoterapia interpersonal mensual
b) Mantener paroxetina y seguimiento clínico
c) Suspender gradualmente paroxetina y psicoterapia interpersonal mensual
d) Suspender gradualmente paroxetina y añadir donepezilo
e) Suspender gradualmente paroxetina y seguimiento clínico

Respuesta correcta: b

La opción pasa por mantener el tratamiento antidepresivo de modo crónico. Por otra parte, en pacientes mayores de 70 años la psicoterapia interpersonal mensual no ha demostrado que sea eficaz para prevenir recaídas.

Referencias:

Reynolds CF, et al. Maintenance treatment of major depression in old age. N Engl J Med. 2006 Mar 16;354(11):1130-8.

22. ¿Cuál de los siguientes tratamientos ha demostrado eficacia en el tratamiento de la cataplejia?

a) Fenobarbital
b) Benzodiazepinas
c) Modafinilo
d) Metilfenidato
e) Fluoxetina y amitriptilina

Respuesta correcta: e

Los ISRS y los tricíclicos han demostrado eficacia en cataplejia.

Las anfetaminas y el modafinilo mejoran el nivel de alerta y evitan la somnolencia provocada por la narcolepsia pero no vienen al caso en cataplejia. Las BZDs y el fenobarbital están contraindicados en narcolepsia-cataplejia.

Referencias:

Kaplan HI, Sadock BJ. Sinopsis de Psiquiatría. Ciencias de la conducta psiquiátrica clínica. (8ª ed) Ed. médica Panamericana Williams & Wilkins, Madrid, 1999.

23. ¿Qué ISRS se asocia más frecuentemente a síntomas extrapiramidales?

a) Citalopram
b) Fluoxetina
c) Paroxetina
d) Sertralina
e) Los ISRS no producen este tipo de efectos secundarios

Respuesta correcta: b

El temblor asociado a los ISRS se ve de un 5 a 10% de los pacientes, es decir, con 2 a 4 veces más frecuencia que con placebo. Los ISRS pueden provocar temblor, acatisia, rigidez, distonía, tortícolis, opistótonos, bradicinesia. Incluso se han descrito casos de discinesias tardías. Los pacientes con enfermedad de Parkinson pueden empeorar motóricamente. Los efectos extrapiramidales se asocian principalmente con fluoxetina, en especial con dosis superiores a 40 mg diarios. La patogénesis de estos efectos colaterales es desconocida, pero se hipotetiza que puede ser una inhibición de la transmisión dopaminérgica mediada por serotonina.

Referencias:

Coulter DM, et al. Fluoxetine and extrapyramidal side effects. Am J Psychiatry. 1995 Jan;152(1):122-5.
Kaplan HI, Sadock BJ. Sinopsis de Psiquiatría. Ciencias de la conducta psiquiátrica clínica. (8ª ed) Ed. médica Panamericana Williams & Wilkins, Madrid, 1999.

TEMA 27. PSICOFÁRMACOS ESTABILIZANTES DEL HUMOR: SALES DE LITIO Y OTROS. BENZODIACEPINAS

Javier Fernández Aurrecoechea

1. Varón de 32 años diagnosticado de trastorno bipolar con un último episodio mixto. Ha tenido síntomas de difícil control a lo largo de los últimos 18 meses y se le ha tratado con farmacopea diversa. En la revisión rutinaria expresa estabilidad anímica en los últimos tres meses. Sin embargo, aqueja temblor de predominio distal en las manos. ¿Cuál de los siguientes fármacos es el que está más probablemente implicado en su temblor?

a) Carbamazepina
b) Gabapentina
c) Lamotrigina
d) Carbonato de litio
e) Topiramato

Respuesta correcta: d

El carbonato de litio es uno de los tratamientos aprobados como primera línea para el trastorno bipolar. El temblor fino distal es uno de los efectos adversos más frecuentes del litio. Se ve habitualmente en los dedos estirados del paciente, con una frecuencia entre los 8 a 10Hz, y a veces está en relación con picos séricos del fármaco. Remite en ocasiones dividiendo la dosis de litio y disminuyendo la cafeína, si se toma.

Las opciones a, carbamazepina, c, lamotrigina, y e, topiramato son falsas. Aunque se usan en el trastorno bipolar, y la carbamazepina especialmente en sintomatología mixta, el temblor no es un efecto adverso común para todos ellos. La opción b, gabapentina es incorrecta ya que, aunque sí que puede generar temblor como efecto secundario, no está indicado, ni fuera de guía, para el manejo del trastorno bipolar.

Referencias:

Schaztberg AF, Nemeroff CB. Textbook of psychopharmacology. 4ª ed. American Psychiatric Publishing, 2009. Cap. 36-40
Stahl SM. Stahl's Essential Psychopharmacology. 3ª ed. Cambridge University Press, 2008. Cap. 13.

2. Mujer de 29 años con antecedentes de cuatro ingresos previos por un trastorno bipolar tipo I. Lleva dos años estabilizada con una combinación de carbonato de litio, valproato y olanzapina. Acude de urgencia a su consulta porque está embarazada de seis semanas. ¿Cuál de las siguientes afirmaciones es cierta respecto de su tratamiento?

a) El carbonato de litio y el valproato tienen efectos teratógenos conocidos y, por tanto, no son tratamientos de elección
b) El carbonato de litio y la olanzapina tienen efectos teratógenos conocidos y, por tanto, no son tratamientos de elección
c) El valproato y la olanzapina tienen efectos teratógenos conocidos y, por tanto, no son tratamientos de elección

d) El carbonato de litio, la olanzapina y el valproato tienen efectos teratógenos conocidos y, por tanto, no son tratamientos de elección

e) A pesar de que pueda tener tratamiento teratógeno, su estabilidad mantenida es prioritaria y debe mantenerse la pauta actual

Respuesta correcta: a

Ambos tienen efectos teratógenos conocidos. Se incluyen dentro de la categoría de riesgo D. El litio tiene evidencia de mayor riesgo de malformaciones neonatales y anomalías cardiacas, especialmente la anomalía de Ebstein. No obstante, estudios recientes apuntan que este riesgo cardiaco puede estar híper inflado. El valproato tiene mayor riesgo de causar defectos del tubo neural (espina bífida y otros) y otras anomalías congénitas. La olanzapina, por el contrario, no tiene efecto teratógeno conocido. Se encuadra en la categoría de riesgo C.

Referencias:

Schatzberg AF, Nemeroff CB. Textbook of psychopharmacology. 4ª ed. American Psychiatric Publishing, 2009. Cap. 36-40

Stahl SM. Stahl's Essential Psychopharmacology. 3ª ed. Cambridge University Press, 2008. Cap. 13.

Yacobi S, Ornoy A. Is lithium a real teratogen? What can we conclude from the prospective versus retrospective studies? A review. Isr J Psychiatry Relat Sci. 2008;45(2):95-106.

3. Mujer de 29 años diagnosticada y estable de un trastorno bipolar tipo I con 1000mg de carbonato de litio y 100 de lamotrigina. Presenta una lumbalgia aguda por la que se le prescribe ibuprofeno 600mg dos o tres tomas diarias en función de su dolor. Repentinamente comienza con temblor, diarrea, vómitos y sedación. ¿Cuál puede ser la causa de estos síntomas?

a) La lamotrigina incrementa los niveles de ibuprofeno causando toxicidad de éste.

b) El ibuprofeno incrementa los niveles de litio causando toxicidad de éste.

c) El litio incrementa los niveles de ibuprofeno causando toxicidad de éste.

d) El ibuprofeno incrementa los niveles de litio causando toxicidad de éste

e) El ibuprofeno incrementa los niveles de lamotrigina causando toxicidad de ésta.

Respuesta correcta: d

Los AINEs pueden incrementar los niveles de litio y causar una intoxicación por éste, como son los síntomas que empieza a padecer la paciente.

Referencias:

Schaztberg AF, Nemeroff CB. Textbook of psychopharmacology. 4ª ed. American Psychiatric Publishing, 2009. Cap. 54.

4. Niña de 12 años diagnosticada a los 10 de trastorno bipolar. Su madre la llevó a los 9 por primera vez al psiquiatra por accesos de ira inmotivados y violentos, agresividad contra su hermano y suma irritabilidad que se mantuvo durante 9 meses. Se descartaron tanto TDAH

como otros trastornos de conducta y a los 10 años se le inició tratamiento con 800mg de carbamazepina diarios. En estos dos años ha tenido un único episodio maniaco. Por contra, cada vez adolece de migrañas más debilitantes. Ha ganado peso hasta llegar a los 30kg, que le suponen un IMC de 30. Su madre no quiere una nueva medicación que pueda implicar ganancia ponderal. ¿Qué medicación añadiría usted a su tratamiento actual?

a) Topiramato 150mg diarios (5mg/kg/día)
b) Topiramato 400mg diarios (13mg/kg/día)
c) Carbonato de litio 600mg diarios (20mg/kg/día)
d) Carbonato de litio 1200mg diarios (40mg/kg/día)
e) Olanzapina 10mg diarios

Respuesta correcta: a

Aparte de que se usa fuera de guía como adyuvante en el trastorno bipolar, el topiramato está aprobado para el tratamiento de las migrañas. No tiene potencial ganancia de peso; incluso sí de perderlo. En niños se usan dosis normalmente menores (5-9mg/kg/día) que en adultos.

Si bien el litio se puede usar para cefaleas vasculares, no se usa en niños con esta indicación. Máxime, el litio puede acarrear mayores efectos secundarios en niños. Entre ellos, además, la ganancia ponderal. La olanzapina es una buena terapia coadyuvante a la carbamazepina para prevenir las manías. Sin embargo, la ganancia ponderal es muy frecuente con este fármaco.

Referencias:

Schaztberg AF, Nemeroff CB. Textbook of psychopharmacology. 4ª ed. American Psychiatric Publishing, 2009. Cap. 62-65.
Stahl SM. Stahl's Essential Psychopharmacology. 3ª ed. Cambridge University Press, 2008. Cap. 13.

5. Decide iniciar lamotrigina como coadyuvante a valproato en un paciente bipolar al que no acaban de controlársele ciertos síntomas depresivos. Comparado con lamotrigina en monoterapia, ¿qué ajuste debe hacer a la hora de escalar la dosis de lamotrigina en presencia de valproato?

a) Escalado más lento, misma dosis final
b) Escalado más lento, mitad de dosis final
c) Mismo escalado, misma dosis final
d) Mismo escalado, mitad de dosis final
e) Mismo escalado, doble de dosis final

Respuesta correcta: b

El valproato incrementa los niveles plasmáticos de lamotrigina por lo que, en comparación con monoterapia, la dosis final de lamotrigina debe ser menor y su escalado, más progresivo. Una manera adecuada de hacerlo sería tomar 25mg a días alternos durante dos semanas, 25mg diarios la tercera y cuarta, 50mg la quinta y 100mg diarios a partir de la sexta semana.

Referencias:

Stahl SM. Stahl's Essential Psychopharmacology. 3ª ed. Cambridge University Press, 2008. Cap. 13.

6. ¿Cuál es el mecanismo mediante el que algunos eutimizantes previenen disfunciones mitocondriales en el trastorno bipolar?

a) Elevar el nivel de proteínas antiapoptóticas
b) Disminuir el nivel de proteínas proapoptóticas
c) Incrementar los niveles de antioxidantes clave
d) a y b son correctas
e) Todas son correctas

Respuesta correcta: e

Tanto el litio como el valproato han demostrado que incrementan los niveles de la proteína Bcl-2, una proteína antiapoptótica. De este modo se mantiene el balance entre proteínas pro y antiapoptóticas en la membrana mitocondrial y se impide que se libere citocromo C y otras sustancias inductoras de la apoptosis. Asimismo, al igual que algunos antipsicóticos, pueden reducir los niveles de la proteína proapoptótica Bax. Por último, también incrementan los niveles de glutation, que es un antioxidante que puede reducir la presencia de radicales libres, previniendo igualmente de esta forma la la activación mitocondrial de la apoptosis.

Referencias:

Bachmann RF, et al. Common effects of lithium and valproate on mitochondrial functions: protection against methamphetamine-induced mitochondrial damage. Int J Neuropsychopharmacol. 2009 Jul;12(6):805-22.

7. Varón de 47 años sin antecedentes psiquiátricos previos. Como antecedentes médicos presenta VIH desde los 25 años en tratamiento actual con un inhibidor de la proteasa. Ingresa en una Unidad Psiquiátrica de Agudos por un episodio maniaco. Aparte de realizar un exhaustivo estudio para el diagnóstico diferencial, ¿qué consideraciones deberá tener en cuenta a la hora de iniciar cualquier psicofármaco?

a) La carbamazepina puede incrementar las concentraciones séricas de los inhibidores de la proteasa
b) Los inhibidores de la proteasa incremental las concentraciones séricas de valproato
c) Los pacientes con trastornos neuropsiquiátricos asociados al VIH pueden tener una pobre tolerabilidad al carbonato de litio y a los antipsicóticos
d) El valproato se tolera normalmente mal en pacientes VIH con signos de atrofia cortical en RMN
e) Todas son ciertas

Respuesta correcta: c

El carbonato de litio y los antipsicóticos son medicaciones típicamente mal toleradas en pacientes VIH, especialmente si hay alteraciones cerebrales en la RMN como atrofia cortical. El valproato y la carbamazepina se toleran mejor.

Las opciones a y b son incorrectas puesto que la carbamazepina puede reducir los niveles plasmáticos de los inhibidores de la proteasa y éstos, a su vez, disminuir los del valproato.

Referencias:

Kaplan HI, Sadock BJ. Sinopsis de Psiquiatría. Ciencias de la conducta psiquiátrica clínica. (8ª ed) Ed. médica Panamericana Williams & Wilkins, Madrid, 1999: 593-648.
Schatzberg AF, Nemeroff CB. Textbook of psychopharmacology. 4ª ed. American Psychiatric Publishing, 2009. Cap. 54.
Stahl SM. Stahl's Essential Psychopharmacology. 3ª ed. Cambridge University Press, 2008. Cap. 13.

8. Antes de iniciar carbonato de litio en una mujer de 32 años, ¿qué pruebas de laboratorio debería solicitar?

a) Perfil tiroideo, creatinina y perfil hepático
b) Perfil tiroideo, creatinina y test de embarazo
c) Perfil tiroideo, creatinina y hemograma completo
d) Perfil tiroideo, hemograma completo y test de embarazo
e) Perfil tiroideo, perfil hepático y test de embarazo

Respuesta correcta: b

El litio es teratogénico y se asocia fundamentalmente a defectos cardiacos (sobre todo la anomalía de Ebstein) por lo que deberá solicitarse un test de embarazo. Por otra parte, entre sus efectos secundarios destacan problemas gastrointestinales, nefrotoxicidad, temblores, leucocitosis, hipotiroidismo, pérdida de cabello, acné, psoriasis. En este sentido, resulta esencial el realizar un análisis de creatinina y perfil tiroideo antes de iniciar el tratamiento.

Referencias:

Schaztberg AF, Nemeroff CB. Textbook of psychopharmacology. 4ª ed. American Psychiatric Publishing, 2009. Cap. 36-40, 54.
Stahl SM. Stahl's Essential Psychopharmacology. 3ª ed. Cambridge University Press, 2008. Cap. 13.

9. Ingresa en su Unidad de Agudos un paciente con historia de trastorno bipolar con ciclación rápida por abandono de su tratamiento habitual con valproato. Usted inicia, entre otros, carbamazepina. El residente que rota con usted le pregunta que por qué no le pauta carbonato de litio. Le explica que se presume una mejor respuesta a carbamazepina que a carbonato de litio en ciclación rápida y, haciendo gala de buena docencia, también en todas estas situaciones excepto:

a) Manía disfórica
b) Primer episodio maniaco
c) Inexistencia de antedentes familiares afectivos
d) Epilepsia comórbida
e) Carbamazepina es más eficaz que el carbonato de litio en todos los supuestos anteriores

Respuesta correcta: b

El carbonato de litio es el fármaco más ampliamente usado en pacientes con un primer episodio maniaco ya que, en general, es el más efectivo en estos casos.

No obstante, la carbamazepina ha demostrado en ciertos estudios que puede ser más eficaz que el carbonato de litio en ciclación rápida, en manía disfórica y ante inexistencia de antecedentes familiares de trastornos afectivos. Como la carbamazepina es un antiepiléptico y además la toxicidad por litio puede provocar convulsiones, aquella sería preferible en la comorbilidad bipolar-epilepsia.

Referencias:

Schaztberg AF, Nemeroff CB. Textbook of psychopharmacology. 4ª ed. American Psychiatric Publishing, 2009. Cap. 36-40, 54.
Stahl SM. Stahl's Essential Psychopharmacology. 3ª ed. Cambridge University Press, 2008. Cap. 13.

10. Está dando clase sobre el trastorno bipolar a los alumnos de Medicina. Al acabar se le acerca un alumno interesado en las interacciones que puede tener el litio que toma su padre, bipolar tipo I estabilizado desde hace años. Entre las cinco cuestiones que le plantea usted le advierte de que la litemia puede incrementarse con todas estas situaciones excepto:

a) Ibuprofeno
b) Furosemida
c) Restricción de sal
d) Indometacina
e) Teofilina

Respuesta correcta: e

La teofilina, antiasmático, puede disminuir los niveles de litio.

AINEs como ibuprofeno e indometacina, diuréticos como furosemida y la restricción de sal en la dieta pueden aumentar la litemia.

Referencias:

Schaztberg AF, Nemeroff CB. Textbook of psychopharmacology. 4ª ed. American Psychiatric Publishing, 2009. Cap. 36-40, 54.
Stahl SM. Stahl's Essential Psychopharmacology. 3ª ed. Cambridge University Press, 2008. Cap. 13.

11. Está dando un curso de interacciones farmacológicas para psiquiatras. Llega al capítulo de VIH y apunta en la pizarra que los inhibidores de la proteasa pueden incrementar los niveles plasmáticos de los siguientes psicofármacos excepto:

a) Alprazolam
b) Zolpidem
c) Valproato
d) Bupropion
e) Fluoxetina

Respuesta correcta: c

Los inhibidores de la proteasa se metabolizan por el citocromo p450 y pueden inhibir el metabolismo de ciertos psicofármacos. Entre otros, bupropion, fluoxetina, alprazolam, zolpidem, midazolam, triazolam, desipramina, metadona. En cambio pueden inducir el metabolismo de valproato y lorazepam, por ejemplo, implicando una reducción en sus niveles plasmáticos. Por otra parte, hay algunos psicofármacos inductores del metabolismo de los inhibidores de la proteasa, como el fenobarbital y la carbamazepina.

Y otros inhibidores de su metabolismo, como la fluoxetina.

Referencias:

Schaztberg AF, Nemeroff CB. Textbook of psychopharmacology. 4ª ed. American Psychiatric Publishing, 2009. Cap. 36-40, 54.
Stahl SM. Stahl's Essential Psychopharmacology. 3ª ed. Cambridge University Press, 2008. Cap. 13.

12. Comentando con un residente los tratamientos habitualmente empleados como primera línea en el tratamiento de los trastornos de ansiedad le señala todos los siguientes salvo:

a) Fluoxetina
b) Paroxetina
c) Diazepam
d) Fluvoxamina
e) Venlafaxina

Respuesta correcta: c

Los antidepresivos son el tratamiento de elección para los trastornos de ansiedad. Especialmente los que actúan sobre el sistema serotoninérgico se recomiendan como primera línea para el trastorno obsesivo compulsivo, la fobia social, el trastorno de pánico y el estrés postraumático. A la larga demuestran mayor eficacia que las benzodiacepinas y son más fáciles de discontinuar. Cada vez con más frecuencia se relega a las benzodiacepinas como tratamiento sintomático puntual o para aliviar síntomas ansiosos groseros hasta que hace efecto la pauta de antidepresivo. El tratamiento a largo plazo con BZDs debe reservarse exclusivamente para pacientes no respondedores o intolerantes a los antidepresivos.

Referencias:

Kaplan HI, Sadock BJ. Sinopsis de Psiquiatría. Ciencias de la conducta psiquiátrica clínica. (8ª ed) Ed. médica Panamericana Williams & Wilkins, Madrid, 1999: 593-648.

13. ¿Cuál de las siguientes benzodiazepinas no se absorbe completamente tras su administración oral?

a) Alprazolam
b) Clorazepato
c) Midazolam
d) Triazolam
e) Todas se absorben completamente

Respuesta correcta: b

Todas estas benzodiacepinas se absorben completamente tras su administración oral salvo el clorazepato. Y alcanzan picos plasmáticos de 30 a 120 minutos. El clorazepato se metaboliza en el estómago en desmetildiazepam, y ya entonces se absorbe completamente.

Referencias:

Kaplan HI, Sadock BJ. Sinopsis de Psiquiatría. Ciencias de la conducta psiquiátrica clínica. (8ª ed) Ed. médica Panamericana Williams & Wilkins, Madrid, 1999: 593-648.

14. Todos los factores siguientes son indicadores de buena respuesta al carbonato de litio excepto:

a) Buen ajuste premórbido
b) Antecedentes familiares de trastorno bipolar
c) Fase mixta
d) Trastorno bipolar sin ciclos rápidos
e) Todos son factores de buena respuesta

Respuesta correcta: d

Los episodios mixtos, el consumo de sustancias, los cicladores rápidos y el trastorno bipolar secundario a una condición médica responden típicamente peor al litio.

Referencias:

Schaztberg AF, Nemeroff CB. Textbook of psychopharmacology. 4ª ed. American Psychiatric Publishing, 2009. Cap. 36-40
Stahl SM. Stahl's Essential Psychopharmacology. 3ª ed. Cambridge University Press, 2008. Cap. 13.

15. Un paciente de 45 años diagnosticado de trastorno bipolar, estable y en tratamiento con litio en monoterapia desde hace años le plantea que cree estar curado de su trastorno y que quiere dejar el tratamiento. Usted le explica que los estudios más replicados tienden a demostrar que la tasa de recaída del trastorno bipolar si se suspende el litio está entorno al:

a) 10% en un año
b) 50% en un año
c) 20% en seis meses
d) 50% en seis meses
e) 50% en dos años

Respuesta correcta: c

El trastorno bipolar tiene una de las tasas de recaída más altas, especialmente tras abandono del tratamiento. Por eso es fundamental el cumplimiento del tratamiento y la psicoeducación en este sentido.

Referencias:

Kaplan HI, Sadock BJ. Sinopsis de Psiquiatría. Ciencias de la conducta psiquiátrica clínica. (8ª ed) Ed. médica Panamericana Williams & Wilkins, Madrid, 1999: 593-648.

16. Varón de 37 años diagnosticado de trastorno bipolar con antecedentes de dos ingresos por fases maniacas con síntomas psicóticos y uno por fase depresiva grave sin síntomas psicóticos. Lleva tratamiento de mantenimiento, y estable sin alteraciones fasotímicas desde hace 4 años. En la revisión de hoy le refiere debilidad, falta de motivación y energía. Añade que durante el invierno se sintió con un frío desmedido para la temperatura objetiva y pregunta si no estará atravesando una nueva fase depresiva. Usted:

a) Lo deriva a urgencias del Hospital para realizar un ingreso
b) Diagnostica de fase depresiva moderada e inicia antidepresivo
c) Solicita niveles de TSH
d) Solicita litemia
e) Suspende el litio

Respuesta correcta: c

El litio puede causar hipotiroidismo. Por eso, antes de iniciar antidepresivos en una situación clínica en la que pudiera sospecharse alteración tiroidea como la actual, lo primero es realizar analítica con niveles de TSH

Referencias:

Schaztberg AF, Nemeroff CB. Textbook of psychopharmacology. 4ª ed. American Psychiatric Publishing, 2009. Cap. 36-40
Stahl SM. Stahl's Essential Psychopharmacology. 3ª ed. Cambridge University Press, 2008. Cap. 13.

17. ¿Cuál de los siguientes fármacos ha demostrado eficacia disminuyendo las tasas de suicidio?
a) Olanzapina
b) Carbamazepina
c) Sertralina

d) Valproato
e) Carbonato de litio

Respuesta correcta: e

Hay muchos estudios naturalísticos que demuestran que, independientemente de sus propiedades eutimizantes y antipsicóticas, respectivamente, tanto el litio como la clozapina disminuyen las tasas de suicidio.

Referencias:

Kaplan HI, Sadock BJ. Sinopsis de Psiquiatría. Ciencias de la conducta psiquiátrica clínica. (8ª ed) Ed. médica Panamericana Williams & Wilkins, Madrid, 1999: 593-648.

18. Todo lo siguiente es cierto respecto de carbamazepina excepto:

a) Induce su propio metabolismo
b) Puede provocar SIADH
c) Disminuye los niveles de valproato
d) Su grado de toxicidad no puede determinarse en función de sus niveles plasmáticos
e) Se elimina por metabolismo extrahepático

Respuesta correcta: d

La carbamazepina es un potente inductor del sistema del citocromo p450. Puede disminuir por tanto los niveles de valproato e incluso inducir su propio metabolismo. Se metaboliza tanto por el CYP3A4 como por otros mecanismos oxidativos y se excreta principalmente por vía renal. Como efecto secundario grave, aunque raro, puede provocar SIADH. Sus niveles plasmáticos no suelen ser útiles para establecer el grado exacto de toxicidad que está provocando.

Referencias:

Schaztberg AF, Nemeroff CB. Textbook of psychopharmacology. 4ª ed. American Psychiatric Publishing, 2009. Cap. 36-40
Stahl SM. Stahl's Essential Psychopharmacology. 3ª ed. Cambridge University Press, 2008. Cap. 13.

19. Todos los siguientes son efectos secundarios del carbonato de litio excepto:

a) Sed
b) Polidipsia
c) Diplopia
d) Temblor fino
e) Disfunción eréctil

Respuesta correcta: c

El litio puede causar visión borrosa pero no diplopía. La sed, polidipsia y poliuria son efectos secundarios frecuentes, relacionados con la afectación de la bomba sodio-potasio del túbulo renal. El temblor está relacionado con los niveles terapéuticos, siendo aquél un posible indicador de que éstos se han rebasado. La disfunción eréctil ocurre alrededor de en un 7% de pacientes.

Referencias:

Schaztberg AF, Nemeroff CB. Textbook of psychopharmacology. 4ª ed. American Psychiatric Publishing, 2009. Cap. 36-40
Stahl SM. Stahl's Essential Psychopharmacology. 3ª ed. Cambridge University Press, 2008. Cap. 13.

20. ¿ En cuál de las siguientes situaciones no ha demostrado eficacia la lamotrigina ?

a) Manía aguda
b) Trastorno bipolar tipo I
c) Síndromes dolorosos
d) Epilepsia parcial
e) Es eficaz en todas las anteriores

Respuesta correcta: a

La lamotrigina no es eficaz como medida principal en manía aguda. Sí ha demostrado eficacia en el mantenimiento del trastorno bipolar tipo I y está aprobada como tal desde 2003. Tiene efecto analgésico demostrado en diversos estudios entono a cuadros álgicos como el dolor tras prostatectomía transuretral, polineuropatía distal, neuropatía por VIH. Y es usado como tratamiento de la epilepsia por crisis parciales.

Referencias:

Schaztberg AF, Nemeroff CB. Textbook of psychopharmacology. 4ª ed. American Psychiatric Publishing, 2009. Cap. 36-40
Stahl SM. Stahl's Essential Psychopharmacology. 3ª ed. Cambridge University Press, 2008. Cap. 13.

21. Mujer de 56 años diagnosticada de trastorno bipolar tipo I desde hace años y estable en monoterapia con carbonato de litio. En las últimas visitas le refiere que siente que la medicación ha perdido eficacia, que tiene ciertos vaivenes subsindrómicos que no había experimentado antes. No hay una causa concreta, ni estacional ni orgánica que usted encuentre por lo que decide añadir:

a) Antipsicótico atípico
b) Lamotrigina
c) Carbamazepina
d) Valproato
e) Cualquiera de los anteriores

Respuesta correcta: e

Algunos pacientes parecen desarrollar tolerancia al litio tras varios años de tratamiento e incluso estables. La tolerancia puede solventarse añadiendo cualquiera de los cuatro fármacos arriba planteados. De igual modo que se maneja en los pacientes que resultan parcialmente respondedores desde un inicio.

Referencias:

Kaplan HI, Sadock BJ. Sinopsis de Psiquiatría. Ciencias de la conducta psiquiátrica clínica. (8ª ed) Ed. médica Panamericana Williams & Wilkins, Madrid, 1999: 593-648.

22. Mujer de 61 años diagnosticada de trastorno bipolar en tratamiento desde hace años con carbonato de litio y lamotrigina. La familia la lleva a Urgencias por un cuadro súbito consistente en dolor abdominal, vómitos, temblor de manos, ataxia y disartria. Realiza un ECG y observa ligero incremento del intervalo QT y algunas inversiones difusas de la onda T. Como único cambio significativo la familia refiere reciente introducción por parte de Cardiología de ácido acetilsalicílico y un IECA que no recuerdan por coronariopatía. ¿Cuál es la causa más factible de los síntomas que padece la paciente?

a) Toxicidad por lamotrigrina debido a interacción con ácido acetilsalicílico
b) Toxicidad por litio debido a interacción con ácido acetilsalicílico
c) Toxicidad por litio debido a interacción con IECA
d) Toxicidad por litio debido a interacción con lamotrigina
e) Fallo renal agudo secundario a ácido acetilsalicílico

Respuesta correcta: c

La paciente presenta una intoxicación por litio. La causa más posible es la reciente adición del IECA, ya que han demostrado que disminuyen el aclaramiento renal del litio. Aunque la mayoría de los AINEs han demostrado interacciones peligrosas con litio, no es el caso del ácido acetilsalicílico

Referencias:

Juurlink DN, et al. Drug-induced lithium toxicity in the elderly: a population-based study. J Am Geriatr Soc. 2004 May;52(5):794-8.
Schaztberg AF, Nemeroff CB. Textbook of psychopharmacology. 4ª ed. American Psychiatric Publishing, 2009. Cap. 54.

TEMA 28. OTROS PSICOFÁRMACOS. EFECTOS SECUNDARIOS INDESEABLES DE LOS PSICOFÁRMACOS Y RECOMENDACIONES TERAPÉUTICAS GENERALES PARA SU MANEJO.

Javier Fernández Aurrecoechea

1. ¿Cuál de los siguientes fármacos actúa sobre el glutamato y los receptores NMDA?

a) Naltrexona
b) Disulfiram
c) Acamprosato
d) Topiramato
e) a y d son correctas

Respuesta correcta: c

El acamprosato reduce el estado de hiperactivación glutamatérgica característico de la abstinencia alcohólica inhibiendo el receptor NMDA y favoreciendo la recaptación sinaptosómica de glutamato.

La naltrexona es un antagonista opioide. El disulfiram bloquea la acetaldehido deshidrogenasa. Y el topiramato bloquea los receptores GABA-A.

Referencias:

Kaplan HI, Sadock BJ. Sinopsis de Psiquiatría. Ciencias de la conducta psiquiátrica clínica. (8ª ed) Ed. médica Panamericana Williams & Wilkins, Madrid, 1999: 593-648.

2. Tras múltiples cambios de neuroléptico acaba estabilizando a un paciente esquizofrénico de 33 años con haloperidol. Sin embargo, a los pocos meses comienza a experimentar notable e invalidante sintomatología parkinsoniana. Dada la dificultad para su estabilización decide asociar un fármaco corrector en lugar de realizar otro cambio. ¿A qué nivel debería actuar este corrector?

a) Inhibidor de la colinesterasa
b) Antagonista de receptores muscarínicos 1 M1
c) Antagonista de receptores histamínicos 1 H1
d) Agonista de receptores alfa 1
e) b y d son correctas

Respuesta correcta: b

Los síntomas extrapiramidales están motivados por un déficit dopaminérgico y un relativo exceso colinérgico en la vía nigroestriada. Aumentar la dopamina y/o bien disminuir la acetilcolina aliviará esta sintomatología. Así, un antagonista M1 evitará que la acetilcolina se una a sus receptores, disminuyendo su disponibilidad y mejorando así los efectos extrapiramidales.

Por el contrario, un inhibidor de la acetil colinesterasa reduciría su metabolismo, incrementando su disponibilidad y empeorando por tanto los secundarismos. El sistema histaminérgico no está relacionado con los efectos parkinsonoides. Es cierto que algunos anti H1 tienen también propiedades anti M1, pero el antagonismo H1 per se no alivia estos síntomas. Respecto de la respuesta d, el haloperidol es antagonista alfa 1. Por tanto, un agonista revertiría sus efectos. Por otro lado, el antagonismo alfa 1 no provoca efectos parkinsonianos sino otro efecto secundario importante de algunos neurolépticos, la acatisia. De hecho, a veces se usan beta bloqueantes para mejorar la acatisia.

Referencias:

Schaztberg AF, Nemeroff CB. Textbook of psychopharmacology. 4ª ed. American Psychiatric Publishing, 2009. Cap. 34.
Stahl SM. Stahl's Essential Psychopharmacology. 3ª ed. Cambridge University Press, 2008. Cap. 10.

3. Mujer de 47 años con diagnóstico de trastorno esquizoafectivo, predominando en las descompensaciones afectivas el polo depresivo. Ha desarrollado una discinesia tardía motivada por el tratamiento durante dos años con 15mg diarios de haloperidol añadido al eutimizante. ¿Cuál de las siguientes terapéuticas sería la más adecuada para manejar su discinesia?

a) Amantadina
b) Benzotropina
c) Donepezilo
d) Reserpina
e) b y d son correctas

Respuesta correcta: a

En un tercio de los pacientes desaparece la discinesia tardía tras seis meses de interrupción del tratamiento que la causó. Para los pacientes que continúan padeciéndolo, hay ciertas opciones. La amantadina es un agonista dopaminérgico con evidencia sobre la discinesia tardía. Aunque no se considera aún de primera línea, sería la mejor de las opciones para esta paciente ya que los dos agentes de pimera línea (tetrabenazina y reserpina) son depresivógenos.

La benzotropina es un agente anticolinérgico a nivel central. Puede mejorar el parkinsonismo secundario pero, en cambio, exacerbar o desenmascarar las discinesias. El donepezilo es un anticolinesterásico pero los escasos estudios declinan que sea eficaz en la discinesia tardía. La reserpina es un deplecionador catecolaminérgico (por tanto dopaminérgico) con uso limitado a ciertos casos de hipertensión y de primera línea en discinesia tardía. Sin embargo, está contraindicado en pacientes con historia de depresión.

Referencias:

Aia PG, et al. Tardive dyskinesia. Curr Treat Options Neurol 2011; 13(3):231-41.

4. Un compañero ginecólogo le pide valoración psiquiátrica en la urgencia por una mujer que acaba de sufrir una agresión sexual y se encuentra muy traumatizada. Aparte de intervención psicológica en crisis, ¿qué fármaco de entre los siguientes parece que tiene cierto papel preventivo del desarrollo ulterior de un trastorno por estrés postraumático (TEPT)?

a) Agonista NMDA como la d-cicloserina
b) Ligando alfa 2 delta como la pregabalina
c) Benzodiazepinas de vida media intermedia-larga como el diazepam
d) Benzodiazepinas de vida media corta como el lorazepam
e) Bloqueante beta adrenérgico como el propanolol

Respuesta correcta: e

Los beta bloqueantes impiden el desarrollo de un miedo condicionado justo tras un trauma. Por eso estaría justificado el uso (fuera de guía) de propanolol, para ayudar a que disminuya el riesgo de un trastorno de ansiedad como el TEPT secundario al trauma.

Los agonistas NMDA juegan cierto papel a la hora de la extinción del miedo una vez que se ha conformado el TEPT. No estaría indicado ahora, en el momento agudo. Los ligándos alfa 2 delta se usan para el tratamiento del trastorno de ansiedad instaurado más que para lidiar con el trauma inmediato. Igual sucede con las BZDs, empleadas cuando el trastorno ansioso está activo, no para prevenir su patogénesis.

Referencias:

Orr SP, et al. Effects of beta blockade, PTSD diagnosis, and explicit threat on the extinction and retention of an aversively conditioned response. Biol Psychol. 2006 Oct;73(3):262-71.
Schaztberg AF, Nemeroff CB. Textbook of psychopharmacology. 4ª ed. American Psychiatric Publishing, 2009. Cap. 56.

5. ¿Por qué mecanismo puede la pregabalina aliviar el dolor?

a) Unión a canales iónicos de sodio cerrados
b) Unión a canales iónicos de sodio abiertos
c) Unión a canales iónicos de calcio cerrados
d) Unión a canales iónicos de calcio abiertos
e) Todas son correctas. La pregabalina modula el dolor estabilizando la conducción del impulso nervioso en canales de sodio y calcio.

Respuesta correcta: d

Tanto los canales de sodio como los canales de calcio están implicados en la conducción del dolor. Sin embargo, la pregabalina actúa exclusivamente sobre los canales de calcio, uniéndose a la subunidad alfa 2 delta de los mismos. Y, con respecto al dolor, es útil puesto que bloquea los canales abiertos que están particularmente activos.

Referencias:

Schaztberg AF, Nemeroff CB. Textbook of psychopharmacology. 4ª ed. American Psychiatric Publishing, 2009. Cap. 28, 66.
Stahl SM. Stahl's Essential Psychopharmacology. 3ª ed. Cambridge University Press, 2008. Cap. 15.

6. ¿Sobre qué receptores actúa principalmente el zolpidem?

a) Histamina 1
b) Histamina 2
c) Melatonina 1 y 2
d) GABA A isoforma alfa 1
e) GABA A isoformas alfa 2 y 3

Respuesta correcta: d

Aunque hay muchos hipnóticos que no son selectivos para las isoformas del receptor GABA A (como las benzodiazepinas o la zopiclona), el zolpidem es específico para la isoforma alfa 1.

Referencias:

Schaztberg AF, Nemeroff CB. Textbook of psychopharmacology. 4ª ed. American Psychiatric Publishing, 2009. Cap. 42.
Stahl SM. Stahl's Essential Psychopharmacology. 3ª ed. Cambridge University Press, 2008. Cap. 16.

7. Acude a su consulta una mujer de 24 años diagnosticada de TDAH a los 10, tratada entonces con metilfenidato de liberación inmediata y desde los 14 a los 19 con metilfenidato de liberación prolongada. Desde entonces hasta ahora ha tenido periodos de consumo perjudicial de estimulantes, alcohol y cocaína. Tras su exploración, evidencia sintomatología descompensada y decide iniciar 80mg de atomoxetina dado que no tiene potencial abusivo. ¿Por qué?

a) Porque disminuye los niveles de noradrenalina en el núcleo accumbens pero no en el córtex prefrontal
b) Porque incrementa los niveles de dopamina en el córtex prefrontal pero no en el núcleo accumbens
c) Porque modula los niveles de serotonina en los núcleos del rafe
d) Porque incrementa los niveles de dopamina en el estriado y en el córtex cingular anterior
e) a y b son correctas

Respuesta correcta: b

La atomoxetina es un inhibidor selectivo de la recaptación de noradrenalina ya que inhibe el transportador de noradrenalina (NET). En el córtex prefrontal hay escasa densidad del transportador de dopamina (DAT) por lo que la inhibición del NET aumenta tanto la noradrenalina como la dopamina. Como, además, hay muy pocos NET en el núcleo accumbens, la atomoxetina no aumenta ni noradrenalina ni dopamina a este nivel, que es el centro de la recompensa cerebral y, por tanto, ahí reside su nulo potencial de abuso.

Referencias:

Schaztberg AF, Nemeroff CB. Textbook of psychopharmacology. 4ª ed. American Psychiatric Publishing, 2009. Cap. 43.
Stahl SM. Stahl's Essential Psychopharmacology. 3ª ed. Cambridge University Press, 2008. Cap. 17.

8. Los psicofármacos empleados en el TDAH deben usarse con precaución o directamente no emplearse si hay problemas cardiacos. Pero, en el caso de disfunción hepatica, ¿con cuál de estos debería tener un especial cuidado?

a) Atomoxetina
b) Metilfenidato de liberación inmediata
c) Metilfenidato de liberación prolongada
d) Lisdexanfetamina
e) Todas son correctas

Respuesta correcta: a

La atomoxetina debe ajustarse cuidadosamente en insuficiencia hepatica. Si es insuficiencia moderada deberá disminuirse la dosis hasta el 50%; si es grave, al 25%.
Metilfenidato y lisdexanfetamina no se metabolizan principalmente por hígado.

Referencias:

Schaztberg AF, Nemeroff CB. Textbook of psychopharmacology. 4ª ed. American Psychiatric Publishing, 2009. Cap. 43.
Stahl SM. Stahl's Essential Psychopharmacology. 3ª ed. Cambridge University Press, 2008. Cap. 17.

9. ¿Cuál de las siguientes propiedades de la memantina es útil para el tratamiento de la enfermedad de Alzheimer?

a) Antagonismo serotoninérgico 5HT3
b) Antagonismo sigma
c) Antagonismo NMDA en el sitio del PCP
d) Antagonismo NMDA en el sitio del magnesio
e) Agonismo NMDA

Respuesta correcta: d

La memantina es un antagonista NMDA que se une al sitio del magnesio. Hipotéticamente impide que se genere una cascada de glutamato que interfiera con el funcionamiento basal en reposo de las neuronas glutamatérgicas y, de este modo, mejoraría la memoria.

No es un agonista NMDA ni actúa en el sitio de la PCP. Sí es un antagonista sigma y 5HT3, pero con actividad débil respecto de ambos y no se sabe hasta qué punto están implicados estos antagonismos en la mejoría de la enfermedad de Alzheimer.

Referencias:

Schaztberg AF, Nemeroff CB. Textbook of psychopharmacology. 4ª ed. American Psychiatric Publishing, 2009. Cap. 52.

10. ¿Cómo explicaría a un paciente que escoge naltrexona como tratamiento de su trastorno por dependencia de alcohol?

a) La naltrexona bloqueará sus receptores opioides mu. De este modo se reducirá la euforia que normalmente experimenta cuando bebe demasiado.
b) La naltrexona bloqueará sus receptores glutamatérgicos metabotrópicos. De este modo se reducirá la euforia que normalmente experimenta cuando bebe demasiado.
c) La naltrexona estimulará sus receptores opioides mu. De este modo se reducirá la euforia que normalmente experimenta cuando bebe demasiado.
d) La naltrexona estimulará sus receptores glutamatérgicos metabotrópicos. De este modo se reducirá la euforia que normalmente experimenta cuando bebe demasiado.
e) La naltrexona bloqueará sus receptores opioides mu y estimulará sus receptores glutamatérgicos metabotrópicos. De este modo se reducirá la euforia que normalmente experimenta cuando bebe demasiado.

Respuesta correcta: a

La naltrexona bloquea los receptores opiodes mu, no los estimula ni tampoco actúa sobre receptores glutamatérgicos. De este modo reduce el deseo de beber en demasía, decreciendo así la recompensa.

Referencias:

Stahl SM. Stahl's Essential Psychopharmacology. 3ª ed. Cambridge University Press, 2008. Cap. 19.

11. ¿Cuál de las siguientes no es una ventaja de nalmefeno respecto de naltrexona?

a) El nalmefeno tiene mayor vida media
b) El nalmefeno tiene mayor antagonismo sobre los receptores opioides mu y delta y además es agonista parcial kappa
c) El nalmefeno tiene mayor biodisponibilidad oral
d) El nalmefeno no tiene toxicidad hepática relacionada con la dosis
e) Todas son ventajas del nalmefeno sobre la naltrexona

Respuesta correcta: e

Vida media nalmefeno: 12,5 horas. Naltrexona: 10 horas. Naltrexona únicamente es antagonista: mu, kappa y delta. La biodisponibilidad del nalmefeno por vía oral es del 40%; de naltrexona, entre un 5 y 40%. Las dosis muy elevadas de naltrexona pueden provocar insuficiencia hepática.

Referencias:

Paille F, Martini H. Nalmefene: a new approach to the treatment of alcohol dependence. Subst Abuse Rehabil. 2014; 5: 87–94.

Palpacuer C, et al. Risks and Benefits of Nalmefene in the Treatment of Adult Alcohol Dependence: A Systematic Literature Review and Meta-Analysis of Published and Unpublished Double-Blind Randomized Controlled Trials. PLoS Med. 2015 Dec; 12(12): e1001924.
Stahl SM. Stahl's Essential Psychopharmacology. 3ª ed. Cambridge University Press, 2008. Cap. 19.

12. Varón de 47 años con historia de dependencia alcohólica desde los 20. Ha realizado múltiples intentos de deshabituación pero nunca se ha mantenido abstinente más de seis meses. En la actualidad muestra un patrón de consumo casi diario en atracones. Expresa que en cuanto toma tres cervezas se siente incapaz de parar y acaban siendo 10 y cuatro copas de media. Ahora tiene un acicate para el cambio: está conociendo a una mujer. Suelen ir a cenar y toman una botella de vino entre los dos. El paciente no quiere dejar este consumo moderado pero sí evitar que este consumo acabe disparado como usualmente. ¿Qué medicación le propondría?

a) Disulfiram
b) Cianamida cálcica
c) Nalmefeno
d) Naloxona
e) Acamprosato

Respuesta correcta: c

El nalmefeno reduce la sensación de recompensa y la euforia asociada a la misma en el gran bebedor gracias al bloqueo opioide mu, además de generarle saciedad. Dado que el paciente, además, va a continuar con un consumo moderado, es la única de las opciones reflejadas que encajaría en el paciente.

El disulfiram y la cianamida son fármacos aversivos, contraindicados con consumo activo. La naloxona se usa en la sobredosis opioide. Y el acamprosato se emplea mayormente en la terapia de mantenimiento de la abstinencia, que tampoco es el caso.

Referencias:

Paille F, Martini H. Nalmefene: a new approach to the treatment of alcohol dependence. Subst Abuse Rehabil. 2014; 5: 87–94.
Palpacuer C, et al. Risks and Benefits of Nalmefene in the Treatment of Adult Alcohol Dependence: A Systematic Literature Review and Meta-Analysis of Published and Unpublished Double-Blind Randomized Controlled Trials. PLoS Med. 2015 Dec; 12(12): e1001924.
Stahl SM. Stahl's Essential Psychopharmacology. 3ª ed. Cambridge University Press, 2008. Cap. 19.

13. Está descartando causa orgánica para el primer episodio maniaco de un varón de 37 años. La familia le informa que recientemente le introdujeron un nuevo tratamiento. ¿Cuál de los siguientes puede descartar como causa del episodio maniaco?

a) Disulfiram
b) Bromocriptina
c) Isoniazida

d) Propanolol
e) Todos ellos están descritos como causa de manía farmacógena

Respuesta correcta: d

No hay evidencia de que el propanolol pueda causar episodios maniacos como efecto secundario. Sí con la isoniazida que, aunque tuberculostático, es un IMAO, y con el disulfiram y la bromocriptina por incrementar los niveles dopaminérgicos.

Referencias:

Kaplan HI, Sadock BJ. Sinopsis de Psiquiatría. Ciencias de la conducta psiquiátrica clínica. (8ª ed) Ed. médica Panamericana Williams & Wilkins, Madrid, 1999: 593-648.

14. Mujer de 45 años trasladada al Servicio de Urgencias con disminución del nivel de conciencia. Se plantea que es debido a una sobreingesta medicamentosa por los antecedentes personales de la paciente: personalidad cluster B e historial de intentos suicidas previos. Consulta la hoja de tratamiento del Médico de Atención Primaria y tiene activas prescripciones de alprazolam y zolpidem. Entre usted y el internista de guardia deciden iniciar flumazenilo. ¿Cuál de las siguientes afirmaciones es cierta respecto del flumazenilo?

a) Lamentablemente, el flumazenilo no funcionará si la sobreingesta es de zolpidem
b) Si además ha ingerido barbitúricos, también revertirá sus efectos
c) Deberá administrarse como bolo rápido intravenoso
d) Una vez administrada la dosis total deberá esperar 10 minutos si no responde antes de descartar que la causa de la sedación sea benzodiazepínica
e) Una de las preocupaciones que tiene en mente es la posibilidad de que el flumazenilo desencadene convulsiones.

Respuesta correcta: e

El flumazenilo revierte los efectos psicomotores, amnésicos y sedatives causados por los agonistas de receptors benzodiazepínicos. El efecto adverso grave más frecuente son las crisis convulsivas, aunque tienden a ser más frecuentes en pacientes epilépticos, que hayan ingerido grandes dosis de BZDs o que sean dependientes de las mismas.

También revierte los efectos de los fármacos Z (Zolpidem, Zopiclona, Zaleplon) por ser éstos también agonistas de receptores BZDs. No así los de los barbitúricos, etanol u opioides.

La administración no debe ser en bolo rápido. Inicialmente 0,2mg en 30 segundos, con una dosis objetivo de entre 1 a 3mg. Si un paciente no ha respondido tras 5 minutos de haberse llegado a 5mg de flumazenilo, puede descartar que la causa principal de su sedación sea benzodiazepínica.

Referencias:

Kaplan HI, Sadock BJ. Sinopsis de Psiquiatría. Ciencias de la conducta psiquiátrica clínica. (8ª ed) Ed. médica Panamericana Williams & Wilkins, Madrid, 1999.

15. El Zolpidem:

a) Está indicado exclusivamente como hipnótico
b) Alcanza su pico plasmático en 4-6 horas
c) Puede usarse durante la lactancia
d) a y b son correctas
e) Todas son correctas

Respuesta correcta: a

La única indicación del Zolpidem es como hipnótico. Actúa mediante el agonismo de los receptores GABA-A. Alcanza su pico plasmático en 2-3 horas. Vida media de 2 horas y media. Metabolización primordial por conjugación. Contraindicado en lactancia puesto que pasa a la leche materna.

Referencias:

Schaztberg AF, Nemeroff CB. Textbook of psychopharmacology. 4ª ed. American Psychiatric Publishing, 2009. Cap. 42.
Stahl SM. Stahl's Essential Psychopharmacology. 3ª ed. Cambridge University Press, 2008. Cap. 16.

16. ¿En cuál de las siguientes situaciones no se plantearía emplear dantroleno?

a) Catatonía
b) Furor maniaco
c) Síndrome neuroléptico maligno
d) Síndrome serotoninérgico
e) Hipertermia maligna

Respuesta correcta: b

El dantroleno es un relajante directo del músculo esquelético. Se cree que actúa sobre el restículo sarcoplásmico, probablemente sobre el receptor de rianodina (RyR1), aboliendo el proceso de interrelación entre la excitación y la contracción del músculo esqueletico. Desde su descubrimiento ha rebajado drásticamente las cifras de mortalidad por hipertermia maligna. Sus únicas indicaciones psiquiátricas son en catatonía, síndrome neuroléptico maligno y serotoninérgico.

Referencias:

Instantáneas. Síndrome de la hipertermia maligna. Med Interam 1997;16(7):412-3.

17. Dando una clase de psicogeriatría a los alumnos de Medicina hace especial hincapié en que los pacientes ancianos son especialmente sensibles a los siguientes efectos secundarios de los antipsicóticos excepto:

a) Boca seca
b) Discinesia tardía
c) Parestesias
d) Estado confusional tóxico
e) Acatisia

Respuesta correcta: c

Las parestesias no son un efecto secundario corriente de los antipsicóticos, ni en población adulta ni anciana.

Los ancianos, especialmente si tienen enfermedades neurológicas concomitantes, son particularmente susceptibles a los secundarismos de los neurolépticos como boca seca, discinesia tardía, acatisia y estado confusional tóxico (por efectos anticolinérgicos).

Referencias:

Schaztberg AF, Nemeroff CB. Textbook of psychopharmacology. 4ª ed. American Psychiatric Publishing, 2009. Cap. 28-33

Stahl SM. Stahl's Essential Psychopharmacology. 3ª ed. Cambridge University Press, 2008. Cap. 10.

18. Señale la opción correcta respecto de la buspirona.

a) Es un agonista parcial dopaminérgico significativamente efectivo en el tratamiento del TOC
b) Es un agonista parcial serotoninérgico significativamente efectivo en el tratamiento del TOC
c) Es un agonista parcial dopaminérgico significativamente efectivo en el tratamiento del trastorno de ansiedad generalizada
d) Es un agonista parcial serotoninérgico significativamente efectivo en el tratamiento del trastorno de ansiedad generalizada
e) Ninguna es correcta

Respuesta correcta: d

La buspirona es un agonista parcial serotoninérgico que ha demostrado eficacia del 60 al 80% de los pacientes aquejados de un trastorno de ansiedad generalizada. Es más efectivo tratando los síntomas cognitivos que los somáticos.

Referencias:

Kaplan HI, Sadock BJ. Sinopsis de Psiquiatría. Ciencias de la conducta psiquiátrica clínica. (8ª ed) Ed. médica Panamericana Williams & Wilkins, Madrid, 1999.

19. Señale la respuesta falsa respecto de la distonía provocada por neurolépticos:

a) Es más frecuente en hombres que en mujeres
b) Es más frecuente en pacientes más jóvenes

c) Puede provocar trismus
d) Es más frecuente que la acatisia
e) Puede corregirse con fármacos anticolinérgicos como el biperideno

Respuesta correcta: d

La acatisia es un efecto secundario más frecuente que la distonía aguda

Referencias:

Kaplan HI, Sadock BJ. Sinopsis de Psiquiatría. Ciencias de la conducta psiquiátrica clínica. (8ª ed) Ed. médica Panamericana Williams & Wilkins, Madrid, 1999.

20. Señale la respuesta falsa en relación con el acetato de ciproterona:

a) Se ha usado para controlar la desinhibición sexual en pacientes con retraso mental
b) Se usa ocasionalmente para tratar el comportamiento sexualmente desinhibido asociado a ciertas enfermedades mentales
c) Es más efectivo en ancianos
d) Disminuye la erección en respuesta al estímulo sexual
e) Puede administrarse oral o intramuscular

Respuesta correcta: c

El acetato de ciproterona bloquea la unión de dehidrotestosterona a sus receptores al igual que otros fármacos como la cimetidina. Por tanto, es más efectiva en pacientes con un mayor nivel de testosterona y un elevado impulso sexual, como los pacientes más jóvenes. Se emplea para controlar la desinhibición sexual o el comportamiento sexualmente agresivo que puede mostrarse en determinadas enfermedades, como el retraso mental. También se emplea para tratar el hirsutismo severo y la alopecia androgenética, en mujeres.

Referencias:

Berner W, et al. The cyproteronacetat treatment of sexual offenders. Neurosci Biobehav Rev. 1983 Fall;7(3):441-3.
Codispoti VL. Pharmacology of sexually compulsive behavior. Psychiatr Clin North Am. 2008 Dec;31(4):671-9.

21. ¿Cuál de los siguientes no es un efecto secundario achacable al bloqueo muscarínico de ciertos antidepresivos?

a) Hipotensión ortostática
b) Estreñimiento
c) Visión borrosa
d) Boca seca
e) Retención urinaria

Respuesta correcta: a

La hipotensión ortostática sucede por el bloqueo alfa 1 receptorial. El resto son efectos anticolinérgicos por bloqueo de receptores muscarínicos.

Referencias:

Schaztberg AF, Nemeroff CB. Textbook of psychopharmacology. 4ª ed. American Psychiatric Publishing, 2009. Cap. 13-17, 21-23
Stahl SM. Stahl's Essential Psychopharmacology. 3ª ed. Cambridge University Press, 2008. Cap. 12.

22. ¿Cuál de los siguientes antiepilépticos está relacionado con efectos secundarios mnésicos y de fluencia verbal, bien a dosis altas, bien cuando el escalado se realiza rápidamente?

a) Levetirazetam
b) Gabapentina
c) Topiramato
d) Lamotrigina
e) Valproato

Respuesta correcta: c

Referencias:

Schaztberg AF, Nemeroff CB. Textbook of psychopharmacology. 4ª ed. American Psychiatric Publishing, 2009. Cap. 36-40
Stahl SM. Stahl's Essential Psychopharmacology. 3ª ed. Cambridge University Press, 2008. Cap. 13.

Tema 29. TRASTORNOS DISOCIATIVOS

Vanessa Gómez Macias

1. Cuál de las siguientes constituye la comorbilidad más frecuente en personas con Trastorno de identidad disociativa :

a) Trastorno depresivo
b) Trastorno por abuso de sustancias
c) Crisis parciales complejas
d) Trastorno Límite de la Personalidad
e) Esquizofrenia

Respuesta correcta: a

"La mayoría de los pacientes con trastorno de identidad disociativo cumplen criterios diagnósticos de algún trastorno del estado de ánimo, normalmente del espectro de los trastornos depresivos". Página 460. Kaplan & Sadock. Sinopsis de Psiquiatría. 11ªEdición.

2. Para el diagnóstico de la amnesia disociativa según el DSM-V se requiere:

a) Amnesia completa anterógrada
b) Amnesia completa retrógrada
c) Ausencia de trastorno orgánico-cerebral, intoxicación o fatiga intensa
d) Signos de fluctuación y episodios de confusión
e) Que forme parte de una fuga disociativa

Respuesta correcta: c

Los criterios diagnósticos del DSM-V para la amnesia disociativa son:

- A. Incapacidad para recordar información autobiográfica importante, generalmente de naturaleza traumática o estresante, que es incompatible con el olvido ordinario.
- B. Los síntomas deben provocar molestias significativas, deterioro social o de otras áreas importantes en la actividad del individuo laboral o de otro tipo
- C. La alteración no se puede atribuir a los efectos fisiológicos de una substancia (drogas o fármacos) o a una enfermedad física o neurológica (trastorno amnésico por traumatismo craneal)
- D. La alteración no se explica mejor por un trastorno de identidad disociativo, en el trastorno por estrés postraumático en el trastorno por estrés agudo o en el trastorno de síntomas somáticos o un trastorno neurocognitivo importante o leve.

- Especificar:
    - Con fuga disociativa: deambular aparentemente con un propósito o vagabundeo desorientado que se asocia a amnesia de la identidad o de otra información autobiográfica importante.

Referencias:

Manual Diagnóstico y Estadístico de los Trastornos Mentales. 5º Edición.

3. El concepto "automatismo mental "susceptible de disociarse en situaciones traumáticas se los debemos a :

    a. Charcot
    b. Freud
    c. Janet
    d. Babinski
    e. Breuer

Respuesta correcta: c

"Janet concebía la vida psíquica como un agregado de elementos complejos que denominaba " automatismos mentales", resultantes de la asociación de representaciones con emociones que se expresaban en situaciones adaptativas específicas. Para Janet los automatismos se hallaban normalmente agregados en la conciencia y se expresaban de forma voluntaria, pero en situaciones estresantes o traumáticas podían "disociarse" o "desagregarse" y expresarse de forma autónoma...". Página 1312. Vallejo Ruiloba.Tratado de Psiquiatría. Vol II.

4. Señale la afirmación incorrecta en el Trastorno de Despersonalización :

    a. El trastorno de despersonalización se define como la presencia de experiencias persistentes o recurrentes de despersonalización, desrealización o ambas
    b. Es el más frecuente de los Trastornos Disociativos
    c. Los fenómenos de despersonalización transitorios ocupan el tercer lugar entre los síntomas psiquiátricos presentados con más frecuencia, tras la depresión y la ansiedad
    d. En la mayoría de los casos la edad media de inicio se sitúa en adolescencia tardía o edad adulta temprana
    e. Por lo general la despersonalización relacionada con el consumo de drogas es temporal.

Respuesta correcta: b

*"No se conoce la auténtica prevalencia del Trastorno de Despersonalización. Hay acuerdo general al señalar que **los síntomas** de despersonalización son muy frecuentes, tanto en población clínica como no clínica".Página 1336. Vallejo Ruiloba.Tratado de Psiquiatría. Vol II.*

"La amnesia disociativa es el trastorno disociativo más frecuente". Página 181.Kaplan & Sadock. Manual de Bolsillo de Psiquiatría Clínica. 4ª Edición.

"La amnesia disociativa es el más común delos trastornos disociativos" (Maldonado,J.R, Butler,L.D.,Spiegel,D.2002). Treatments for dissociative disorders. In A Guide To Treatments That Work, 2nd Edition. New York: Oxford University Press.

5. Señale la afirmación correcta con respecto al Tratamiento de los Trastornos Disociativos:

a. Los tratamientos psicoterapéuticos han demostrado mayor efectividad que la farmacoterapia en los trastornos de despersonalización.
b. Existen tratamientos farmacológicos establecidos para la amnesia disociativa más allá de las entrevistas facilitadas farmacológicamente.
c. El TEC empeora los problemas de memoria disociativos en pacientes con Trastorno de identidad disociativa.
d. Los pacientes con Trastorno de Identidad Disociativa con síntomas obsesivos pueden responder a los antidepresivos que muestran eficacia frente a las obsesiones
e.Los antipisicóticos no son una opción en el tratamiento de estos pacientes.

Respuesta correcta: d

a. Falsa " los tratamientos psicoterapéuticos no han demostrado mayor efectividad que la farmacoterapia". Página 1340. Vallejo Ruiloba.Tratado de Psiquiatría. Vol II. b. Falsa. No existen tratamientos farmacológicos establecidos para la amnesia disociativa más allá de las entrevistas facilitadas farmacológicamente. Página 454. Kaplan & Sadock. Sinopsis de Psiquiatría. 11ªEdición. C. Falsa. En algunos pacientes, la TEC sirve para aliviar los trastornos del estado de ánimo resistentes y no empeora los problemas de memoria disociativos. Página 461. Kaplan & Sadock. Sinopsis de Psiquiatría. 11ªEdición D. ***Verdadera. Los pacientes con síntomas obsesivos pueden responder a los antidepresivos que muestran eficacia frente a las obsesiones. Página 461. Kaplan & Sadock. Sinopsis de Psiquiatría. 11ªEdición.*** E *Falsa. Los antipsicóticos atípicos, como la risperidona, la quetiapina, la ziprasidona y la olanzapina, pueden ser más efectivos y mejor tolerados que los antipsicóticos típicos como tratamiento de la ansiedad abrumadora y los síntomas intrusivos de TEPT en pacientes con trastorno de identidad disociativo. Página 461. Kaplan & Sadock. Sinopsis de Psiquiatría. 11ªEdición*

Tema 30. TRASTORNOS SOMATOMORFOS

Vanessa Gómez Macias

1. ¿Cuál de las siguientes afirmaciones no es correcta con respecto al Síndrome de Briquet?
   a. Suele iniciarse después de los 30 años
   b. Se presenta en ambos sexos
   c. Se desconoce su etiología
   d. Se ha estimado que entre un tercio y la mitad de todos los pacientes llegan a mejorar significativamente.
   e. La evolución suele ser episódica.

Respuesta correcta: a

"...aunque el inicio de los síntomas puede producirse a cualquier edad, suele manifestarse entre los 20 y los 30 años de edad". Página 468. Kaplan & Sadock. Sinopsis de Psiquiatría. 11ªEdición.

2. El trastorno facticio se caracteriza por:
   a. Un buen pronóstico
   b. Una producción inconsciente de síntomas
   c. La falta de incentivos externos para la conducta
   d. La involuntariedad en la producción de los síntomas
   e. La ausencia virtual de un trastorno comórbido de personalidad

Respuesta correcta: c.

"Los trastornos facticios se caracterizan por el fingimiento o producción voluntaria de síntomas físicos o psicológicos, de forma repetida y consistente en ausencia de trastorno, enfermedad o incapacidad somática o mental confirmados y sin que esta conducta se justifique por la presencia de incentivos externos". Página 1561. Vallejo Ruiloba.Tratado de Psiquiatría. Vol II.

3. El trastorno somatomorfo indiferenciado:
   a. Exige para su diagnóstico la presencia de al menos tres síntomas somáticos
   b. No provoca deterioro laboral ni incapacidad
   c. Exige para su diagnóstico la presencia de al menos un síntomas urogenital
   d. Su curso es limitado en el tiempo.
   e. Su comorbilidad más frecuente son los trastornos depresivos y de ansiedad

Respuesta correcta: e

"Para su diagnóstico debe haber uno o más síntomas físicos no explicados por la presencia de enfermedad médica o por los efectos de una sustancia durante más de 6 meses. Está relacionado con otros trastornos psiquiátricos entre los que destacan los trastornos depresivos y de ansiedad (50% de los pacientes con este trastorno frente al 7% de la población general). El curso tiende a ser crónico y recurrente. Provoca deterioro laboral, discapacidad y un consumo inadecuado de recursos, aunque en menor medida que el trastorno de somatización". Página 393.Manual de Psiquiatría. Tomás Palomo.

4.Señale cuál de las siguientes afirmaciones es FALSA en relación con las convulsiones no epilépticas:

a. Se caracterizan por un inicio y patrón de gran variabilidad.
b. Suelen presentarse con movimientos clónico tónicos de las extremidades
c. Ocurren con más frecuencia de día
d. Entre el 25 y el 50% de los pacientes diagnosticados de Trastorno de conversión recibirán posteriormente un diagnóstico de enfermedad médica que explica la presencia de los síntomas.
e. A menudo tras la crisis conversiva el paciente será capaz de recordar lo que ocurría a su alrededor durante la convulsión.

Respuesta correcta: b

"En general no se presenta con movimientos clónicos rítmicos de las extremidades, sino con contracciones y torsiones de las extremidades, desorganizadas y aparentemente sin dirección". Página 397.Manual de Psiquiatría. Tomás Palomo.

5. El trastorno de conversión o trastorno de síntomas neurológicos funcionales se asocia de manera habitual a los siguientes tipos de trastorno de la personalidad excepto:

a. Trastorno histriónico
b. Trastorno narcisista
c.Trastorno pasivo-agresivo
d.Trastorno dependiente
e. Trastorno antisocial

Respuesta correcta: b

"La asociación más habitual de este trastorno puede darse con los trastornos de personalidad pasivo-agresiva, dependiente, antisocial e histriónica". Página 474. Kaplan & Sadock. Sinopsis de Psiquiatría. 11ªEdición.

TEMA 31. TRASTORNOS DE LA CONDUCTA ALIMENTARIA

Diana Zambrano-Enríquez Gandolfo

1. Cuál de las siguientes condiciones no es de mal pronóstico en relación a la anorexia nerviosa:

a) Debut tardío del cuadro clínico.
b) Curso breve antes del inicio de tratamiento
c) La complicación con conductas "purgativas" (vómitos, laxantes etc.)
d) La pérdida de peso extremo (35% por debajo del peso ideal)
e) Coexistencia con depresión

Respuesta correcta: b

Todas las condiciones citadas excepto la respuesta b, son predictores de mal pronóstico en la evolución de la anorexia nerviosa. La b es la respuesta correcta ya que es la situación opuesta, es decir, el curso prolongado antes de iniciar tratamiento, la considerada de mal pronóstico. La anorexia nerviosa suele empezar durante la adolescencia o la edad adulta temprana. Rara vez empieza antes de la pubertad o después de los 40 años, aunque se han descrito casos de inicio tanto temprano como tardío. El curso y desenlace de la anorexia nerviosa son muy variables, pero si se ha evidenciado que el retraso en el inicio del tratamiento empeora el pronóstico. En cerca del 20% de los pacientes, el trastorno se cronifica y un 5-10% muere como consecuencia de la desnutrición severa (arritmias cardiacas) o por suicidio.

2. Cuál de los siguientes no debe de formar parte del estudio inicial en los pacientes con anorexia nerviosa:

a) Recuento completo de globulos rojos
b) Chem-7
c) Funcion tiroidea
d) Electrocardiograma
e) TAC craneal

Respuesta correcta: e.

Las siete partes de un CHEM-7 son las pruebas de:

Cuatro electrolitos:
de sodio (Na^+)
de potasio (K^+)
cloruro (Cl^-)
bicarbonato (HCO_3^-) o CO_2
nitrógeno de urea en sangre (BUN)
creatinina
glucosa

3. ¿Cuál de los siguientes hallazgos biológicos no es propio en una persona con bulimia nerviosa que presenta episodios de atracones y vómitos autoinducidos?

a) Peso normal.
b) Hiperpotasemia.
c) Hipertrofia parotídea.
d) Sobrepeso.
e) Miocardiopatía.

Respuesta correcta: b

De todas las complicaciones que se asocian a las conductas purgativas en la bulimia, las más frecuentes son hipopotasemia, hiponatremia, hiperamilasemia, hipocloremia, hipomagnesemia e hiponametria

4- Cuál de las siguientes condiciones no es de mal pronóstico en relación a la anorexia nerviosa:

a) Debut tardío del cuadro clínico.
b) Curso breve antes del inicio de tratamiento
c) La complicación con conductas "purgativas" (vómitos, laxantes etc.)
d) La pérdida de peso extremo (35% por debajo del peso ideal)
e) Coexistencia con depresión

Respuesta correcta: b

Todas las condiciones citadas excepto la respuesta b, son predictores de mal pronóstico en la evolución de la anorexia nerviosa. La b es la respuesta correcta ya que es la situación opuesta, es decir, el curso prolongado antes de iniciar tratamiento, la considerada de mal pronóstico.

La anorexia nerviosa suele empezar durante la adolescencia o la edad adulta temprana. Rara vez empieza antes de la pubertad o después de los 40 años, aunque se han descrito casos de inicio tanto temprano como tardío. El curso y desenlace de la anorexia nerviosa son muy variables, pero si se ha evidenciado que el retraso en el inicio del tratamiento empeora el pronóstico.En cerca del 20% de los pacientes, el trastorno se cronifica y un 5-10% muere como consecuencia de la desnutrición severa (arritmias cardiacas) o por suicidio.

Respuesta correcta:

Made in United States
North Haven, CT
04 November 2026

21767036R00186